全国中医药行业高等教育"十四五"创新教材

术科临床技能实训教程

（供中医药类专业用）

主　编　万　幸　钟　崇　杨海淦

U0343401

全国百佳图书出版单位
中国中医药出版社
·北　京·

图书在版编目（CIP）数据

术科临床技能实训教程 / 万幸，钟崇，杨海淼主编 .
北京：中国中医药出版社，2024. 12. --（全国中医药
行业高等教育"十四五"创新教材）.
ISBN 978-7-5132-8880-4

Ⅰ. R4
中国国家版本馆 CIP 数据核字第 2024ND2443 号

中国中医药出版社出版

北京经济技术开发区科创十三街 31 号院二区 8 号楼
邮政编码　100176
传真　010-64405721
廊坊市祥丰印刷有限公司印刷
各地新华书店经销

开本 787×1092　1/16　印张 20.75　字数 479 千字
2024 年 12 月第 1 版　2024 年 12 月第 1 次印刷
书号　ISBN 978 - 7 - 5132 - 8880 - 4

定价　89.00 元
网址　www.cptcm.com

服 务 热 线　010-64405510
购 书 热 线　010-89535836
维 权 打 假　010-64405753

微信服务号　zgzyycbs
微商城网址　https://kdt.im/LIdUGr
官 方 微 博　http://e.weibo.com/cptcm
天猫旗舰店网址　https://zgzyycbs.tmall.com

全国中医药行业高等教育"十四五"创新教材

《术科临床技能实训教程》编委会

编写说明

随着医学科学的不断发展，对医务人员临床技能的要求也在不断演变和更新。为适应这一变化，提高医学教育的实用性，我们组织编写了《术科临床技能实训教程》。本教程旨在满足中医药院校本科生、研究生，以及执业医师、规培医生对术科临床技能的基本需求，内容全面、实用，既可用于教学，又可作为执业医师及规培医生技能培训的参考书。

一、教程特点

1. 全面性编排。本教程将不同术科的临床技能要求按照临床实际进行编排和分类，覆盖了外科、骨科、妇科、耳鼻喉科和眼科的相关技能。

2. 详细指导。每一项技能操作包含适应证、禁忌证、操作步骤、实际操作中的图片示范及小技巧，为读者提供清晰的操作指导。

3. 实用性突出。本教程注重实际应用，旨在使读者能够快速掌握并应用所需技能。

4. 原创性内容。本教程的内容是根据最新的医学研究和实践经验编写，以确保内容的原创性和权威性。

5. 多层次覆盖。本教程不仅涵盖基础技能，还包括提高技能的不同层次，如腔镜训练等，以满足不同群体的需求。

二、编写分工

编写教材需要协同合作，涉及多个领域的专家和作者。本教程的编写分工如下。

1. 专科领域专家。各个术科的专家负责撰写相关技能的适应证、禁忌证和操作步骤等部分，提供实际操作经验和小技巧，确保教材内容的权威性和实用性。

2. 摄影师和插图设计师。负责拍摄高质量的图片示范，以及为教程设计清晰的插图。

3.编辑和校对人员。确保教程的语法、拼写、格式和内容一致性，同时监督教程的整体质量。

编写本教程的目的是为医学生和临床医生提供有利的资源，以帮助他们掌握必要的术科技能，提高医疗实践的质量，同时为医学教育领域的进步作出贡献。

虽然我们几经易稿，尽心尽力，但不足之处在所难免，恳请各院校师生及临床医生多提宝贵意见，以便再版时修订提高。

《术科临床技能实训教程》编委会
2024 年 9 月

目 录

耳鼻喉科篇

眼科篇

外科篇

第一章 外科基本技能 ▷▷▷▷

第一节 外科手消毒

一、传统刷手法

（一）刷手前要求

1. 更换手术室专用拖鞋，并穿好洗手衣，将衣袖挽至肘上 10cm。
2. 戴好帽子（有褶皱的一边朝后）、口罩（头发、鼻孔不外露）。
3. 操作前必须修剪指甲，除去甲缘下污垢。

（二）刷手

　　首先用清水冲洗双手及手臂（图 1-1），然后用已消毒的毛刷，取适量消毒肥皂液，从指尖至肘上 10cm 处，按由远及近的顺序刷洗。方法沿用分段刷手法，按双手、前臂和肘上的顺序，双手交替逐渐上行，不留空白，直至肘上 10cm（图 1-2、图 1-3）。

　　先从双手指尖开始，刷洗时应特别注意甲缘、甲沟等处；接着刷洗指蹼；然后刷洗手掌、手背及手腕，在刷洗手

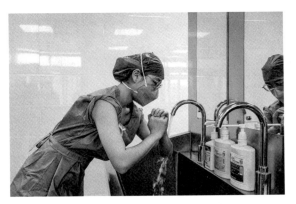

图 1-1　清水冲洗双手及手臂

背时，由于手背皮肤纹理较深，应注意避免遗漏；在整个刷洗过程中，用力要适中、均匀一致。

整个刷手的过程共 3 遍，每一遍都要比上一遍低 2cm，分别为肘上 10cm、8cm 和 6cm。

刷洗后再用清水冲洗，注意水流不能逆流到双手，必须保持手高肘低位。

冲洗后，取无菌毛巾由手向前臂、肘部至肘上 6cm 的顺序擦干（图 1-4、图 1-5）。注意擦前臂及肘部时，将无菌毛巾对折成三角形后，需要将三角形尖端置于指尖方向，三角形底边置于手腕处，然后沿手臂向上擦拭，先擦干一侧，然后更换毛巾再擦净另一侧，擦过肘部的毛巾不能再接触手和前臂。

最后将手至肘上 6cm 的区域，浸泡在 70% 的酒精中 5 分钟，浸泡后保持拱手姿势，待其自然晾干。

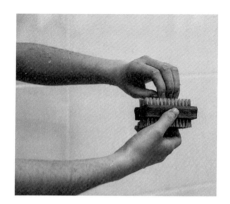

图 1-2　无菌消毒毛刷刷指尖

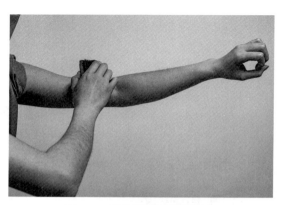

图 1-3　无菌消毒毛刷刷肘上

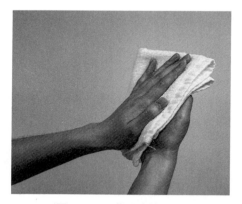

图 1-4　无菌毛巾擦干手

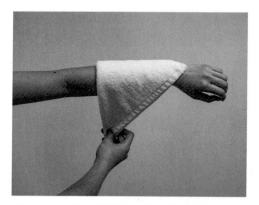

图 1-5　无菌毛巾擦干前臂、肘部至肘上 6cm

二、免刷洗手法

免刷洗手法的优点：减少皮肤损伤和皮炎的发生，减少洗手时间，节约用水。相较于传统的先刷洗后消毒的外科洗手法，本法的消毒结果可靠，操作简单、快速，消毒方法易于掌握，节约水和其他材料的费用，具有较好的护肤效果，洗手人员依从性高。

（一）准备

同传统刷手法中"刷手前要求"。

（二）清洁

流动水冲洗双手、腕部、前臂、肘部、肘上 10cm。取 3 ~ 5mL 洗手液涂抹双手、前臂至肘上 10cm，彻底搓揉（七步洗手法），环形搓揉腕部、前臂至肘上 10cm 处。冲洗双侧手指、手掌、手背（注意水流不能逆流到双手，必须保持手高肘低位）。

（三）干手

取消毒毛巾擦干双手、手臂。

（四）消毒

第一遍：取 2mL 洗手消毒液于左手掌心，右手指尖于左手掌内擦洗，左手掌将剩余的洗手消毒液均匀涂抹于右手的手掌、指蹼、指缝、手背、手臂、肘上 10cm。同法消毒左手。

第二遍：取 2mL 洗手消毒液于手心，按七步洗手法搓揉，直至消毒液干燥，双手悬空胸前。

第二节　手术区消毒及铺巾

一、平卧位手术区消毒及铺巾

（一）操作前准备

1. 操作者准备
（1）操作者更换手术室拖鞋，穿洗手衣（先穿衣服再穿裤子）。
（2）戴好帽子、口罩（头发、鼻孔不外露）。
（3）完成术前刷手 3 遍，步入手术室。

2. 物品准备
必备的物品：碘伏消毒液、治疗碗、卵圆钳、无菌纱布等（图 1-6）。

（二）手术区消毒的关键点

行手术区消毒时，应格外注意握持卵圆钳的方法；在整个消毒过程中，操作者应始终保持"卵圆钳前端"低于"握持端"的姿势。这样做的原因：在消毒时，若卵圆钳的前端高于握持端，前端消毒液会顺着卵圆钳逆流到操作者的手部，导致手部污染。所以，在消毒过程中必须保持卵圆钳前端低于握持端的姿势。

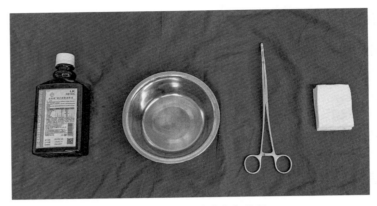

图 1-6　手术区消毒必备物品

（三）常见的手术区消毒范围

手术区消毒范围原则上是以手术切口为中心，包括周围 15cm 的区域，而在实际操作中具体的消毒范围，针对不同的手术部位应掌握以下几点。

1. 上腹部　手术消毒范围应上至两乳头连线，下至耻骨联合，两侧至腋中线的区域。常见手术有胃癌、胃大部切除术等。

以碘伏消毒法为例：操作者站立于患者的右侧，先将消毒液倒入肚脐少许，由腹部中线开始，由上而下、由内向外、左右交替进行涂擦（图 1-7 ～图 1-9）。涂擦至脐部时注意绕过脐部。

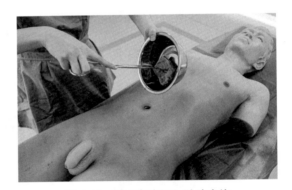

图 1-7　将消毒液倒入肚脐少许

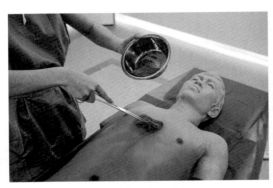

图 1-8　涂擦由腹部中线开始

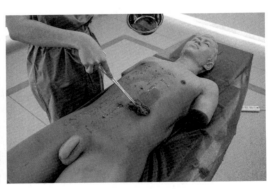

图 1-9　由上而下、由内向外涂擦

涂擦过程中应当注意:"由上到下"只涂擦一遍,不能反复来回涂擦;"由内向外"是由腹部中线向腋中线沿纵轴方向进行涂擦,左右交换进行,直到涂擦完整个消毒区。第一遍消毒完毕后,更换无菌纱布,做第二遍和第三遍消毒。第二遍和第三遍消毒时,都不能超出上一遍的范围。三遍消毒完毕,翻过卵圆钳,用无菌纱布的另一侧将肚脐内的消毒液蘸干净。

2. 下腹部　手术消毒范围应上自剑突水平或两乳头连线水平,下至大腿上、中 1/3 交界处,两侧达腋中线的区域。常见手术有急性阑尾炎、肠梗阻等。

3. 腹股沟　手术消毒范围应上至脐部水平,下至大腿上、中 1/3 交界处,两侧至腋中线的区域。常见手术为疝修补术。

4. 颈部　手术消毒范围需要上至下口唇线,下至两乳头连线,两侧至斜方肌前缘的区域。常见手术为甲状腺手术。

5. 会阴部　手术消毒范围包括耻骨联合、肛门周围及臀、大腿上 1/3 内侧的区域。常见手术为痔疮手术。

注意事项:①一般情况下消毒的顺序是由内向外进行;若已明确局部皮肤感染或特殊部位的手术,如胆瘘、脓肿、肛门、会阴部的手术,消毒的顺序应改为由外向内进行。②若只提供了碘酊和酒精作为消毒液时,消毒顺序则改为碘酊涂擦 1 次,自然晾干 1 分钟后,再酒精脱碘 2 次。③消毒时,涂擦的方向是由上而下涂擦 1 遍,不要反复来回涂擦。

(四) 手术区铺巾

完成手术区消毒后,先铺切口周围的无菌小方巾。首先将小方巾反折,使小方巾的反折面朝下覆盖在手术区皮肤上(图 1-10)。覆盖时,反折端应靠近切口侧,覆盖动作要轻缓,覆盖后不要随意移动,如果需要调整,只能由内向外移动。

注意铺巾的顺序:若操作者穿的是洗手衣,铺小方巾时,先铺患者的会阴侧(图 1-11),再铺对侧(图 1-12),然后铺头侧(图 1-13),最后铺靠近操作者一侧(图 1-14)。若操作者已穿好手术衣,在铺小方巾时,则先铺靠近操作者一侧,然后铺会阴侧,再铺对侧,最后铺患者头侧。

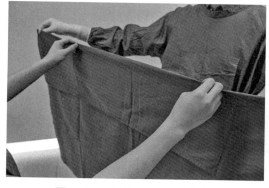

图 1-10　小方巾的反折面朝下

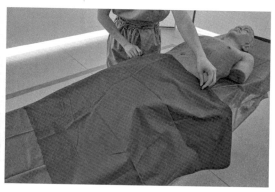

图 1-11　先铺会阴侧

小方巾铺盖完成后，再用四把巾钳分别固定在无菌小方巾的交叉处，以防止术中滑脱（图 1-15）。

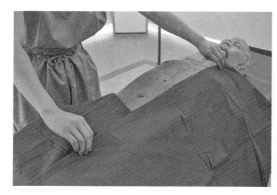

图 1-12　铺操作者的对侧

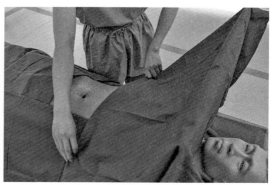

图 1-13　铺头侧

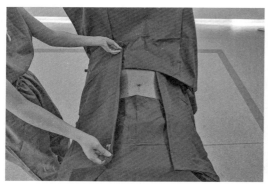

图 1-14　最后铺靠近操作者一侧

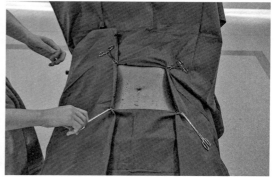

图 1-15　四把巾钳分别固定在无菌小方巾的交叉处

上述步骤完成后，再铺无菌中单。在拟定切口的上方和下方各覆盖一块中单，覆盖上方中单时需要注意应越过麻醉架（图 1-16、图 1-17）。

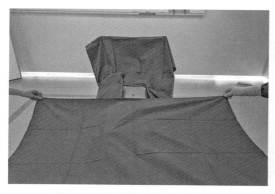

图 1-16　拟定切口的下方铺中单

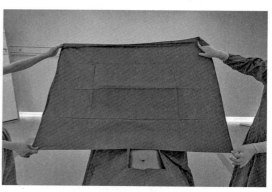

图 1-17　拟定切口的上方铺中单

最后覆盖大单（需穿好手术衣与戴好手套方可铺大单）。覆盖大单时先将洞口对准手术切口，然后将大单头端盖过麻醉架（图 1–18），两侧和足端部应垂下超过手术台边缘 30cm（图 1–19）。

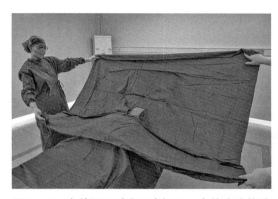

图 1–18　大单洞口对准手术切口，大单头端盖过麻醉架

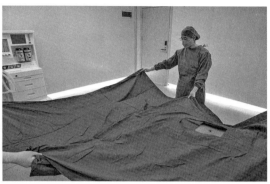

图 1–19　大单两侧和足端部应垂下超过手术台边缘 30cm

二、截石位手术区消毒及铺巾

截石位是取仰卧位，双腿分开，臀部和膝盖不同程度地弯曲（图 1–20）。

（一）消毒

截石位手术消毒顺序要根据手术部位来确定。

1. 会阴部手术消毒顺序　用 5% 的碘伏从四周开始消毒，然后向会阴部进行。

2. 肛门手术消毒顺序　从外侧向手术中心区依次向肛门消毒。

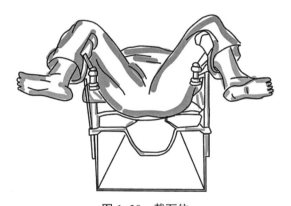

图 1–20　截石位

3. 下腹部联合会阴部的手术消毒顺序　先准备好碘酒和酒精，用碘酒消毒下腹部 1 次，然后用酒精脱碘 2 次，最后再消毒会阴部。

（二）铺巾

先在臀部下垫一张中单，然后在腹部铺一张中单，再在两腿各套上一只脚套，最后铺洞巾。

第三节　穿脱手术衣、隔离衣、防护服

一、穿脱手术衣

（一）穿手术衣

操作者外科洗手后，保持"拱手"状，身体前倾15°，双手不高于肩，不低于腰，两肘宽不超过肩宽，至无菌台取无菌手术衣后，距离无菌台0.5～1m，手提手术衣衣领，将手术衣裙摆自然下垂，手术衣单边朝向操作者，展开手术衣衣领，将手术衣向上轻掷，同时顺势将双手伸入手术衣衣袖内，两臂平举向前伸展（图1-21～图1-23）。助手协助提拉手术衣衣领，将手术衣向后拉动，协助操作者穿好手术衣，并系好手术衣领系带及背部系带（图1-24）。协助时不能触及操作者刷过手的手臂及手术衣的前外面。操作者身体稍微前倾，双臂交叉用双手分别拿捏住对侧下垂的腰带，向两侧（不超过腋中线）交给身后的助手，助手系好腰带。

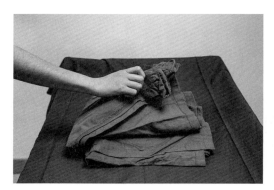

图 1-21　手提手术衣衣领

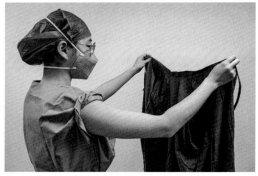

图 1-22　展开手术衣衣领

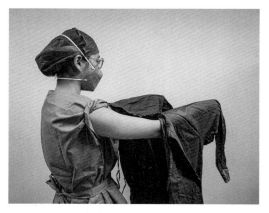

图 1-23　手术衣向上轻掷，双手伸入衣袖内

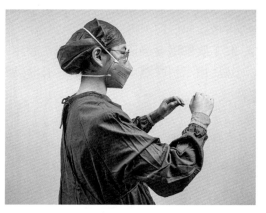

图 1-24　助手协助系好手术衣领系带及背部系带

戴无菌手套时，右（左）手捏住两只手套的反折部分，左（右）手先插入手套内，使四指尽量深地插入相应指筒末端，再将拇指插入拇指套中。已戴手套的手插入另一只手套反折部之下，将左（右）手四指尽量深地插入四指指套中，然后再插入拇指。最后将手套套口反折部翻转包盖于手术衣的袖口上（图1-25）。

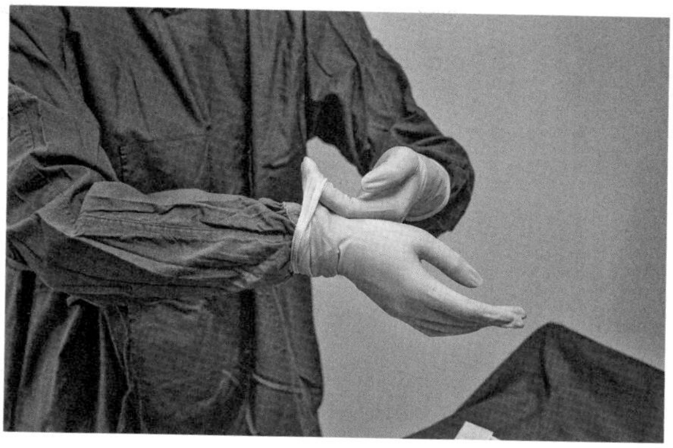

如此则完成穿手术衣流程。

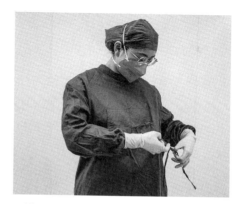

图1-25　戴手套

（二）脱手术衣

解开所系的腰带及衣领、背部系带，握住手术衣衣领将手术衣向肘部、手的方向顺势翻转、扯脱（图1-26～图1-28）。此时手套的腕部正好翻于操作者的手上。操作者用右（左）手除拇指外的四指插入左（右）手手套的反折部并回拉，脱下左（右）手手套。将左（右）手拇指插入右（左）手手套里部，将右（左）手手套脱下。

最后将脱下的衣服和手套放到相应位置。

图1-26　解开腰带及衣领、背部系带

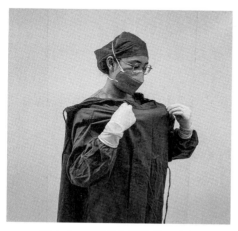

图1-27　握住衣领扯脱手术衣

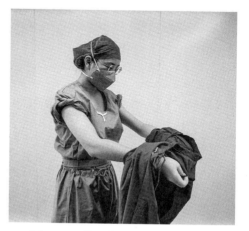

图1-28　将手术衣向手的方向脱去

二、穿脱隔离衣

（一）穿隔离衣步骤

操作者准备：长发须盘好，修剪指甲，去除手上饰物，穿工作服及工作鞋。

用物准备：检测隔离衣、口罩、帽子、乳胶手套及手消毒剂是否在有效期内。

1. 步骤一：手卫生 　按七步洗手法进行（内—外—夹—弓—大—立—腕），揉搓时间大于 15 秒（图 1-29 ～图 1-35）。

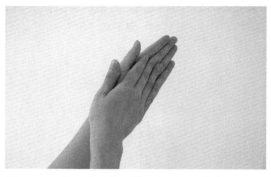

图 1-29　内：洗手掌，掌心相对，手指并拢相互揉搓

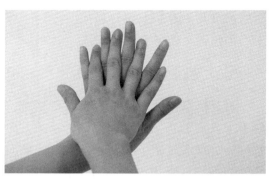

图 1-30　外：手心对手背沿指缝相互揉搓

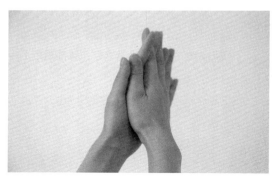

图 1-31　夹：手指交叉，掌心对掌心揉搓

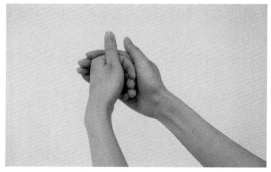

图 1-32　弓：双手互握，相互揉搓指背

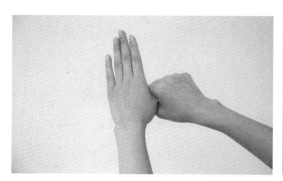

图 1-33　大：拇指在掌中转动揉搓

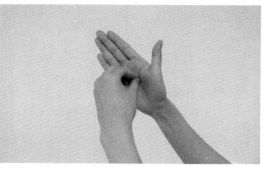

图 1-34　立：指尖在掌心揉搓

2. 步骤二：戴一次性帽子 将帽子罩于头部，整理头发，避免外漏（图 1-36）。

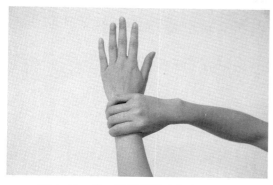

图 1-35 腕：旋转揉搓腕部直至肘部

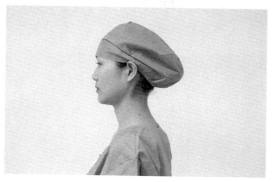

图 1-36 戴一次性帽子

3. 步骤三：戴医用防护口罩 操作者一只手抓住口罩两条系带的顶端，另一只手穿过两条系带托住口罩，检测口罩系带是否牢固，勿触碰口罩内侧面（图 1-37）。将口罩罩住口、鼻及下巴，鼻夹部向上紧贴面部（图 1-38）。一只手将下方系带拉过头顶（图 1-39），放在颈后耳朵下方，上方系带拉至头顶中部，戴好后调整系带（图 1-40）。双手指尖放于金属鼻夹处根据鼻梁的形状塑造鼻夹，双手不触碰面部任何部位（图 1-41）。双手完全盖住防护口罩，快速呼气 2 次，检查口罩密合性（图 1-42）。

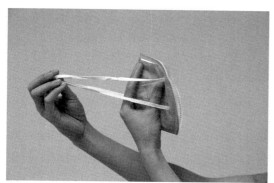

图 1-37 检测口罩系带是否牢固

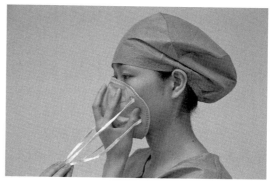

图 1-38 将口罩罩住口、鼻及下巴

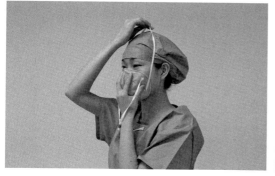

图 1-39 一只手将下方系带拉过头顶

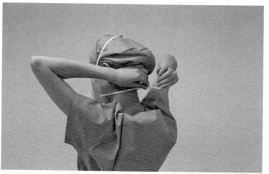

图 1-40 上方系带拉至头顶中部，并调整系带

4. 步骤四：穿靴套　穿靴套的过程中注意不要触碰鞋边、鞋底（图1-43）。

5. 步骤五：再次手卫生　按七步洗手法再次进行手卫生。

6. 步骤六：戴内层手套　检查手套气密性（图1-44），戴上内层手套。

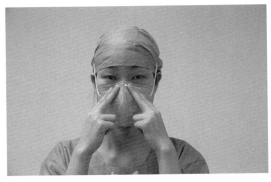

图1-41　根据鼻梁的形状塑造鼻夹

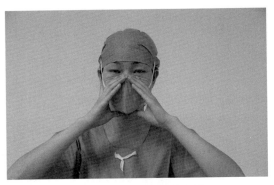

图1-42　检查口罩密合性

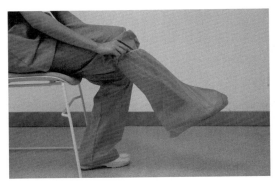

图1-43　穿靴套

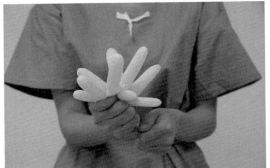

图1-44　戴内层手套时检查手套的气密性

7. 步骤七：穿隔离衣　检查隔离衣的完整性（图1-45），一只手持衣领，将另一只手伸入袖内（图1-46），同法穿另一只手（图1-47），最后系好颈带（图1-48）、腰带（图1-49）。穿好的隔离衣须遮盖全部衣服，穿好后注意检查背部不能外露。

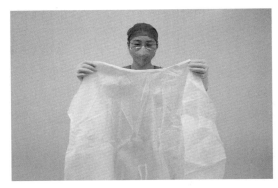

图1-45　检查隔离衣的完整性

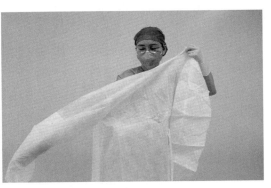

图1-46　将一只手伸入袖内

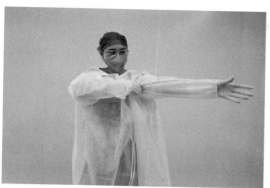

图 1-47　将另一只手伸入袖内

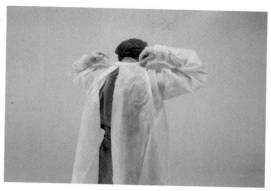

图 1-48　系好颈带

8. 步骤八：戴护目镜 / 防护面屏　佩戴前检查护目镜 / 防护面屏有无破损（图1-50）。将护目镜 / 防护面屏置于眼部或头部合适位置并调节舒适度（图 1-51），检查系带有无戴牢。

9. 步骤九：戴外层手套　检查手套的气密性（图 1-52）。戴上外层手套后，将隔离衣袖口稍拉向手掌部并固定，将手套反折部分紧套于防护服袖口（图1-53）。

以上步骤完成后方可进入污染区。

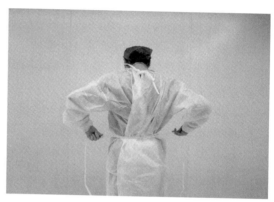

图 1-49　系好腰带

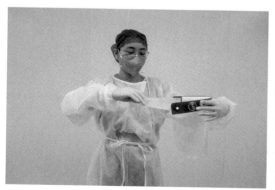

图 1-50　检查护目镜 / 防护面屏有无破损

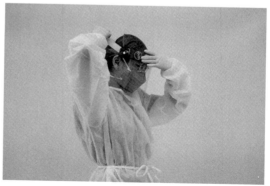

图 1-51　护目镜 / 防护面屏置于眼部或头部合适部位并调节舒适度

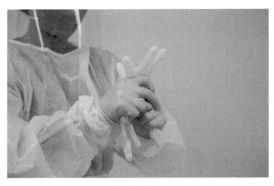

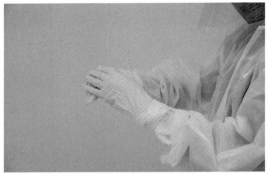

图 1–52　检查手套的气密性　　　　图 1–53　戴好手套并将反折部分紧套于防护服袖口

（二）脱隔离衣步骤

离开污染区进入第一缓冲间。

1.步骤一：摘除外层手套　用戴手套的手捏住另一只手套的污染面边缘脱下（图 1–54），脱下手套的手捏住另一只手套的清洁面（内面）边缘，将手套脱下，丢入医疗废物容器内。

2.步骤二：手卫生　按六步洗手法进行手卫生（七步洗手法缺少洗腕部）。

3.步骤三：摘除护目镜 / 防护面屏　摘下的护目镜 / 防护面屏，放入医疗废物容器内（图 1–55）。注意双手不要触碰面部和防护用品的污染面。

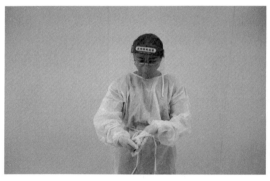

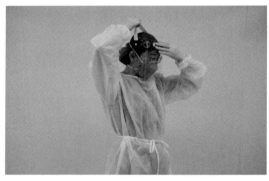

图 1–54　摘除外层手套　　　　　　图 1–55　摘下护目镜 / 防护面屏

4.步骤四：脱隔离衣　解开腰带（图 1–56），向上提拉袖口，充分暴露双手及手腕（图 1–57）。按六步洗手法进行手卫生。解开颈后系带（图 1–58）。将双手从袖管内脱出（图 1–59），脱下隔离衣，边脱边卷，用隔离衣的清洁面包裹污染面（图 1–60）。在卷的过程中注意保证脱下的隔离衣和身体保持距离，避免污染内层衣物。脱下的隔离衣卷成包裹状后，轻轻放入医疗废物容器内。开启和闭合医疗废物桶盖子时注意动作轻柔，避免产生气溶胶。

5.步骤五：脱靴套　脱靴套的过程中注意不要触碰鞋边、鞋底，双脚紧贴地面，勿高抬脚，动作轻柔，脱去靴套。

6. 步骤六：摘除内层手套　用戴手套的手捏住另一只手套的污染面边缘脱下（图
1-61），脱下手套的手捏住另一只手套的清洁面（内面）边缘，将手套脱下，丢入医疗
废物容器内。

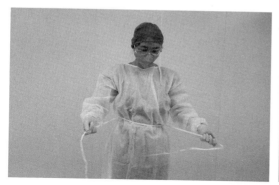

图 1-56　解开腰带

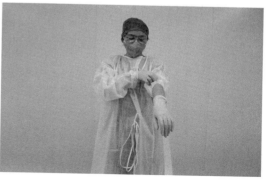

图 1-57　向上提拉袖口，充分暴露双手及手腕

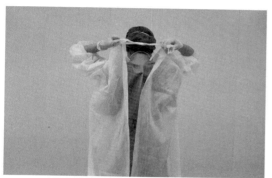

图 1-58　解开颈后系带

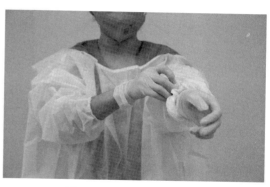

图 1-59　手从袖管内脱出

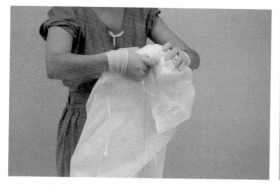

图 1-60　边脱隔离衣边卷成包裹状

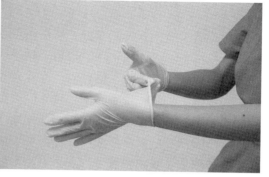

图 1-61　摘除内层手套

7. 步骤七：再次手卫生　按七步洗手法再次进行手卫生，从第一缓冲间进入第二缓
冲间。

8. **步骤八：在第二缓冲间进行手卫生**　按七步洗手法进行手卫生，揉搓时间大于15 秒（如无触碰任何物品，此步可省略）。

9. **步骤九：摘除医用防护口罩**　双手食指与中指勾住口罩下方的颈后系带（图1-62），提过头部；用一只手固定下方系带，另一只手取下并固定口罩上方的头中系带（图 1-63）。最后将口罩投入医疗废物容器内。摘除医用防护口罩过程中，注意双手不要触及面部和口罩外侧面，动作应轻柔，避免二次污染。

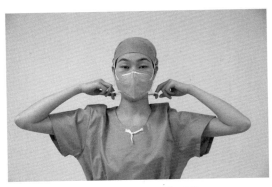
图 1-62　先摘下方系带

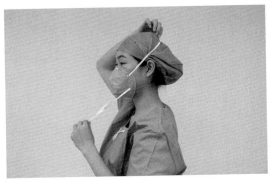
图 1-63　后摘上方系带

10. **步骤十：脱一次性帽子**　摘除一次性帽子，丢入医疗废物容器内。

11. **步骤十一：再次手卫生**　按七步洗手法再次进行手卫生。

12. **步骤十二：佩戴医用外科口罩**　佩戴干净的医用外科口罩，离开第二缓冲间。

整体要求：脱卸防护用品时动作轻柔，不扬尘。穿脱防护用品全程应动作熟练，不宜过快或过慢，总时间不超过 15 分钟。

三、穿脱防护服

（一）穿防护服步骤

操作者准备：长发须盘好，修剪指甲；去除手上饰物，穿工作服及工作鞋。

用物准备：检测防护服、口罩、帽子、乳胶手套及手消毒剂是否在有效期内。

1. **步骤一：手卫生**　操作同"穿隔离衣步骤一"。

2. **步骤二：戴一次性帽子**　操作同"穿隔离衣步骤二"。

3. **步骤三：戴医用防护口罩**　操作同"穿隔离衣步骤三"。

4. **步骤四：戴内层手套**　操作同"穿隔离衣步骤六"。

5. **步骤五：穿防护服**　选择合适型号的防护服，检查其完整性；打开防护服，将拉链拉至合适位置；先穿下衣，再穿上衣，再将防护服帽戴至头部（防护服要完全盖住一次性帽子），拉上拉链，密封拉链口（图 1-64）。

6. **步骤六：戴护目镜 / 防护面屏**　佩戴前检查护目镜 / 防护面屏有无破损、松懈（图 1-65）。将护目镜 / 防护面屏置于眼部或头部合适位置（图 1-66）。调节舒适度，并检查系带有无戴牢（图 1-67）。

7. 步骤七：戴外层手套　检查手套气密性（图 1-68）。戴上外层手套后，将防护服袖口稍拉向手掌部并固定（图 1-69）。将手套反折部分紧套于防护服袖口（图 1-70）。

穿戴完毕的防护用品应整洁，无暴露，检查完毕后方可进入污染区（图 1-71）。

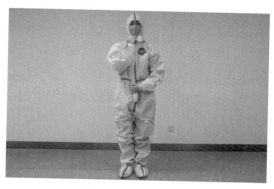

图 1-64　穿防护服

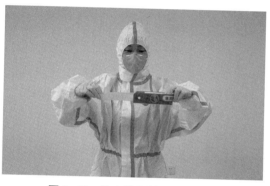

图 1-65　检查护目镜 / 防护面屏

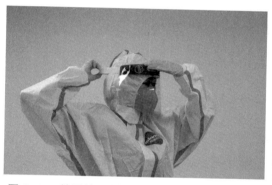

图 1-66　护目镜 / 防护面屏置于眼部或头部合适位置

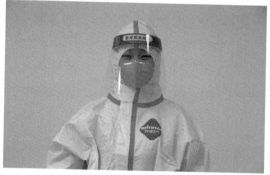

图 1-67　佩戴完毕

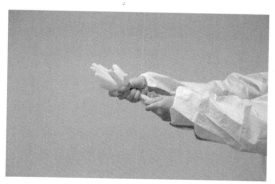

图 1-68　检查手套气密性

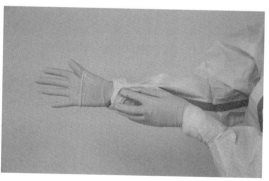

图 1-69　戴上外层手套后，将防护服袖口稍拉向手掌部并固定

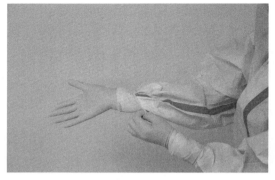

图 1-70 手套反折部分紧套于防护服袖口

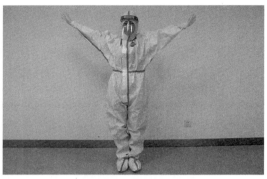

图 1-71 防护服穿戴完毕

（二）脱防护服步骤

离开污染区进入第一缓冲间。

1. 步骤一：摘除外层手套 操作同"脱隔离衣步骤一"。

2. 步骤二：手卫生 操作同"脱隔离衣步骤二"。

3. 步骤三：摘除护目镜 / 防护面屏 操作同"脱隔离衣步骤三"。

4. 步骤四：解防护服 解开密封胶条，拉开拉链（图 1-72）。向上提拉帽子，使帽子脱离头部（图 1-73）。

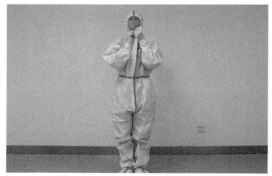

图 1-72 解开密封胶条，拉开拉链

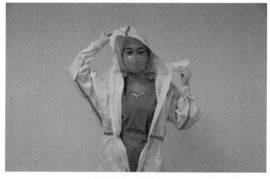

图 1-73 向上提拉帽子，使帽子脱离头部

5. 步骤五：再次手卫生 按六步洗手法再次进行手卫生。

6. 步骤六：脱防护服 脱下袖子（图 1-74）。由上往下边脱边卷防护服呈包裹状，使污染面向里（图 1-75）。脱防护服过程中不能触碰防护服外面及内层工作服。脱裤子及脚套时，脚不应高抬，避免扬尘（图 1-76）。将脱下的防护服丢入医疗废物容器内。

7. 步骤七：摘除内层手套 操作同"脱隔离衣步骤六"。

8. 步骤八：第三次手卫生 操作同"脱隔离衣步骤七"。

9. 步骤九：在第二缓冲间行手卫生 操作同"脱隔离衣步骤八"。

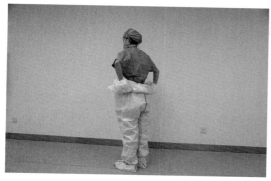

图1-74 脱下袖子

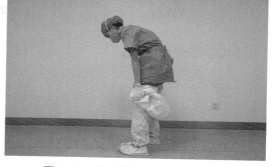

图1-75 由上往下边脱边卷防护服

10. 步骤十：摘除医用防护口罩 操作同"脱隔离衣步骤九"。

11. 步骤十一：脱一次性帽子 操作同"脱隔离衣步骤十"。

12. 步骤十二：再次手卫生 操作同"脱隔离衣步骤十一"。

13. 步骤十三：佩戴医用外科口罩 操作同"脱隔离衣步骤十二"。

整体要求：脱卸防护用品时动作轻柔，不扬尘。穿脱防护用品全程应动作熟练，不宜过快或过慢，总时间不超过15分钟。

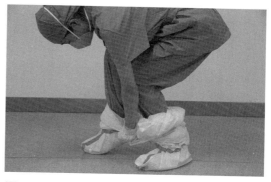

图1-76 脱裤子及脚套时，脚不应高抬，避免扬尘

第四节 伤口换药

【目的】

伤口换药又称更换敷料，其目的是观察伤口愈合情况，及时发现伤口的问题如出血、脂肪液化、感染坏死、窦道、线结反应等，并妥善处理，预防和控制创面感染，消除妨碍伤口愈合的因素，促使伤口更好地愈合。

【适应证】

1. 伤口拆线。
2. 调整或拔除引流管/条。
3. 伤口有出血或积血、渗液、脓液，需要止血或清除者。
4. 疑有或已经出现的伤口感染、出血、裂开者，打开敷料观察伤口者。
5. 预防伤口感染。

6. 有异物或失去活力的组织需要清除者。

7. 观察或检查伤口后。

【换药的频率和原则】

1. 换药的频率　无菌伤口于术后第一天换药，若无异常征象，可 2～3 天换药 1 次，直到拆线。感染伤口则每天换药至少 1 次。感染渗出伤口的换药频率应是每 8 小时 1 次，因为 8 小时是公认的细菌定值繁殖高峰。

2. 换药的原则　换药过程中需严格按照无菌操作，避免任何物品或者操作步骤破坏无菌环境。

【操作步骤】

1. 物品准备：无菌治疗碗 2 个（盛无菌敷料）、弯盘 1 个（放污染敷料）、镊子 2 把、剪刀 1 把、碘伏棉球、生理盐水、无菌纱布、胶布等。特殊伤口处理的其他必需品，如引流胶条、引流管、油纱、棉垫、银离子敷料等。

2. 换药前操作者洗手，戴好帽子、口罩、手套，携带已备齐的物品到患者床旁。

3. 协助患者摆好体位，用手移去外层敷料，如敷料与伤口粘连时先用生理盐水浸湿敷料后再移去，将取下的污染敷料放在弯盘内。

4. 用镊子轻轻揭去内层敷料。

5. 用碘伏棉球由内向外消毒伤口周围皮肤 2～3 遍（污染或感染伤口则由外到内消毒伤口周围皮肤）。

6. 用无菌纱布覆盖伤口，接触伤口的敷料光洁面朝下，一般伤口覆盖敷料 8～12 层。

7. 贴胶布，固定敷料，贴胶布方向应与肢体或躯干长轴垂直。

8. 协助患者取舒适卧位，整理床面。

9. 将换药污物放入污物桶内。

【注意事项】

1. 严格掌握无菌原则。

2. 换药次序：先无菌伤口，后感染伤口；先简单伤口，后复杂伤口；先一般伤口，后特殊伤口。

3. 一把镊子用于接触伤口，另一把镊子用于传递治疗碗中的物品，二者不可混用。

4. 用碘伏或酒精消毒伤口周围的皮肤。轻沾吸去分泌物或脓液，由内向外操作。不得用擦洗过创面周围皮肤的棉球沾洗创面。

5. 在换药过程中，假如需用两把镊子协同将沾有过多盐水或药液的棉球拧干一些时，必须使相对干净侧镊子的位置向上，而使接触伤口侧镊子的位置在下，以免发生污染。

6. 如伤口出现脂肪液化或感染时，需广泛敞开伤口，并留置引流胶条或引流管，增加换药频率。换药时剪除创面坏死组织，创面亦可使用康复新液清洗或留置银离子敷料以促进肉芽组织生长，待创面渗出减少，新鲜肉芽生长后再行二期缝合。

第五节 切 开

【目的】

1. 切开是外科手术的必要步骤，也是解剖、暴露各种组织的基本方法。
2. 切开是清除脓肿和病变组织的主要治疗方式。

【切口的选择原则】

1. 方便手术区域的暴露。
2. 减少组织损伤，避开可能的主要血管和神经。
3. 切口的大小要选择合适，在充分暴露的前提下尽量使用较小的切口。
4. 方向尽量保持和皮纹一致，注意术后的瘢痕不影响外观和各种关节的功能。
5. 各种探查手术还要考虑便于手术切口的延长。

【操作步骤】

（一）皮肤切开

1. 常规手术区域消毒、铺巾、麻醉；操作者戴口罩、帽子，手消毒，穿手术衣，戴无菌手套。
2. 切开前用酒精再次消毒手术区域1次。
3. 操作者用左手拇指和食指绷紧、固定切口两侧的皮肤，较大切口应由操作者和助手用左手掌边缘或纱布垫相对应地压迫皮肤。
4. 刀刃与皮肤垂直，否则易切成斜行的创口，不易缝合，影响愈合。切开时用力要均匀，一刀切开皮肤全层，避免多次切割致切口不整齐。要点是垂直下刀，水平走行，垂直出刀，用力均匀。
5. 电刀切开技术方法：先按前述方法将皮肤切至真皮层，再在操作者和助手使用齿镊相对提起组织后，使用电刀逐层切开皮肤、皮下组织。

（二）浅部脓肿切开

1. 用尖刀刺入脓肿腔中央，向两端延长切口，如脓肿不大，切口最好到达脓腔边缘。
2. 切开脓腔后，以手指伸入其中，如有间隔组织，可轻轻地将其分开，使其成单一的空腔，以利于排脓。如脓腔不大，可在脓腔两侧切开做对口引流。
3. 填入蓬松湿盐水纱布，或碘伏纱布，或凡士林纱布，并用干纱布或棉垫包扎。

第六节 外科基础缝合

一、针线的规格及选用原则

（一）缝针的规格及选用原则

根据缝针的横截面分为角针、圆针、铲针和钝针；根据针的弧度分为 1/2 弧、3/8 弧（多用于缝皮）、5/8 弧、直针、1/4 弧（多用于眼科手术）。

1. 角针 用于胶原密度较高的组织，如筋膜、皮肤；反向锋利刃的切割刃位于三角形的底边，更靠近需要缝合的组织，因此具有更强的结构强度和最小的缝线切断效应。

2. 圆针 用于实质脏器，如肝脏、脂肪和肌肉。圆针通常对组织的损伤比角针低，但如果过度用力，所造成的损伤可能性更大。

3. 铲针 灵活度和控制力较强，多用于精细的眼科手术。

4. 钝针 多用于感染患者，最大限度地保护操作者，防止其被针刺伤。

（二）缝线的规格

目前，主要有两种缝线规格认证标准：EP（欧洲药典）标准与USP（美国药典）标准。在欧洲，缝线的型号是按照米制来编号的，单位为 0.1mm，数字越大，表示缝线直径越粗。按照美国的编号，用 N/0 表示，N 值越大，表示缝线越细，但不表示缝线具体直径的大小。这些线分别命名为 0、2-0、2-0/T、3-0……而按照中国编号，则分别称 7 号线、4 号线（相当于 2-0 和 2-0/T）、1 号线……那么，在什么情况下命名用中国编号，什么时候使用其他编号呢？在实际工作中，丝线（简称"线"）通常用中国编号，而其他合成缝线则使用美国编号。

（三）缝线的分类

1. 按材料分类 可分为天然缝线、合成缝线。

（1）天然缝线：取材于自然物质，如蚕丝、肠线。

（2）合成缝线：由各种聚合物制成，如聚酰胺、聚烯烃、聚酯和由聚烃基乙酸制成的可吸收聚合物等。

2. 按吸收度分类 可分为可吸收缝线、不可吸收缝线。

（1）可吸收缝线：天然可吸收缝线由机体的消化酶进行消化，合成可吸收缝线通过水解方式进行降解，可引起组织的轻微反应。

（2）不可吸收缝线：大部分不可吸收缝线能一直保持完整。有些缝线可以永久存在于组织之中而不被降解或吸收。丝线被认为不可吸收，因为其降解速度非常缓慢。不可吸收缝线一般用于内部器官组织的缝合，而这些组织愈合时间通常很长。

3. 按编制工艺分类 可分为单丝缝线、多丝缝线。

（1）单丝缝线：是单股结构，表面光滑，易于穿过组织。尽管单丝缝线需要打结较多，但打结较为容易且对组织损伤的风险较小，因此适用于缝合污染的伤口。

（2）多丝缝线：是由多股纤维编织而成的，又分编织与双股，通常带有涂层。多丝缝线结节牢固性高，但不宜用于感染伤口。

（四）缝线的选用原则

1.通常选用与缝合组织天然强度相匹配的最细、组织反应最小的缝线，愈合缓慢的组织（筋膜、肌腱）选择不吸收或较长时间可吸收的缝线。

2.用可吸收缝线缝合生长愈合较快的组织，如口腔黏膜、生殖器黏膜。

3.对具有潜在污染的组织，应避免使用多丝缝线，而应选用不容易被细菌附着的单丝缝线及可吸收缝线，优选抗菌可吸收缝线。

4.对于特别强调美容效果的部位，考虑使用最细的惰性单股缝合材料，如尼龙。

5.胆道和泌尿系统，最好使用可吸收缝线，如果必须使用不可吸收缝线，聚丙烯缝线是最佳的选择。

二、间断缝合

每缝一针即打结，各结缝线互不相连，如皮肤、皮下、筋膜等组织的缝合。进针要垂直，即针与创面切口平面垂直，可以轻提起切口，针距1cm，边距0.5cm。收线时，两手用力均匀。一般要求全层穿透，特殊的时候可以选择非全层，如浆肌层缝合（图1-77）。

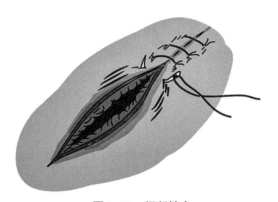

图1-77 间断缝合

三、连续缝合

每一针均与单纯间断缝合相同，但从缝合开始至结束只用一条线来完成，总是同一侧进针，同一侧出针，常用来缝合腹膜、筋膜和子宫肌层等（图1-78）。

四、褥式缝合

褥式缝合是从一侧进针，对侧出针，接着从该出针侧进针，对侧出针，使缝线呈"U"字形，并与开始缝合的尾线打结，整体形成套状，常用于关闭死腔，以达到止血的目的。褥式缝合分为垂直褥式外翻缝合、垂直褥式内翻缝合、水平褥式外翻

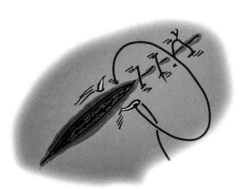

图1-78 连续缝合

缝合、水平褥式内翻缝合4种，每种又可分为连续缝合及间断缝合。这里主要介绍间断缝合。

（一）间断垂直褥式外翻缝合

该方法是避免出现皮缘内翻的一种缝合方法，总结为"远进远出，近进近出"。

具体缝合方法：距切缘5mm处进针，穿过表皮和真皮，经皮下组织跨切口至对侧距切缘5mm的对称点穿出，接着再从出针侧距切缘1～2mm处进针，对侧距切缘1～2mm处穿出皮肤，由4个进、出针点连接的平面应与切口垂直，结扎使两侧皮缘外翻（图1-79、图1-80）。

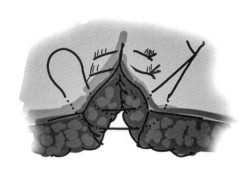

图1-79　间断垂直褥式外翻缝合（一）

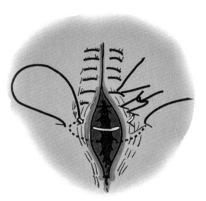

图1-80　间断垂直褥式外翻缝合（二）

（二）间断垂直褥式内翻缝合

本法又称Lembert缝合法，适用于胃肠及肠肠吻合时缝合浆肌层。

具体缝合方法：距一侧切缘4～5mm处浆膜层进针，缝线经浆肌层与黏膜层之间，自同侧浆膜层距切缘2mm处出针。跨越吻合口于对侧距切缘2mm处浆膜层进针，经浆肌层与黏膜层之间自距切缘4～5mm处的浆膜层出针，打结（图1-81、图1-82）。

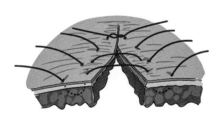

图1-81　间断垂直褥式内翻缝合（一）

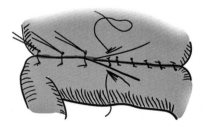

图1-82　间断垂直褥式内翻缝合（二）

（三）间断水平褥式外翻缝合

本法多用于大血管吻合修补，保证血管内面光滑。

具体缝合方法：距离创缘 2～3mm 处将针刺入皮肤，创缘相互对合，越过切口到对侧相应部位刺出皮肤。然后缝针与切口平行向前约 8mm，再刺入皮肤，越过切口到相应对侧刺出皮肤，与另一端缝线打结（图 1-83）。

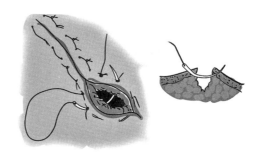

图 1-83　间断水平褥式外翻缝合

（四）间断水平褥式内翻缝合

该方法的特点是缝合仅穿过浆肌层，而不是全层，缝线穿行于浆肌层与黏膜层之间，缝一针打一个结，适用于胃肠前后壁浆肌层的缝合。

具体缝合方法：从一侧浆膜层进针，穿过浆肌层，在同侧距切缘 2mm 处于黏膜层出针；然后越过切口，在对侧相同位置出针点进针、进针点出针；在与切口平行方向、距出针点 3～4mm 处，从浆膜层进针，穿过浆肌层，在同侧距切缘 2mm 处于黏膜层出针；越过切口，在对侧相同位置的出针点进针、进针点出针；最后，进针端与出针端打结（图 1-84）。

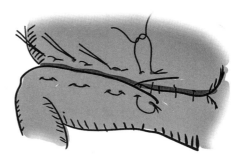

图 1-84　间断水平褥式内翻缝合

五、皮内缝合

皮内缝合通常是指在真皮层进行间断或连续缝合的一种方法。皮内缝合是从创口的一端进针，交替经过创口边缘的皮内，即在真皮层穿梭而不经过表皮层，进、出针的距离可在 3～4mm 之间，深度一般在 2～3mm（图 1-85、图 1-86）。

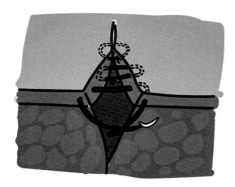

图 1-85　皮内间断缝合

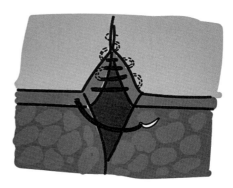

图 1-86　皮内连续缝合

六、连续锁边缝合

本法与单纯连续缝合不同的是，出针时，缝线应压在缝针的下方，即从上一针的内侧穿出来（图 1-87、图 1-88）。

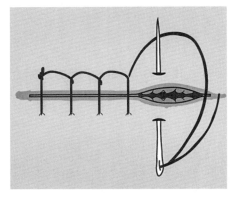
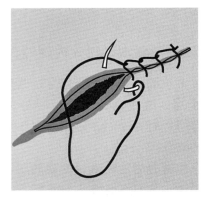

图 1-87　连续锁边缝合（一）　　　　图 1-88　连续锁边缝合（二）

七、减张缝合

缝合处组织张力大、全身情况较差时，为防止切口裂开可采用此法，主要用于腹壁切口的缝合。缝线选用较粗的丝线或不锈钢丝，在距离创缘 2～2.5cm 处进针，经过腹直肌后鞘与腹膜之间均由腹内向皮外出针，以保层次的准确性，亦可避免损伤脏器。缝合间距离 3～4cm，所缝合的腹直肌鞘或筋膜应较皮肤稍宽，使其承受更多的切口张力。结扎前将缝线穿过一段橡皮管或纱布做的枕垫，以防皮肤被割裂，结扎时切勿过紧，以免影响血运（图 1-89）。

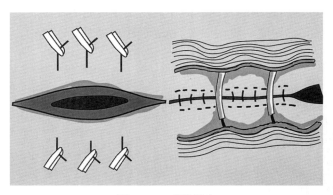

图 1-89　减张缝合

第七节 打结、剪线

一、打结

（一）结的种类（图 1-90）

1. 单结 是外科结扣的基本组成部分，易松脱、解开，仅用于暂时阻断，而永久结扎时不能单独使用单结。

2. 方结 由方向相反的两个单结组成，为手术中最常用的结扎方式。其特点是结扎线来回交错，着力均匀，打成后愈拉愈紧，不会松开或脱落，因而牢固可靠。方结用于结扎小血管和各种组织缝合的打结。

3. 三重结 是在方结的基础上再加上一个单结，共三个结，第三个结和第一个结的方向

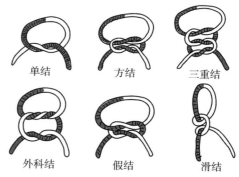

图 1-90 结的种类

相同，以加强结扎线间的摩擦力，防止线松散滑脱，因而牢固可靠，常用于有张力的缝合、大血管、瘤蒂的结扎，或羊肠线、尼龙线等的打结。注意第一个结必须保持缚紧状态。

4. 外科结 第一个结的线圈绕 2 次，使接触面扩大，摩擦面增加，打第二个结时不易滑脱和松散，比较牢固可靠，可用于结扎大血管。

5. 假结（顺结、十字结） 为两个方向相同（两道动作相同）的单结，其张力仅为方结的 1/10，结扎后易自行松散、滑脱。

6. 滑结 二个单结的形式与方结相同，是由于在打结的过程中将其中一个线头拉紧，只用了另一个线头打结所造成。此结易滑脱，改变拉线力量分布及方向即可避免。

（二）打结方法

1. 单手打结 用右、左手食指和拇指分别捏紧两根线尾（图 1-91）；用右手食指中部内侧钩住右侧线尾，从左侧线尾上方绕过（位于左侧线尾的左侧），线的形状如同反写的"4"字（图 1-92）；右手的食指和拇指指尖捏合，夹取右侧线，一同向上穿过线环（图 1-93）；右手的拇指与食指、中指协作，使右侧线线尾抽离线环处，然后双手顺势拉紧线环，打完第一个结（图 1-94）。

打第二个结时，右手中指、无名指和小指，三指向下压住右线，翻转手掌朝上（图 1-95）；左手将左侧线靠近右侧线（图 1-96）；右手中指绕过左侧线掏取右侧线，然后右手中指、无名指夹住右侧线，使右侧线尾抽离线环处（图 1-97）；沿第一个结相反的方向，双手顺势拉紧线环，打完第二个结（图 1-98）。

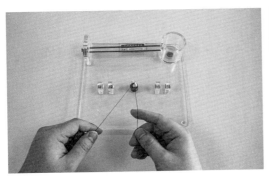

图 1-91　右手打结步骤一

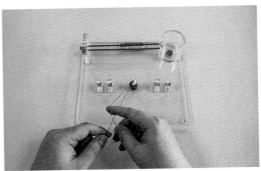

图 1-92　右手打结步骤二

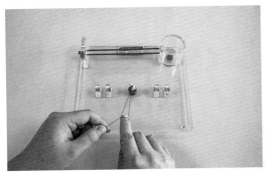

图 1-93　右手打结步骤三

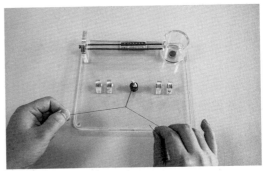

图 1-94　右手打结步骤四

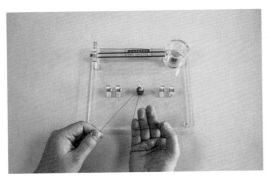

图 1-95　右手打结步骤五

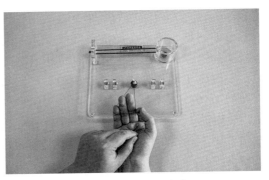

图 1-96　右手打结步骤六

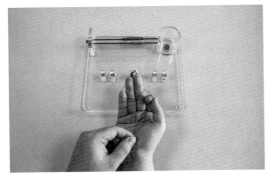

图 1-97　右手打结步骤七

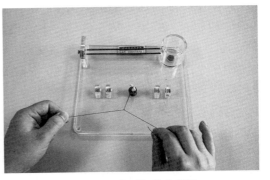

图 1-98　右手打结步骤八

　　单手打结时，整个过程中主要是以右手为主，左手只是做适当牵引，故又称右手打结。

　　2. 双手打结　依照单手打结方法进行，不同的是，双手打结是以右手打第一个结，用左手打第二个结。

　　3. 持针器打结　用持针器向下压住缝线（图 1-99）；持针器与缝线绕 1～2 圈（图 1-100）；用持针器夹住另一端线头并向下拉，打完第一个结（图 1-101）。

　　用持针器向上挑起缝线（图 1-102）；持针器与缝线绕 1 圈（图 1-103）；用持针器夹住另一端线头并向上拉，打完第二个结（图 1-104、图 1-105）。

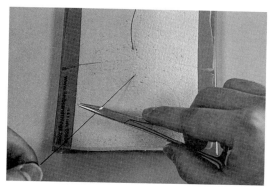

图 1-99　持针器打结步骤一

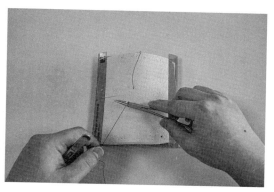

图 1-100　持针器打结步骤二

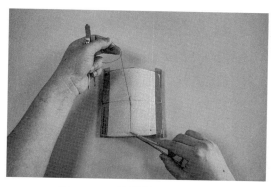

图 1-101　持针器打结步骤三

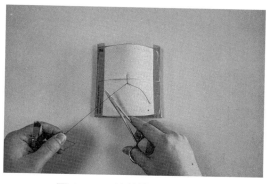

图 1-102　持针器打结步骤四

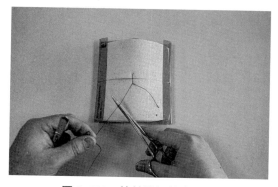

图 1-103　持针器打结步骤五

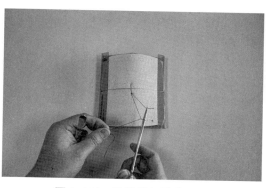

图 1-104　持针器打结步骤六

（三）注意事项

1. 打结时，每个方结的第一个单结与第二个单结方向不能相同，否则就成假结，容易滑脱。两手用力应均匀，否则亦可成为滑结，应避免。深部打结时用一个手指按压线结附近，逐渐拉紧，要求两手用力点与结扎点成一直线，即三点一线。不可成角或向上提起，否则易导致组织撕脱或线结松脱。

2. 打结时，每一个单结打完后线结不能有缠绕，应交叉调整位置；如有缠绕，打结后稍用力则丝线容易断裂。

3. 打结时，用力应缓慢均匀，两手的距离不宜离线结太远，否则均易将线扯断或未扎紧而滑脱。

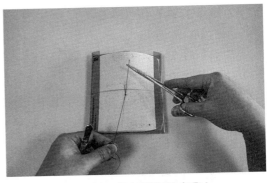

图 1-105　持针器打结步骤七

二、剪线

打完结剪线时，应在直视下将剪刀尖端稍张开，沿拉紧的缝线滑到结扎处，剪刀头稍向上倾斜，然后剪线；剪刀倾斜角度一般为 25°～45°，但取决于留下线头的长短，剪刀与缝线的倾斜角度越大，留的线头越长（图 1-106）。

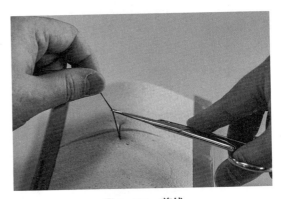

图 1-106　剪线

第八节　伤口拆线、拆钉

【原则】

1. 拆线时间：头颈面部为 3～5 天；胸、腹、背、臀部为 7～9 天；四肢为 7～10 天；手足背为 10～12 天，足底为半个月或更长。张力缝线为 14～16 天。

2. 贫血明显、营养不良、低蛋白血症、老年、体弱、多病、切口过大、糖尿病患者等，可延期或间断拆线。

3. 对于有伤口感染或脂肪液化，则需及时拆线，敞开伤口，以便充分引流，待感染控制或新鲜肉芽生长再行二期缝合。

【操作步骤】

1.物品准备：拆钉器，其余物品同"伤口换药"。

2.医生洗手，戴口罩、帽子，戴手套，携带物品至患者床旁。

3.揭开胶布，充分暴露伤口。

4.用手移去外层敷料，用镊子移去内层敷料。

5.皮肤消毒：用碘伏棉球自缝合的伤口开始，由内向外消毒皮肤 2 ～ 3 遍。消毒范围包括切口周围至少 5cm。

6.左手用血管钳（或无齿镊）轻提缝线的线头，使埋于皮肤的缝线露出少许，右手用线剪紧贴皮肤将新露出的缝线剪断，左手顺原缝线方向轻轻抽出缝线（图 1-107）。剪线部位不应在缝合线的中间。如为一次性皮肤吻合器（皮肤钉），则将拆钉器的尖端置于 U 形钉的下面，保持向上提力的同时，按压拆钉器把手，U 形钉即从中线上向外折弯，U 形钉脱离皮肤（图 1-108）。

7.缝线拆完后，用碘伏棉球再次消毒皮肤 1 遍。覆盖无菌敷料，胶布固定。

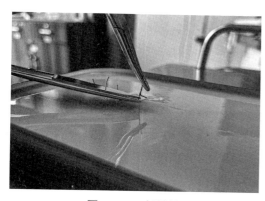

图 1-107　拆缝线

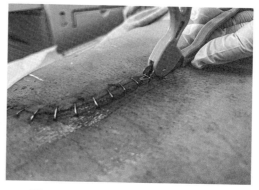

图 1-108　拆一次性吻合器（皮肤钉）

第九节　留置胃管

留置胃管的具体操作步骤如下。

1.充分告知患者留置胃管的必要性，缓解患者紧张、焦虑的情绪。

2.协助患者取舒适卧位（坐位、半坐位或右侧卧位），有义齿者取下义齿，头偏向一侧。

3.铺治疗巾于患者颌下，弯盘置于患者口角边。

4.观察鼻腔是否通畅，选择通畅一侧鼻孔，用湿棉签清洁鼻腔，备胶布 2 ～ 3 条。

5.打开鼻饲包，整理包内用物，撕开胃管及注射器投入包内，戴无菌手套，向胃管内注入少量空气，检查胃管是否通畅。测量需插入胃管长度：自鼻尖经耳垂到剑突或自前发际至剑突，一般成年人长度为 45 ～ 55cm。用液状石蜡润滑胃管前端。

6. 医生一手持纱布拖住胃管，一手持镊子夹住胃管前端，沿选定侧鼻孔轻轻插入，至咽喉部（10～15cm）时，嘱患者做吞咽动作，同时顺势将胃管轻轻插入；昏迷患者插胃管时去枕，插至约15cm时，托起患者的头部使下颌靠近胸骨柄，继续插入至预定长度。验证胃管是否在胃内（连接注射器抽出胃内容物或听诊器置左上腹部听气过水声或胃管末端置水杯内无气泡逸出）。确定胃管在胃内后，用胶布固定胃管于鼻翼及颊部，将胃管末端反折，用纱布包好，用橡皮筋扎紧或用夹子夹紧，用别针固定于大单、枕旁或患者衣领处，粘贴胃管标签，注明名称、插管长度、操作时间及操作人姓名。

注意：胃管进入鼻腔内，患者往往会有咳嗽症状，嘱患者深呼吸。

第十节　无菌导尿术

【目的】

引流尿液。

【适应证】

1. 急、慢性尿潴留或膀胱颈口梗阻的患者，如果药物治疗无效而又无外科治疗指征，需要暂时缓解或者长期引流的尿潴留。

2. 难治性尿失禁，或有开放性骶骨或会阴伤口，或者非手术治疗失败的患者，为保护皮肤完整性和促进小便控制能力的恢复。

3. 需要及时或频繁监测尿量时，如危重症患者或者术中需要监测尿量。

4. 需要长时间固定的患者，如潜在的不稳定性胸腰椎骨折、骨盆骨折。

5. 外科手术时的围术期使用，如全麻或脊髓麻醉下手术时间较长的外科手术患者；需要实施泌尿系统或妇产科手术的围术期患者；为改善临终关怀患者的舒适度时。

6. 其他，如需要实施膀胱冲洗的患者。

【禁忌证】

急性前列腺炎为导尿操作的禁忌证；怀疑尿道外伤的患者在行诊断性导尿时，应谨慎操作，不宜反复尝试。

【操作步骤】

（一）术前准备

1. 患者准备

（1）心理评估：留置导尿是一种侵入性操作，除了对患者身体造成一定的损伤之外，在心理及其自我形象方面均会造成影响。因此，在进行导尿操作前，需要告知患者导尿的原因及必要性，解释导尿过程中可能发生的相关情况，并获得患者的许可，为进行导尿术做好充分准备。

（2）身体评估：即评估患者病情及导尿的必要性。患者取仰卧屈膝位，行身体评估（望诊、触诊、叩诊）以了解膀胱的充盈程度。检查会阴部皮肤情况及尿道口黏膜有无损伤，注意保暖及隐私保护，必要时协助患者清洗外阴。可以使用便携式超声装置来评估患者膀胱内的尿量，以减少不必要的置管。

2. 物品准备　治疗车；一次性无菌导尿包，包括内外两层：外层为外阴初步消毒物品，包括消毒溶液、治疗碗（内盛消毒溶液棉球数只、血管钳 1 把）、消毒手套 1 只或指套 2 只、弯盘、治疗巾（或一次性尿垫），内层为第二次消毒和导尿物品，包括导尿管 1 根、血管钳 2 把、镊子、独立包装的润滑剂及消毒棉球、洞巾、弯盘 2 只、有盖标本瓶 / 试管，必要时备特殊导尿管、无菌持物钳、无菌纱布块、无菌手套、无菌注射器；浴巾、便盆、屏风、速干手消毒液、根据置管目的选用集尿袋。

（二）女性导尿操作步骤

女性尿道短，为 3 ～ 5cm，富于扩张性，尿道外口位于阴蒂下方，呈矢状裂。女性导尿的操作步骤如下。

1. 术者备齐用物，携至床边，核对患者信息，向患者解释以取得配合；关闭门窗，用屏风遮挡；保持合适的室温，保证光线充足。

2. 术者进行手部消毒。

3. 术者站在患者右侧，帮助其脱去对侧裤脚，盖在近侧腿部，并盖上浴巾，对侧腿部可用盖被遮盖，注意保暖。患者取仰卧屈膝位，两腿略向外展，充分暴露外阴（图 1-109 ）。

4. 将治疗巾垫于患者臀下，导尿包置于患者两腿之间，打开导尿包外包装。术者戴上手套进行外阴初步消毒：一手持血管钳夹取消毒棉球以由外向内、自上而下的顺序初步消毒阴阜、大阴唇，另一手垫纱布分开大阴唇，消毒小阴唇和尿道口（图 1-110 ）。每只棉球限用 1 次。消毒尿道口时停留片刻，使消毒液与尿道口黏膜充分接触，达到消毒的目的。消毒完毕，脱下手套置于弯盘内，将治疗碗及弯盘移至治疗车下层，手卫生消毒。

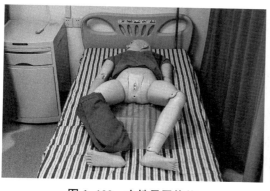

图 1-109　女性导尿体位

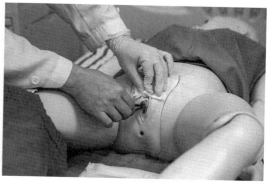

图 1-110　外阴初步消毒

5. 术者打开内层包布，戴无菌手套，铺洞巾，使洞巾和导尿包内层包布形成一无菌区（图 1-111）。嘱患者保持体位，勿移动肢体，以免污染无菌区。

6. 按操作顺序排列好用物，选择合适的导尿管，成年女性一般选用 F12～F16 导尿管，儿童宜选用 F6～F10 导尿管。

7. 将导尿管末端与集尿袋相连，用润滑剂棉球润滑导尿管前段。

8. 术者左手垫纱布，用拇指、食指分开并固定小阴唇，右手持血管钳夹取消毒棉球，按照由内而外再向内、自上而下的顺序，分别消毒尿道口、小阴唇、尿道口。

9. 将一个无菌弯盘置于洞巾口旁，嘱患者慢慢深呼吸，用血管钳持导尿管对准尿道口轻轻插入至尿液流出，再插入 5～7cm（约至导尿管长度的 50%），确保气囊进入膀胱（图 1-112）。松开固定小阴唇的左手，手指下移固定住导尿管。

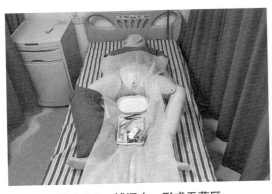

图 1-111　铺洞巾，形成无菌区

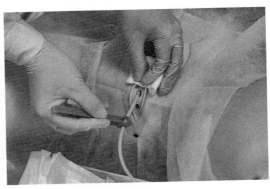

图 1-112　插导尿管

10. 向气囊内注入无菌注射用水 10～15mL（图 1-113），轻拉导尿管以证实导尿管已固定（图 1-114）。

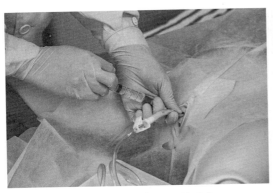

图 1-113　注射无菌注射用水

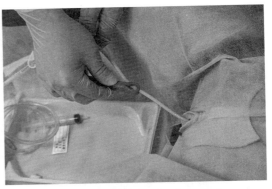

图 1-114　轻拉导尿管证实已固定

11. 导尿完毕，撤下洞巾，擦净外阴，脱去手套。妥善放置导尿管和集尿袋，整个引流系统应留出足以翻身的长度，防止翻身牵拉使导尿管滑脱。协助患者穿裤子，整理床单位。

12. 清理用物，记录。

（三）男性导尿操作步骤

男性尿道长 18～20cm，有两个弯曲，即耻骨前弯和耻骨下弯；三个狭窄，即尿道内口、膜部和尿道外口；三个扩张，即前列腺部、球部及舟状窝。男性导尿操作步骤如下。

1. 术者备齐用物，携至床边，核对患者信息，向患者解释，以取得配合。关闭门窗，用屏风遮挡。保持合适的室温，保证光线充足。

2. 术者进行手部消毒。

3. 术者站在患者右侧，帮助脱去对侧裤脚，盖在近侧腿部，对侧腿部可用盖被遮盖，注意保暖。协助患者取仰卧位，两腿平放略分开，充分暴露外阴（图 1-115）。

4. 将治疗巾垫于患者臀部，导尿包置于患者两腿之间，打开导尿包外包装。术者戴上手套，进行初步消毒：用右手持血管钳夹消毒溶液棉球，依次对阴阜、阴茎、阴囊进行消毒。接着左手用无菌纱布裹住阴茎将包皮向后推，以显露尿道口，自尿道口外向后旋转擦拭消毒尿道口、阴茎头及冠状沟，并注意包皮和冠状沟的消毒（图 1-116）。每只棉球限用 1 次。消毒完毕，脱下手套，将治疗碗及弯盘移至治疗车下层，手卫生消毒。

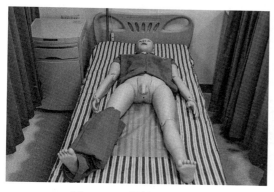
图 1-115 男性导尿体位

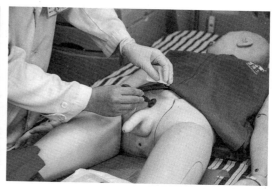
图 1-116 外阴初次消毒

5. 打开导尿包内层包布，戴无菌手套，铺洞巾，使洞巾和导尿包内层包布形成一无菌区（图 1-117）。嘱患者勿移动肢体并保持体位，以免污染无菌区。

6. 按操作顺序排列好用物，选择合适的导尿管，成年男性一般选用 F14～F18 导尿管，小儿宜选用 F6～F10 导尿管。

7. 将导尿管末端与集尿袋相连，用润滑剂棉球润滑导尿管前段；用消毒溶液棉球如前法消毒尿道口及阴茎头（图 1-118）。

8. 左手固定阴茎，右手持血管钳夹导尿管头端（避开气囊部分），对准尿道口轻轻插入，如因膀胱颈部肌肉收缩而产生阻力，可稍停片刻，嘱患者张口缓慢深呼吸，再缓缓插入导尿管。切忌暴力插管，直插至导尿管 Y 形处（图 1-119、图 1-120）。

9. 向气囊内注入无菌注射用水 10～15mL（图 1-121），轻拉导尿管以证实其已固定（图 1-122）。

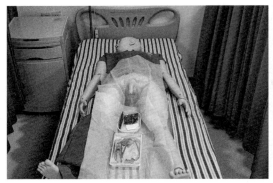

图 1-117　铺洞巾，形成无菌区

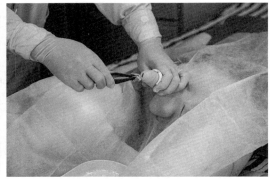

图 1-118　再次消毒尿道口及阴茎头

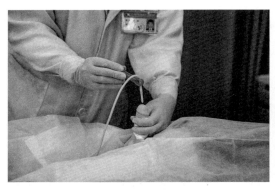

图 1-119　插导尿管

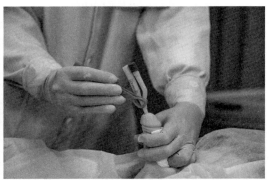

图 1-120　导尿管插至 Y 形处

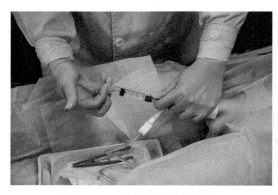

图 1-121　注射无菌注射用水

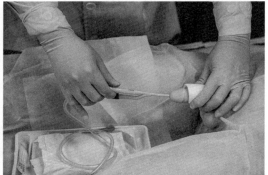

图 1-122　轻拉导尿管证实已固定

10. 导尿完毕，撤下洞巾，擦净外阴，将包皮退回原处，脱去手套。妥善放置导尿管和集尿袋，整个引流系统应留出足以翻身的长度，防止翻身牵拉使导尿管滑脱。协助患者穿裤子，整理床单位。

11. 清理用物并记录。

【注意事项】

1. 避免暴力操作，导致尿道损伤。
2. 为了避免腹压骤降导致低血压、膀胱出血，首次导尿不能超过 1000mL。
3. 注意固定导尿管，做好宣教。

第十一节　尿道扩张术

【目的】

预防和治疗炎症性、外伤性及尿道手术后的尿道狭窄。男性尿道狭窄临床较常见。

【适应证】

炎症性、外伤性及尿道手术后的尿道狭窄。

【禁忌证】

1. 尿道及前列腺的急性炎症期。
2. 尿道损伤状况不明确。
3. 怀疑尿道肿瘤患者。
4. 患者凝血状况差，服用阿司匹林等抗凝血药物。

【操作步骤】

（一）术前准备

1. 准备一套完整的尿道探子。
2. 患者局部消毒、铺巾，向尿道内注入利多卡因进行局部麻醉。必要时可进行全身麻醉。

（二）具体操作

1. 插入尿道内口　若患者为平卧位，术者立于患者左侧（右侧亦可，视术者习惯）。若患者为截石位，术者可立于患者两腿之间。术者以右手拇指、食指、中指握尿道探子柄，尿道探子涂无菌润滑剂。左手扶持患者的阴茎，使其向上伸直，用拇指及中指分开并固定尿道外口，将尿道探子徐徐插入尿道口内。

2. 进入球部尿道　尿道探子插入尿道外口后，仍保持其与患者腹壁呈平行状态，继续将尿道探子向内插入，经过悬垂部尿道后，尿道探子尖端滑入至球部尿道内。

3. 跨过膜部尿道　尿道探子尖端进入球部尿道后，术者松开左手，使阴茎无张力牵拉，术者再轻柔地将尿道探子逐渐向后尿道方向推进，边推边将尿道探子由与腹壁平行位抬至垂直位，使其尖端跨过膜部尿道进入前列腺部尿道内。

4. 进入膀胱 尿道探子尖端通过膜部尿道之后，再将尿道探子向前推进，并边推进边将其由与腹壁呈垂直位下压使之呈平行位。当完全呈平行位时，尿道探子前部即已进入膀胱，从而完成整个尿道扩张术的操作。当尿道探子进入膀胱后即可在尿道及膀胱中左右拧动。

尿道扩张术完成后，按上述操作步骤相反的顺序拔出尿道探子。

【注意事项】

操作过程中动作应轻柔，避免用力过猛而导致尿道损伤。遇到阻力时，不可强行推进，应停止操作并重新评估。

第十二节　前列腺指检

【目的】

通过指检可以了解前列腺的形态、大小与硬度，以及表面是否光滑，有无结节与压痛，中央沟是否存在、变化或消失，腺体是否固定，触诊是否有捻发感等，同时还可以了解肛门括约肌、直肠及精囊的情况。

【适应证】

考虑前列腺疾病需要进一步检查者。

【禁忌证】

有新鲜肛裂者。

【操作步骤】

（一）术前准备

1. 患者准备 在进行前列腺指检时，患者可取截石位、左侧卧位、肘膝位或蹲位。
2. 术者准备
（1）器械准备：手套或指套、凡士林或液体石蜡。
（2）向患者解释直肠指检的目的及检查时的注意事项。

（二）具体操作

术者戴手套或指套，涂上润滑剂。让患者张口放松，术者用食指指腹在肛门周围轻轻按摩几下，使肛门括约肌放松，以减少患者被检查时的不适。检查时，术者的手指缓慢伸入直肠深部，检查的顺序为前列腺、精囊，接着手指旋转360°，最后检查直肠和肛门。

【注意事项】

1. 检查前应确保检查环境的私密性，提供适当的遮挡物。检查环境应保持温暖。

2. 做好相关告知工作，缓解患者的紧张和焦虑情绪。

3. 检查过程中动作轻柔，避免用力过大而引起患者的疼痛或不适。

4. 检查过程中仍需保持与患者的沟通与交流，询问是否有任何不适，并根据情况调整操作。

第十三节　深静脉（颈内静脉）穿刺置管术

【适应证】

1. 外周静脉条件差者。

2. 需要反复输入刺激性、高渗黏稠性药物或化疗药物，或临时接受完全肠外营养者。

3. 需要监测中心静脉压、实施各种抢救（如休克）者。

【禁忌证】

无绝对禁忌证，相对禁忌证如下。

1. 凝血功能异常者。

2. 穿刺部位损伤或溃疡感染者。

3. 颈内静脉血栓形成者。

4. 上腔静脉阻塞者。

【颈内静脉的解剖和穿刺定位】

颈内静脉起源于颅底，位于颈内动脉之后，沿颈内动脉和颈总动脉后外侧下行，全程均被胸锁乳突肌覆盖，上部位于胸锁乳突肌内侧，中部位于胸锁乳突肌组成的三角之后，下部在胸锁乳突肌锁骨头之后。胸锁乳突肌的胸骨头和锁骨头，以及与锁骨形成的三角称颈三角，穿刺点就在颈三角的顶点区域（图 1-123、图 1-124）。

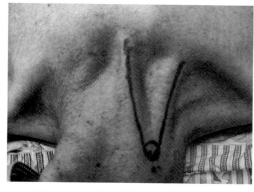

图 1-123　颈内静脉穿刺的解剖定位

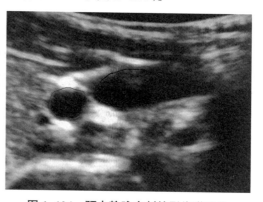

图 1-124　颈内静脉穿刺的影像学定位

【操作步骤】

（一）物品准备

一次性中心静脉穿刺包，2% 利多卡因，碘伏（图 1-125）。

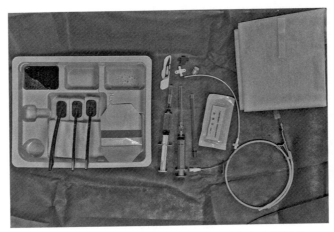

图 1-125　深静脉颈内静脉（穿刺置管术）主要用品

（二）具体操作

1. 术者戴口罩、帽子，按外科手消毒步骤刷手，穿手术衣。

2. 术者协助患者取平卧位，头部左倾 30°～45°，右肩部垫 5～10cm 小薄垫子，使头部最高点在胸部最高点水平面以下。术者站于患者头侧，面部正对患者双脚尖中点。

3. 消毒并铺无菌洞巾。消毒范围大于 12cm，具体范围：颈部左侧至气管左侧，右侧尽量接近手术床，上至下颌角耳垂区域，右肩至肩峰，右锁骨下 12cm。

4. 确认穿刺点，2% 利多卡因行穿刺点局部浸润麻醉。

5. 术者右手持 5mL 注射器，以 30°～45° 角进针，针尖指向胸锁乳突肌锁骨头，针尖突破皮肤后全程保持适当的负压，一旦探及静脉，穿刺针即停止进针或退针动作，继续回抽，观察是否顺畅及是否为静脉血，此时牢记穿刺深度和角度（图 1-126）。

6. 退出注射器，右手持穿刺针，穿刺针斜面向上，以之前成功探及静脉的角度穿刺，保持负压，回抽到静脉血后，可降低针尾继续向前 1mm，回抽静脉血顺畅后，左手固定好穿刺针。

7. 于针尾置入导丝，一般置入约 20cm 导丝到达针尖，此时再置入 5～6cm，以保证导丝在血管内。导丝置入过程中应无明显阻力，如导丝置入不顺畅，则不能暴力置入，应退出导丝，再次穿刺（图 1-127）。

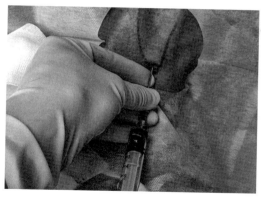

图 1-126 刺入穿刺针并固定

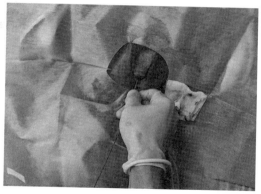

图 1-127 置入导丝

8. 退出穿刺针。右手捏紧导丝，保持导丝与患者相对固定并给导丝一个向前的力量，左手退出穿刺针。

9. 将扩皮器沿导丝推至患者皮肤，左手固定导丝，右手捏紧扩皮器沿穿刺角度推进 1 ～ 1.5cm 后退出。

10. 将导管沿导丝置入静脉内，成人置入深度为 12 ～ 14cm，小儿为 5 ～ 8cm，置管到达目标深度后，退出导丝（图 1-128）。

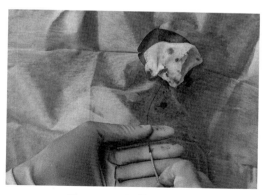

图 1-128 导管置入静脉

11. 固定导管。安装卡扣后，将卡扣相应位置皮肤固定缝一针在卡扣上，局部贴上透明敷料。

【注意事项】

1. 针的深度依患者胖瘦而不同（一般 1 ～ 3cm）；如第一针探测无血，针尖向右侧扇形扫查，每次移动 5°，注意针尖实际位置不能超越胸锁乳突肌锁骨头外侧缘。如外侧无法探及静脉，针尖向内侧扇形探查，但不可越过进针点位置的矢状线，否则容易穿刺到动脉，形成血肿。

2. 回抽到血液后，要注意辨别动脉血还是静脉血，静脉血颜色暗红，动脉血则为鲜红色，注射器如不慎穿刺到动脉，注射器柄会有顶手的感觉，甚至自动回退。如误穿动脉，则应立即退出注射器或穿刺针，局部压迫 15 ～ 20 分钟。

3. 如因误穿动脉导致局部血肿，可压迫颈内静脉，则很难再次穿刺成功，需改为锁骨下静脉穿刺。

第十四节　腹腔穿刺置管引流术

【适应证】

1. 诊断未明的腹部损伤、腹腔积液，可做诊断性穿刺。
2. 大量腹腔积液致腹部胀痛或呼吸困难时，可穿刺放液以缓解症状。
3. 某些疾病如腹腔感染、肿瘤、结核、腹膜透析感染等，可以腹腔给药治疗。

【禁忌证】

1. 绝对禁忌证，昏迷、休克及严重电解质紊乱者。
2. 相对禁忌证：凝血功能差，有明显出血倾向者；有肝性脑病先兆者；妊娠者；尿潴留未行导尿者；严重肠管扩张者如肠麻痹；穿刺部位感染者；腹腔内广泛粘连者。

【操作步骤】

（一）物品准备

腹腔穿刺包、碘伏、2% 利多卡因 1 支、5mL 和 50mL 注射器、无菌手套、无菌纱布、胶布、引流袋（图 1–129）。

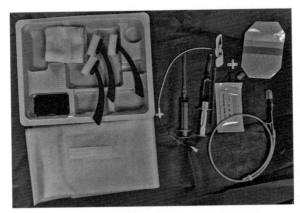

图 1–129　腹腔穿刺置管引流术所需物品

（二）具体操作

1. 术者洗手，戴帽子、口罩。患者取仰卧位。选择下列常用的穿刺点之一，并在体表定位：一般选择脐与左髂前上棘连线的中、外 1/3 交点处，作为穿刺点。如有条件，可 B 超定位穿刺点，既可有效引流，又能减少损伤腹腔内脏器的发生率。

2. 术者戴无菌手套，以穿刺点为中心，将皮肤常规消毒 2～3 遍，消毒范围为直径 15cm。穿刺点铺无菌洞巾，以 2% 利多卡因自皮肤至腹膜壁层做局部浸润麻醉，针尖进入腹膜层后可回抽观察有无腹水，以此判断进针深度。

3. 术者左手固定穿刺部位皮肤，右手持穿刺针，自穿刺点垂直进针，边进针边回抽，当回抽到腹水时，表明穿刺成功（图 1-130）。

4. 术者左手固定穿刺针，右手持导丝于穿刺针尾置入，直至导丝穿出针尖（约 20cm），再置入导丝约 5cm 即可（图 1-131）。

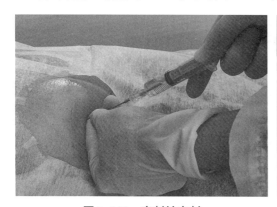
图 1-130 穿刺针穿刺

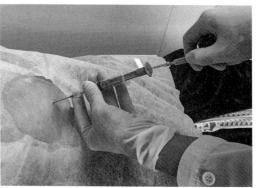
图 1-131 置入导丝

5. 退出穿刺针，注意固定好导丝，避免导丝脱出，再沿着导丝将扩皮器置入，扩开皮肤，退出扩皮器（图 1-132）。

6. 将引流导管沿导丝置入，置入 10～15cm 即可（图 1-133）。退出导丝，接注射器回抽顺畅，缝合固定导管并接引流袋。

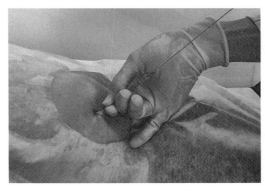
图 1-132 置入扩皮器

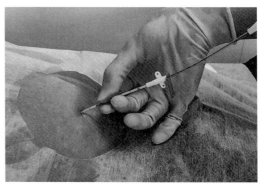
图 1-133 置入引流导管

7. 局部覆盖无菌纱布，并用胶布固定。

8. 收拾操作用品，帮助患者穿好衣服，整理床铺，嘱咐患者平卧 1～2 小时。

【注意事项】

1. 术中密切观察患者，如有头晕、心悸、恶心、气短、脉搏增快及面色苍白等，应立即停止操作，并进行适当处理。

2. 放液不宜过快、过多，首次放腹水不超过 1000mL，过多放液可诱发肝性脑病和电解质紊乱。放液过程中要注意腹水的颜色变化。

3. 放腹水时若流出不畅，可将穿刺针稍微移动或稍变换体位。

4. 注意无菌操作，以防止腹腔感染。

5. 放液前后均应测量腹围、脉搏、血压，检查腹部体征，以观察病情变化。

第十五节　胸腔穿刺置管引流术

【目的】

胸腔积液引流，通过引流胸腔内液体，缓解肺部压迫，改善呼吸功能。

【适应证】

中大量胸腔积液，可因结核、肿瘤、肺部感染、手术创伤等原因引起。

【禁忌证】

无绝对禁忌证。

【操作步骤】

（一）术前准备

1. 物品准备：床边彩超机，中心静脉导管穿刺包（14 ～ 20G 规格较为常用），2mL 注射器 1 个（连接引流袋及引流管），5mL 注射器 1 个，体外引流袋 1 个，利多卡因 1 支，无菌口罩，无菌帽子，无菌手套，消毒液，记号笔。

2. 患者签署知情同意书。

（二）具体操作

1. 患者采取半坐卧位或坐位，常规心电监护，吸氧。

2. 彩超机床边定位，选择穿刺点。如不是彩超实时引导，须彩超定位留意进针深度及角度，记号笔标记穿刺点。

3. 术者洗手，戴口罩、帽子，戴无菌手套，打开中心静脉导管穿刺包，检查物品是否齐备，中心静脉导管试通，看是否有堵塞。

4. 穿刺点附近常规消毒、铺巾，5mL 注射器抽吸利多卡因 1 支，沿穿刺点 45° 角进针，先皮下注射形成皮丘，边进针，边回抽，如回抽有阻力，则注入少量利多卡因行浸润麻醉，直至有落空感或回抽有液体则说明已刺入胸腔（图 1-134）。

5. 局部浸润麻醉完成后，改穿刺针沿原来试穿方向进针（图 1-135），如回抽有液体则说明已进入胸腔。右手固定穿刺针，避免进入过深或脱出，导丝沿穿刺针尾部腔道置入（图 1-136），深度为 20 ～ 30cm。后一边进导丝一边退穿刺针，完全退出穿刺针后改扩皮器沿导丝置入扩皮（图 1-137）。扩皮后拔出扩皮器，换导管沿导丝置入胸腔（图 1-138），置入深度为 15cm 左右，退出导丝（图 1-139）。导管接注射器回抽顺利（图 1-140），然后以丝线固定导管（图 1-141），敷料覆盖，导管接 2mL 注射器后外接引流袋。注意观察引流量，避免过快、过多放出液体。

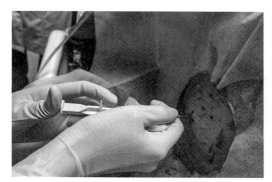

图 1-134　浸润麻醉

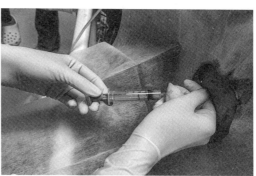

图 1-135　穿刺针穿刺

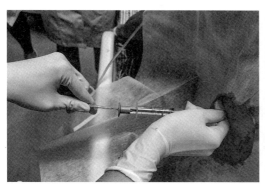

图 1-136　置入导丝

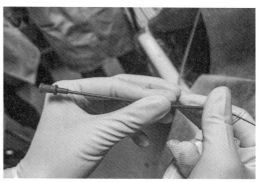

图 1-137　置入扩皮器

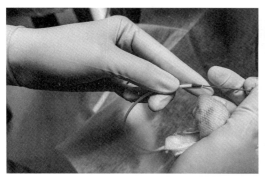

图 1-138　置入导管

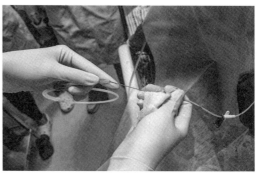

图 1-139　退出导丝

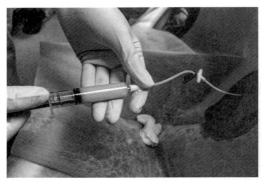
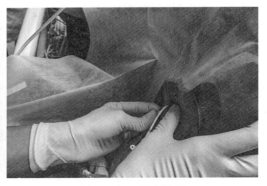

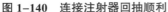

图 1-140　连接注射器回抽顺利　　　　　图 1-141　固定导管

【注意事项】

1.操作依赖超声定位，应注意沿肋骨上缘进针，避免损伤肋间血管。

2.引流应注意缓慢进行，通常第一天引流量尽量不要超过 1500mL，避免快速引流引起复张性肺水肿。

第十六节　心包穿刺术

【目的】

心包填塞的紧急治疗，通过抽出心包腔内液体，缓解心脏压力，改善心脏做功。

【适应证】

大量心包积液引起的心包填塞。心包积液可因心脏损伤、恶性肿瘤心包转移、结核等原因引起。典型的心包填塞表现为颈静脉怒张，心音遥远，低血压，患者可出现端坐呼吸。

【禁忌证】

中少量心包积液或无临床症状，以及生命体征稳定者，创伤性血心包引起心包填塞患者建议及时行开胸探查手术。

【操作步骤】

（一）术前准备

1.物品准备：床边彩超机，中心静脉导穿刺管包（14 ~ 20G 规格较为常用），2mL注射器 1 个（连接引流袋及引流管），5mL 注射器 1 支，体外引流袋 1 个，利多卡因 1 支，无菌口罩，无菌帽子，无菌手套，消毒液，记号笔。

2. 患者签署知情同意书。

（二）具体操作

1. 患者采取半坐卧位，常规心电监护，吸氧。

2. 彩超机床边定位，选择穿刺点，常规选择剑突下或者心尖部。如不是彩超实时引导，须彩超定位留意进针深度及角度，以记号笔标记穿刺点。

3. 术者洗手，戴口罩、帽子，戴无菌手套；打开中心静脉导管穿刺包，检查物品是否齐备，中心静脉导管试通，看是否有堵塞。

4. 穿刺点附近常规消毒、铺巾，5mL 注射器抽吸利多卡因 1 支，沿穿刺点 45° 角进针，先皮下注射形成皮丘，如选择心尖部为穿刺点，则针头方向向着心尖；如选择剑突下为穿刺点，则进针方向向着患者左肩部。边进针，边回抽，如回抽有阻力，则注入少量利多卡因行浸润麻醉，直至有落空感或回抽有心包内液体则说明已刺入心包腔。

5. 局部浸润麻醉完成后，改穿刺针沿原来试穿方向进针，如回抽有液体则说明已进入心包腔。左手固定穿刺针，避免进入过深或脱出，导丝沿穿刺针尾部腔道置入，深度为 20～30cm，后一边进导丝一边退穿刺针，完全退出穿刺针后改扩皮器沿导丝置入扩皮。扩皮后拔出扩皮器，换导管沿导丝置入心包腔，置入深度为 15cm 左右，退出导丝。导管接注射器回抽顺利，然后以丝线固定导管，敷料覆盖，导管接 2mL 注射器后外接引流袋。注意观察引流量，避免过快、过多放出液体。

【注意事项】

1. 操作依赖超声定位，经心尖部穿刺应注意沿肋骨上缘进针，避免损伤肋间血管。

2. 回抽到心包内液体时，应左手固定穿刺针，避免过深造成心脏损伤。

3. 心包穿刺后引流应注意缓慢进行，通常第一天引流量尽量不要超过 200mL，避免快速解除心脏舒张压力后导致大量血液回流引起急性左心衰竭。

第十七节　耻骨上膀胱穿刺造瘘术

【目的】

引流膀胱尿液。

【适应证】

1. 急性尿潴留导尿未成功者。

2. 需膀胱造口引流者。

3. 经穿刺采取膀胱尿液做检验及细菌培养者。

4. 小儿、年老体弱不宜导尿者。

【禁忌证】

无绝对禁忌证，如有腹部手术史者，术前需行影像学检查评估。

【操作步骤】

1. 穿刺前，膀胱内必须有一定量的尿液。
2. 下腹部皮肤消毒，在耻骨联合上缘一横指正中部行局部麻醉。
3. 选好穿刺点，行局部麻醉后先做一皮肤小切口，以穿刺套管针或膀胱穿刺器向后下方倾斜刺入膀胱腔内。
4. 拔出针芯或穿刺芯，再将导管或导尿管经穿刺套管或穿刺器送入膀胱。观察引流通畅后，拔出套管，妥善固定引流导管或尿管，如为尿管可予注射用水打气囊固定尿管。

【注意事项】

1. 过分膨胀的膀胱，抽吸尿液宜缓慢，以免膀胱内压减低过速而出血，或诱发休克。
2. 对曾经做过膀胱手术的患者需特别慎重，以防穿入腹腔伤及肠管，必要时以彩超引导。

第十八节 肛门（直肠）指检

【目的】

获得肛周、肛门和直肠下段疾病的诊断与鉴别信息；可简单评估肛门括约肌、肛提肌、耻骨直肠肌的肌肉力量和功能。

【适应证】

肛周、肛门、直肠下段疾病，以及部分妇科、泌尿外科疾病；肛门镜、直肠镜、电子结肠镜检查及灌肠等肛门（直肠）操作前均应行肛门（直肠）指检。

【禁忌证】

无绝对禁忌证。有相对禁忌证，如肛裂、肛周脓肿、血栓性外痔等伴有肛门疼痛者。

【操作步骤】

（一）物品准备

医用橡胶手套、润滑油（医用石蜡油等）。

（二）具体操作

1. 首先与患者进行沟通，取得患者的同意并配合。患者一般做屈髋屈膝侧卧位，暴露臀部，并请患者用手协助分开臀部，充分暴露肛门。

2. 术者仔细观察肛周有无异常，如是否有肛门畸形、裂损、瘢痕等；肛周皮肤是否润泽、颜色有无异常，皮肤是否粗糙、有无糜烂、有无搔抓痕迹及肛毛分布有无异常；肛门处有无肿物或包块及其大小、位置、形状、颜色，有无疼痛等；肛周有无污染物，如血迹、脓液、渗液、粪便等。

3. 术者戴消毒手套，先触诊肛周病变，再行肛门直肠内指诊。肛内指诊前先充分润滑食指，轻轻按压肛缘以涂润滑油并协助患者放松括约肌，同时嘱咐患者缓慢深呼吸，放松肛门，然后术者朝脐部方向将手指缓缓插入肛管。检查时，动作应轻柔、仔细。如患者肛门内括约肌出现不由自主痉挛，术者应退出指尖，嘱患者行类似排便时的屏气排便动作，以松弛整个括约肌复合体，然后轻轻再试 1 次。

4. 手指轻轻扫触肛门和直肠下段的全周，从下至上、左右前后各壁，凡手指可及范围均应触摸，以防遗漏。可能触知直肠黏膜冗余及狭窄或梗阻，也可感知代表肛瘘内口的硬结或纤维条索，应认真检查以排除任何包块、肿物。必要时嘱患者行屏气排便动作，以使乙状结肠及上段直肠的病变下降至手指可及范围内。如触及包块或肿物，必须准确记录其大小、位置、特征（有无触痛及有无蒂、息肉、溃疡）、活动度（活动、部分活动、固定），以及与其他结构的关系（如距肛缘的距离、距肛门直肠环的距离）。对于男性，尚应检查前方的前列腺，评估结节、增生和硬度。对于女性，触诊前方有无直肠前凸，宫颈和子宫也可触及，或可能需要进行双合诊以充分检查直肠阴道隔及相关附件结构。指诊完毕，应注意指套有无脓性分泌物或血迹，必要时取样做化验检查。

通过肛门（直肠）指检也可简单评估肛门括约肌、肛提肌、耻骨直肠肌的肌肉力量和功能，直接触及肌肉压痛提示可能存在盆腔疼痛性疾病。括约肌功能完好的患者，当被要求收缩时，术者会感到肌肉收紧，将其手指推出直肠。此外，当术者往后方牵拉这些肌肉时，肛门应该张开，然后恢复正常，表示胸腰段脊髓反射通路完整。

【注意事项】

检查前应仔细询问患者的病史，如有肛门疼痛则不应贸然行肛门指检，可轻轻掰开肛门，有助于发现肛周脓肿、肛裂、溃疡或血栓外痔。轻柔的直肠触诊有助于发现深部直肠周围脓肿或盆腔脓肿。

第十九节　肛门镜检查

【目的】

用于检查肛管和远端直肠，是评估肛门皮肤、齿状线、内外痔、肛乳头、肛瘘、肛门肿块及远端直肠黏膜的最佳方法。

【适应证】

肛周、肛门、直肠下段疾病。

【禁忌证】

无绝对禁忌证，有相对禁忌证，如肛裂、肛周脓肿、血栓性外痔等伴有肛门疼痛者。

【操作步骤】

（一）物品准备

肛门镜（图1-142）、医用橡胶手套、润滑油（医用石蜡油等）、棉签。

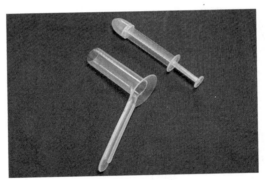

图1-142　肛门镜由套管与内芯两部分组成

（二）具体操作

1. 术者首先与患者进行沟通，取得患者同意并配合。患者一般取屈髋屈膝侧卧位，暴露臀部，并请患者用手协助分开臀部，充分暴露肛门。一般是在完成肛门直肠指检后进行肛门镜检查（如因疼痛、痉挛或狭窄等无法进行肛门直肠指检，则不应尝试肛门镜检查）。

2. 充分润滑肛门镜（连同内芯），告知患者肛门会有胀满不适感，并嘱其深吸气放松肛门。术者缓慢沿肛门直肠轴向（即顺肛直角方向，先沿朝脐方向进镜约2cm后逐渐转朝偏背侧方向继续进镜）前推直至完全插入。如果因患者不能耐受未能成功，应拔出肛门镜，重新润滑后再次尝试。

3. 成功进镜后，去除内芯，由上至下仔细检查直肠肛管黏膜与皮肤。注意是否有异常肿物及其大小、位置、形状、质地等；是否有直肠黏膜异常隆起、脱垂、充血、糜烂、出血等；是否有肛管皮肤裂口、瘢痕等。重点观察齿状线附近的异常。必要时，可将内芯重新插入位于肛门内的镜体，轻柔调整肛门镜位置以检查重点区域。

4.肛门镜检查过程中，可行痔的圈套或硬化剂注射，并对可疑病变进行活检。诊治过程注意做好局部消毒与止血。

【注意事项】

大多数情况下，肛门镜检查前行肛门直肠清洗灌肠并无必要。检查动作要轻柔，进镜方向要符合肛门直肠轴的解剖特点，否则可能诱发痔黏膜或肛管皮肤撕裂出血。

第二十节 胸外科超声检查技术

【目的】

通过病房的床边彩超完成胸水定位，心包积液穿刺定位，血液容量负荷评估，肺部是否存在渗出及是否存在肺不张等情况。

【适应证】

1.呼吸困难或者术后患者、多发性损伤患者的常规床边超声检查，排除是否有胸腔积液、心包积液、肺水肿等。

2.窦性心动过速患者行床边超声检查初步评估是否存在血容量负荷过重或者容量不足等情况。

3.已明确有胸腔积液、心包积液、软式胸腔镜检查等进行相应的定位操作。

【禁忌证】

胸外科超声检查技术为无创检查，适用广泛，暂无明显禁忌证。

【操作步骤】

1.物品准备：移动式彩超机，以及目前专科配备的彩超机携带的心脏超声探头、耦合剂。

2.如为胸腔积液检查，嘱患者采取半坐卧位，超声探头多从侧后胸检查，绿点向上（图1-143），左侧应看到膈肌及下方的脾脏（图1-144）；右侧应看到膈肌及下方的肝脏（图1-145）；膈肌上方的低回声区通常为胸腔积液（图1-146），部分患者可看到明显肺不张。

3.心包积液（图1-147）检查：剑突下检查时探头应向着患者左肩，绿点向着患者右肩；心尖部检查时探头向着患者右肩，绿点向着患者左肩（图1-148）。

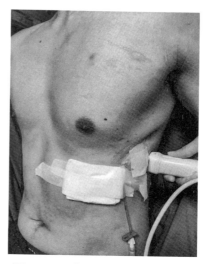

图1-143 胸腔积液检查B超探头的位置

4. 血容量评估时，探头垂直于腹壁，置于剑突下偏患者右侧，绿点向上（图1-149）。找到下腔静脉，通过 M 型超声测量吸气末及呼气末下腔静脉宽度。通常情况下吸气末膈肌下移，腹部压力升高，下腔静脉变瘪，呼气末则反之。根据下腔充盈情况及吸气末变瘪的程度估算患者是否存在血容量不足或血容量负荷过重等（图1-150），也可用于左室收缩功能测量（图1-151）。

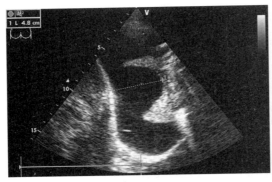

图 1-144　脾脏超声影像

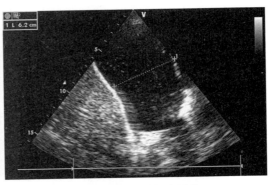

图 1-145　肝脏超声影像

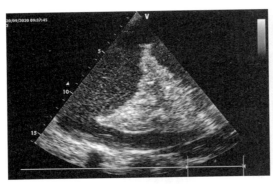

图 1-146　胸腔积液超声影像

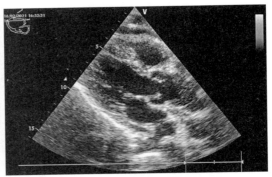

图 1-147　心包积液超声影像

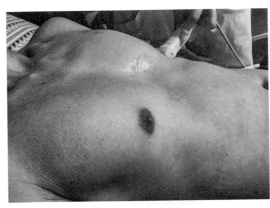

图 1-148　心尖部检查超声探头的位置

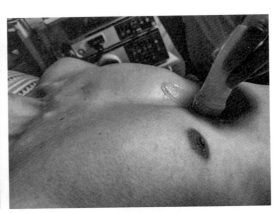

图 1-149　血容量评估超声探头位置

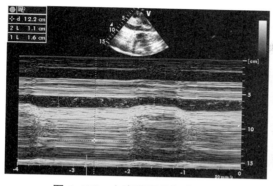

图 1-150　血容量评估超声影像

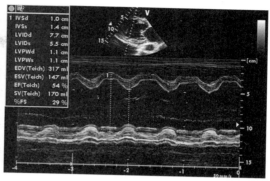

图 1-151　左室收缩功能测量超声影像

5.将探头垂直置于双侧前胸及侧胸，绿点向着头侧，正常情况下可出现 A 线，也就是胸膜线。如可看到 B 线（纵行呈辐射状），则说明肺部有较多渗出（图 1-152）。B 线越致密，范围越广，则应警惕肺水肿的出现。

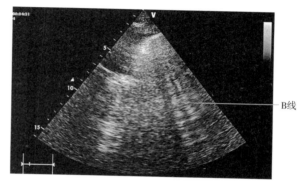

图 1-152　肺部有渗出超声影像

【注意事项】

1.胸水检查时左侧应看到膈肌及下方的脾脏，右侧应看到膈肌及下方的肝脏，应当结合其他影像学检查，避免将腹腔积液、囊肿性病变等判定为胸腔积液。

2.胸水定位应当兼顾患者，尽量避免后胸部也就是肩胛骨下方的定位，以免置管后影响患者休息，应尽量选择侧胸部。

3.术者应有基本的胸部解剖知识。

第二十一节　支气管镜检查及活检术

【目的】

通过支气管镜完成气道检查；肺部及纵隔病变通过支气管镜进行活检；肺部感染患者通过支气管镜进行灌洗，灌洗液送检明确病原菌。

【适应证】

反复咳嗽超过 2 周患者；CT 检查提示气道占位、肺部占位性病变、纵隔淋巴结肿大患者；不明原因肺部感染患者；咳血稳定 1 周患者；气道狭窄患者。

【禁忌证】

不能耐受平卧位检查者；仍有咳血患者；3 个月内有心梗发作史；严重凝血功能障碍，如长期服用抗凝药物，但仍有活检需求的须停药一段时间，不同药物停药时间长短不同，多在 3 ～ 7 天；心律失常患者。

【操作步骤】

1. 物品准备：利多卡因 4 支，共 20mL；支气管镜及主机设备。

2. 询问患者禁食、禁饮时间是否充分（常规禁食 4 小时，禁饮 2 小时）。嘱患者采取平卧位，接心电监护，吸氧。

3. 棉签蘸取少量利多卡因经一侧鼻孔（通常经下鼻道）探查鼻道大小及表面麻醉（图 1-153）。同时嘱助手给予镇静镇痛药物。

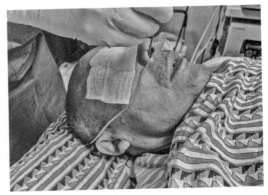

图 1-153　鼻道表面麻醉

4. 连接支气管镜主机设备，开机后气管镜经鼻孔进入（图 1-154），直视声门并给予少量利多卡因表面麻醉 2 次，镜头轻抵声带前联合（图 1-155），轻推方向盘后进入气管，继续给予少量利多卡因表面麻醉 2 次后退镜至声门上。再次经声门进入气管，在隆突、左右主支气管、左上下叶支气管、右上下叶及中叶支气管处给予少量利多卡因表面麻醉 1 次，退镜至隆突水平，等待约 30 秒。

5. 然后根据病情需要，至相应支气管水平行肺部灌洗或肺部病变活检。

6. 检查结束后充分告知患者 2 小时内避免进食、进饮，同时当天避免开车等活动。

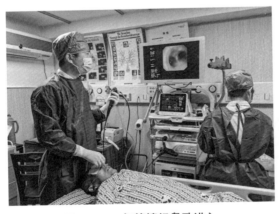

图 1-154　气管镜经鼻孔进入

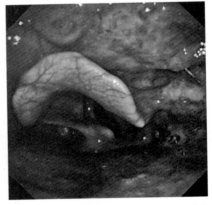

图 1-155　气管镜镜头轻抵声带前联合

【注意事项】

1. 动作轻柔，根据视野感知支气管镜镜头位置，避免反复触碰气管及支气管壁，导致黏膜损伤。

2. 注意询问患者禁食及禁饮时间是否充分。

3. 术者应有基本的支气管树解剖及胸部 CT 知识。

第二十二节　软式胸腔镜技术

【目的】

区别于外科手术胸腔镜，本技术是在局麻镇静下，通过 1cm 左右的切口进入胸腔，借助软式胸腔镜完成胸腔探查、胸膜活检、胸膜粘连松解等操作。

【适应证】

借助软式胸腔镜完成不明原因胸腔积液的诊断、胸膜病变的活检；包裹性胸腔积液引流不理想，可行软式胸腔镜下粘连松解、打通分隔、引流积液。

【禁忌证】

软式胸腔镜检查通常为健侧卧位，如不能耐受该体位者，则无法进行操作；长期胸腔积液，肋间隙严重狭窄，无法进行胸腔镜操作者；凝血功能异常，或长期服用抗凝药物者。

【操作步骤】

（一）术前准备

1. 物品准备（图 1-156）：床边彩超机，外科包或小手术包，灭菌的软式胸腔镜、支气管镜下用的活检钳、带针胸管（通常 16Fr）、水封瓶（单腔），灭菌注射用水或生理盐水（水封瓶加水用），无菌物品如 5mL 注射器 1 支、利多卡因 1 支、大号角针 1 个、7 号缝线、尖刀片 1 个、口罩、帽子、手套、手术衣、洞巾、消毒液、记号笔、医用石蜡油、吸引器连接管。

2. 患者签署知情同意书。

（二）具体操作

1. 患者吸氧，心电监护，采取健侧卧位（图 1-157）。

2. 彩超机床边定位，选择穿刺点，通常为腋中线第 6 肋间，记号笔标记穿刺点。

3. 术者洗手，戴口罩、帽子，穿无菌手术衣，戴无菌手套。助手打开外科包，将台下无菌物品打开放置于无菌台，包括注射器、利多卡因、手术刀片、缝线及缝针、医用石蜡油、带针胸管、活检钳。

4. 穿刺点附近常规消毒、铺巾（图 1-158）。5mL 注射器抽吸利多卡因 1 支，沿穿刺点 45° 角进针，先皮下注射形成皮丘，再沿肋间隙上缘垂直进针，边进针，边回抽，如回抽有阻力，则注入少量利多卡因行浸润麻醉（图 1-159），直至有落空感或回抽有胸腔液体则说明已刺入胸腔。

5. 穿刺点平行肋间隙做 1cm 切口（图 1-160），弯钳钝性分离皮下及肌层，沿肋骨上缘刺入并扩开胸膜，进入胸腔（图 1-161），戳卡穿刺入胸腔（图 1-162）。助手打开灭菌的软式胸腔镜外包装，术者接好配件，助手连接吸引器及支气管镜主机，然后开机，镜子对白即完成白平衡。

6. 拔出戳卡套心，镜子涂抹医用石蜡油，沿戳卡进入胸腔（图 1-163），吸出部分胸腔液体，检查前、后及侧胸壁（图 1-164），检查膈肌表面，对胸膜或者新生物进行活检，送病理。如是包裹性胸腔积液，可通过活检钳反复钳夹完成粘连松解。也可增加一处 1cm 切口，通过该切口置入卵圆钳松解粘连。

7. 操作完成后，经切口放入 16 Fr 胸管，缝合伤口并固定胸管，消毒后敷料覆盖，胸管接水封瓶，间断缓慢放出胸腔内液体。

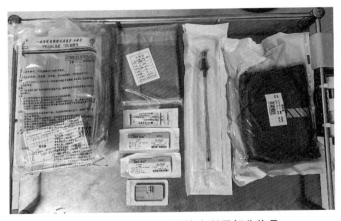

图 1-156　软式胸腔镜检查所用部分物品

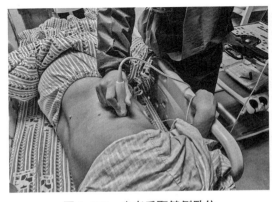

图 1-157　患者采取健侧卧位

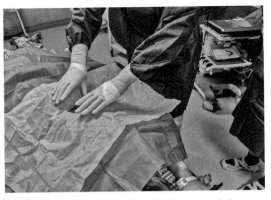

图 1-158　穿刺点附近常规消毒、铺巾

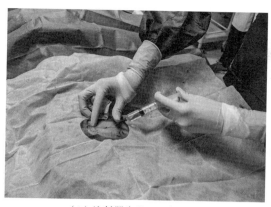

（1）注射器先以45°角进针

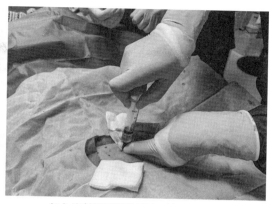

（2）注射器再沿肋间隙上缘垂直进针

图 1-159 穿刺点浸润麻醉

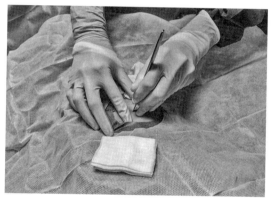

图 1-160 穿刺点平肋间隙做 1cm 切口

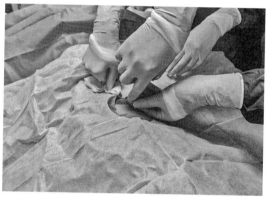

图 1-161 弯钳钝性分离皮下、肌层，扩开胸膜进入胸腔

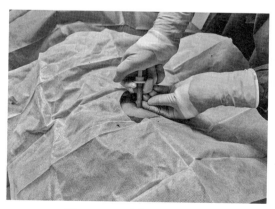

图 1-162 戳卡穿刺入胸腔

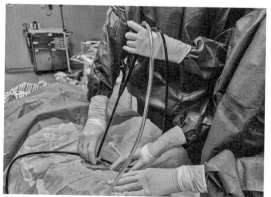

图 1-163 胸腔镜沿戳卡进入胸腔

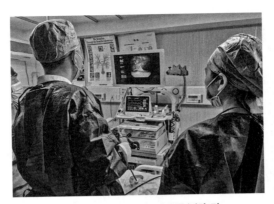

图 1-164　检查前、后及侧胸壁

【注意事项】

1. 胸腔积液首次置管当天放液总量尽量不超过 1500mL。

2. 穿刺应注意沿肋骨上缘进针，避免损伤肋间血管。

第二十三节　皮肤活检术

【目的】

1. 确定诊断

（1）皮肤肿瘤：需经皮肤活检才能明确诊断。

（2）感染性皮肤病：某些病毒性皮肤病可具有一定特异性改变，深部真菌病可找到病原微生物，或经特殊染色检出微生物。

（3）代谢性疾病：经特殊染色以明确诊断，或能发现特异性的物质。

（4）鉴别诊断：对于相似的疾病有助于鉴别诊断，如大疱性皮肤病、肉芽肿性皮肤病、结缔组织病和角化性皮肤病等。

2. 指导治疗

（1）对皮肤恶性肿瘤，如黑色瘤、皮肤淋巴瘤等，需要进行病理分期和分级来指导治疗。

（2）部分临床和病理无特异性皮肤病，从病理角度可发现某些有意义的诊断线索，或者在诊断无法明确时，根据病理改变，制定治疗方案。

【适应证】

1. 临床诊断不清，难以区分的皮肤疾病。

2. 有助于研究和了解皮肤疾病的发生、发展和转归。

3. 辅助确定治疗方法。

【禁忌证】

1. 有严重出血性疾病者。
2. 严重瘢痕体质者（尤其是特殊部位）取材要谨慎。

【操作步骤】

（一）皮损选择

不同疾病情况，皮损的选择有所不同。炎症性皮肤病应选用成熟期的皮损；肿瘤性皮肤病应选用典型皮损；大疱性皮肤病和感染性皮肤病应选用新鲜皮损；环状损害应选在活动边缘的部位；结节性损害在切取标本时，应达到足够深度。取材时，应包含小部分正常组织，以便和病变组织进行比较。要注意尽量避开腹股沟、腋窝、关节和面部切取标本。

（二）取材方法

1. 手术切取法 最为常用的方式，适合所有要求和尺寸的皮肤标本，要注意切缘的锋利和整齐，切口走向应尽可能和皮纹保持一致，两端对齐且够深够大。夹持过程中，要注意将切下组织的两端夹紧，以避免夹压组织，影响观察。

2. 环钻法 仅用于损害很小、病根表浅及手术切取困难的患者。

（三）标本处理

1. 活检取材的皮肤组织标本应立即置于 10% 甲醛溶液内固定，特殊病例可用 95% 乙醇固定。固定液体积要大于标本体积的 10 倍，较大组织应切分成若干块，以保证固定液的完全渗透。

2. 特殊检查的标本处理

（1）免疫病理检查：标本要放入 4℃冷生理盐水纱布内，并尽快送包埋处理。

（2）电镜检查：使用眼科有齿镊夹持标本，立刻使用刀片分割成 1mm×1mm 左右的尺寸，选择 2～5 块组织置于 4℃电镜固定液中送检。

（3）微生物培养：要严格无菌操作，并优先保留培养标本，然后再对其他标本进行处理。

【注意事项】

1. 皮肤活检前应对取材皮损留取临床图片，同时对其他部位的皮损均应进行摄影记录。

2. 要详细、清楚地填写皮肤病理申请单内容，特别需要注明取材的部位。

3. 术后要向患者交代清楚创面护理注意事项，以免发生创面感染。若出现创面出血、感染等情况，应及时去医院进行治疗。

第二十四节　湿　敷

【目的】

湿敷是将药液浸湿纱布后敷于患处的一种外治方法，以达到减轻皮损部位充血水肿、清洁收敛、减少渗液、控制感染、减轻症状等作用。

【适应证】

皮疹渗液或脓性分泌物较多的急性、慢性皮肤炎症。

【禁忌证】

皮肤干燥、脱屑、皲裂及对湿敷药物过敏者禁用。

【操作步骤】

1. 准备好操作所需的物品。

2. 核对患者信息及治疗医嘱，告知患者情况，取得患者配合。

3. 术者做好自身准备，佩戴口罩、帽子，进行手部卫生消毒；患者取舒适且合适的体位，充分显露操作部位。

4. 铺好一次性治疗巾，用 6～8 层无菌纱布制成湿敷垫，药液浸透的湿敷垫要拧成不滴水的程度再敷于皮损处，纱布紧贴创面，并使纱布保持湿润状态，治疗时长约为 20 分钟。

5. 操作完毕，协助患者整理好衣物，填写治疗记录表。

【注意事项】

1. 湿敷面积一般不超过体表面积的 1/3，以免面积过大造成药物吸收中毒。

2. 大疱性皮肤病、剥脱性角质松解症、外伤后患处出现创面时，要用无菌溶液湿敷；疮疡脓肿蔓延较快的患者，不宜进行热湿敷。

3. 天冷时湿敷应注意保温，以防感冒。

4. 湿敷用的溶液宜新鲜制备，湿敷时棉垫应足够厚实，以 6～8 层纱布为宜。

5. 在治疗期间，要注意观察皮肤的局部反应情况，若有痒痛、刺激等不适，应立即停止治疗，进行相应的处理。

6. 湿敷有冷湿敷与热湿敷之分，冷湿敷的药液不需要加温，而热湿敷药液则需要加热到适当温度才能使用。

第二十五节 封 包

【目的】

封包是用无渗透作用的薄膜或其他材料（保鲜袋、医用辅料等）对涂抹药物的皮损进行封闭包裹的一种外用疗法。封包可以增强皮肤角质层的水合作用，提高皮肤角质层的含水量，增加皮肤表面的温度，促使局部血流加快，从而促进药物经皮吸收，增强药物的作用效能。

【适应证】

1. 慢性肥厚性皮损，如亚急性、慢性湿疹，神经性皮炎，扁平苔藓，银屑病和皮肤淀粉样变等。
2. 角化增生性皮损，如胼胝、鸡眼、皮肤皲裂、掌跖角化病和脚癣等。
3. 疣状增生性皮损，如尖锐湿疣、角化棘皮瘤、结节性痒疹等。

【禁忌证】

1. 对于封包药物过敏者禁用。
2. 皮损有水疱、渗出、糜烂等症状者禁用。

【操作步骤】

1. 进行封包治疗时，首先核对患者信息及治疗医嘱单，并告知患者相关情况以获得患者的合作。
2. 铺好一次性治疗巾，患者选取合适体位，确保操作部位充分显露。
3. 将药物涂抹于皮损处后，用不透气的薄膜遮盖，并进行固定以防薄膜脱落。封包的时间视皮损情况和使用药物而定。

【注意事项】

1. 在进行封包治疗时，需要注意涂抹的药物应在薄膜覆盖范围内，并注意固定薄膜。
2. 封包的时间应根据皮损情况和使用药物等因素来确定，封包面积应不超过体表面积的 30%。

第二十六节 皮损内注射 / 皮损封闭术

【目的】

皮损内注射 / 皮损封闭术是在皮损中注入少量药液或者生物制品，从而达到局部给药和封闭治疗目的的一种操作技术。

【适应证】

瘢痕疙瘩、肥厚性瘢痕、囊肿性痤疮、环状肉芽肿、结节性痒疹、盘状红斑狼疮、硬斑病、斑秃等面积较小的皮损。

【禁忌证】

1. 对注射药物过敏者。
2. 皮肤局部或全身感染性疾病。
3. 存在不宜注射药物的禁忌证。

【操作步骤】

1. 物品准备：注射器、注射药物、70% 酒精或碘伏、医疗垃圾桶、医用棉球或棉签。
2. 核对患者信息和治疗医嘱。告知患者情况，获得患者合作。患者选择适当的体位，并充分暴露操作部位。
3. 对操作部位皮肤进行常规消毒，再次核对药品信息及患者信息，排空注射器内的空气，对操作部位进行点状注射，可看到注射处皮肤出现皮丘，或者在病灶下封闭。
4. 操作完毕，将使用过的注射器、医用棉球或棉签丢弃在医疗垃圾桶中。协助患者整理好衣物，告知注意事项。整理好操作物品，并将操作记录写进病历中。

【注意事项】

1. 在做皮损内注射时应注意进针深度和药量，以防局部萎缩。
2. 严格落实查对制度、无菌操作制度及物品清洁消毒原则。
3. 忌空腹时操作，容易发生晕厥等不适。

第二十七节　液氮冷冻

【目的】

液氮冷冻是一种通过施加制冷剂使病变组织产生深低温，从而引起组织坏死或诱导生物效应的治疗技术。目前最常用的制冷剂是零下 196℃的液氮。

【适应证】

1. 病毒疣（如寻常疣、扁平疣、跖疣等）治愈率较高，但大多需要多次治疗。
2. 皮肤良性赘生物（如疣状痣、毛发上皮瘤、皮脂腺瘤、汗孔角化症、脂溢性角化病和结节性硬化症等）。

3. 恶性皮肤肿瘤和癌前病变。

4. 炎症性增生性疾病和色素性疾病。

【禁忌证】

1. 有重度寒冷性荨麻疹、冷球蛋白血症、雷诺现象者。

2. 对于液氮冷冻不能耐受者。

3. 糖尿病合并下肢血液循环障碍者。

【操作步骤】

1. 核对患者信息和医嘱单，并向患者说明治疗情况以获得合作。

2. 垫好一次性治疗单，患者采取适宜且舒适的体位，确保皮损完全显露。

3. 根据皮损的大小，选择合适的操作方法，可以使用棉签浸泡冷冻或冷冻喷枪处理操作部位，直到局部组织发白并出现疼痛。

4. 操作完成后，协助患者整理衣物，并做好操作记录。

【注意事项】

1. 进行液氮冷冻治疗后，需要告知患者术后的护理注意事项。术后要保持创面清洁和干燥，以预防继发感染。在痂皮未形成时，不要强行撕去，而是等待其自然脱落。冷冻后的局部组织可能会出现发白和肿胀，在 1 ～ 2 天内可能会出现水疱，然后逐渐干燥结痂，最后在 1 ～ 2 周内脱落。

2. 冷冻次数视皮损情况而定，通常需要多次治疗才能完全处理。

3. 治疗后应对治疗器械进行清洁和消毒，避免交叉感染。

4. 术后可能出现疼痛、继发感染和色素变化等不良反应，操作前应提醒患者注意相关情况。

第二十八节　二氧化碳激光治疗

【目的】

二氧化碳激光治疗是利用 CO_2 气体作为工作物质，产生波长为 10600nm 的气体激光器，通过作用于水分子使皮肤组织的温度升高，实现烧灼、切割及其他生物学效应的一种治疗方法。

【适应证】

1. 浅表皮肤病变和多种良性肿瘤，包括各种病毒疣、汗管瘤、软纤维瘤、脂溢性角化病、色素痣、化脓性肉芽肿等。

2. 不同类型的瘢痕和皱纹。

【禁忌证】

1. 对麻醉药物过敏者。
2. 瘢痕体质者需谨慎使用。

【操作步骤】

1. 核对患者信息和治疗医嘱，请患者签署操作知情同意书。
2. 垫好一次性治疗单，根据皮损部位选择适当的体位，确保操作部位充分暴露。
3. 在消毒治疗区域后进行局部麻醉，选择合适的激光参数清除病变组织，并重新消毒，最后进行包扎处理。
4. 操作完成后，协助患者整理衣服，并书写操作记录。

【注意事项】

1. 术后创面要尽量保持干燥以预防感染，不要用力摩擦患部，要让痂皮自然脱落以促进皮肤愈合。
2. 创面结痂脱落期间，应注意避免阳光直射，以免导致术后色素沉着。

第二章　腹腔镜基本技能 ▷▷▷▷

以腹腔镜手术为代表的微创手术已经成为当代外科发展的主流，掌握腹腔镜操作成为当前每个外科医生的必修课。腹腔镜下的手术视野、空间感、方向感、手眼协调运动、触感反馈及团队配合，与传统手术均有不同。通过腹腔镜模拟操作训练能够提高学生对腹腔镜的认识，经过系统腹腔镜模拟训练的学生参与感、操作能力明显高于未经过训练者。腹腔镜训练的设备层出不穷，从最初的腹腔镜模拟操作训练箱到目前先进的腹腔镜虚拟现实训练系统，各种教学设备均能够提高操作熟练程度，缩短学习曲线。本章主要介绍应用腹腔镜模拟操作训练箱进行技能训练。

第一节　腹腔镜训练的常用器械

腹腔镜模拟操作训练箱的器械及模块包括腹腔镜模拟器 1 台，腹腔镜无损伤抓钳 2 把（图 2-1）、腹腔镜分离钳 2 把（图 2-2）、腹腔镜组织剪 1 把（图 2-3）、腹腔镜针持 2 把（图 2-4）、移物板及 6 个挂件（图 2-5），同心圆纱布（同心圆外径 8cm、内径 7cm）（图 2-6），3D 硅胶模拟缝合模块（图 2-7），带针缝合线（"3-0"，15cm）。

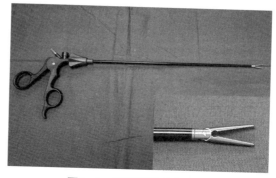

图 2-1　腹腔镜无损伤抓钳

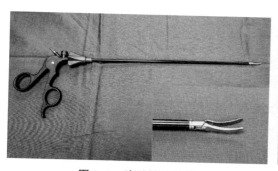

图 2-2　腹腔镜分离钳

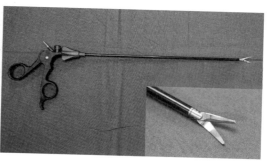

图 2-3　腹腔镜组织剪

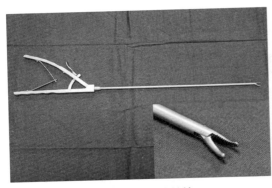

图 2-4　腹腔镜针持

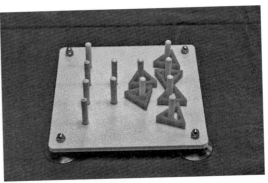

图 2-5　移物板及 6 个挂件

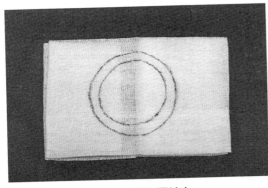

图 2-6　同心圆纱布

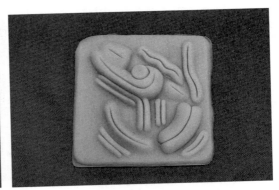

图 2-7　3D 硅胶模拟缝合模块

第二节　腹腔镜下夹持移物

【目的】

培养腹腔镜下良好的纵深感、方向感、手眼协调配合及手持器械触觉反馈。训练腹腔镜下外科基本操作技术。

【物品准备】

1. 移物板模块：准备一个 10cm×10cm 的正方形底座，底座一面光滑，可用双面胶固定在腹腔镜模拟箱内。另一面竖立 12 根柱子，柱高约 2.5cm，柱子直径约 3mm。12 根柱子分别均匀排成 4 排，最外面的两排各排列 4 根柱子，中间的两排各排列 2 根柱子。配 6 个等边三角形挂件，颜色不论，等边三角形边长为 2cm 左右，高约 1.5cm，中间呈镂空状，形状不论，长径为 1cm 左右，可轻松套到 12 根柱子上，并且柱子和三角形挂件中间镂空间应至少有 2mm 间隙。

2. 腹腔镜分离钳 2 把。

【操作方法】

左右手分别持1把腹腔镜分离钳，调整尖端朝向正下方，用左手抓钳从移物板左侧柱子上抓起挂件，将物体在空中交于右手抓钳，放在移物板右侧柱子上。6个挂件都移至右侧柱子后，再用右手抓钳以同样方法将挂件从右侧柱子移回左侧柱子（图2-8）。操作中可以不必考虑物体的颜色及顺序。如果物体掉落，在视野范围内的，用原分离钳拾起继续；如果掉落于视野外，不能拾起，继续下一个，直至全部完成。

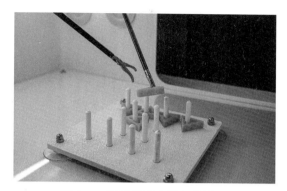

图2-8 腹腔镜下夹持移物练习

【注意事项】

1. 正确选择、操作器械，可用食指调整分离钳尖端朝向。
2. 注意动作轻柔、准确。

第三节 腹腔镜下特定形状剪裁

【目的】

培养腹腔镜下良好的纵深感、手眼协调配合及手持器械触觉反馈。

【物品准备】

1. 在普通换药无菌小纱布块上，印制外直径为8cm、内直径为7cm的同心圆。可以配备一个大夹子将纱布块的一边和通用底座固定在一起。

2. 腹腔镜分离钳1把，腹腔镜组织剪1把。

【操作方法】

用腹腔镜分离钳抓住纱布边缘，用腹腔镜组织剪从外周剪入，尽可能沿同心圆之间的间隙将中央圆圈剪出（图2-9）。操作过程中可以左右手互换。

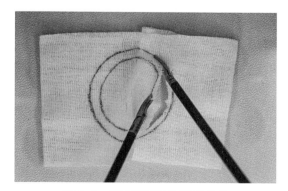

图2-9 腹腔镜下特定形状剪裁

【注意事项】

1. 正确选择、操作器械，可用食指调整腹腔镜组织剪尖端朝向以适应裁剪。
2. 注意动作轻柔、准确，避免暴力牵拉。

第四节　腹腔镜下缝合打结

【目的】

培养腹腔镜下良好的纵深感、手眼协调配合及手持器械触觉反馈。训练腹腔镜下缝合打结。

【物品准备】

1. 准备一个 3D 硅胶模拟缝合模块，将模块固定在腹腔镜练习箱底座上。选择长约 4cm、宽 1mm 的裂口，在裂口的两侧分别有对称的标记点，作为进针点和出针点，标记点距裂口 2 ～ 3mm。
2. 腹腔镜针持 1 把，腹腔镜分离钳 1 把，腹腔镜组织剪 1 把。

【操作方法】

腹腔镜下的缝合打结，需要针持和分离钳的灵活配合。用腹腔镜针持抓住距针尾 2cm 以内的缝线，将带针缝合线送入训练箱。先用分离钳夹住缝针的前 1/3 处（图 2-10），针持顺势夹住缝针的后 1/3 并调整缝针方向，沿标记点垂直入针，分离钳配合顺着针尖方向出针（图 2-11）。调整线尾长度 2 ～ 3cm，针持和分离钳同时抓住缝线，针持利用器械的弧度相对绕线 2 圈（图 2-12），通常为左绕右旋或右绕左旋，然后抓住线尾将线尾从线圈中抽出，并与分离钳配合，将缝线拉直，完成第一个结（图 2-13），随后反方向绕线完成 2 个单结（要求为方结）（图 2-14），用腹腔镜组织剪剪断缝线，使线尾长度为 0.5 ～ 1cm。

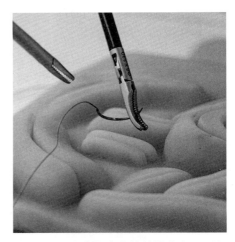

图 2-10　分离钳夹住缝针的中内 1/3 处

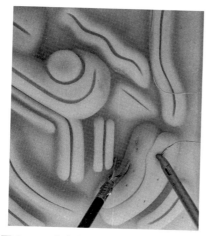

图 2-11　分离钳与针持配合完成进出针

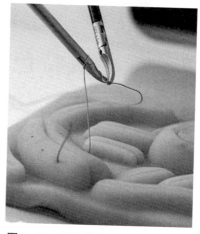

图 2-12　分离钳抓住缝线绕线 2 圈

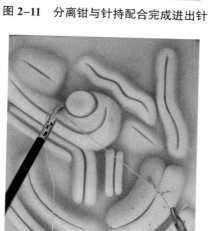

图 2-13　完成第一个结

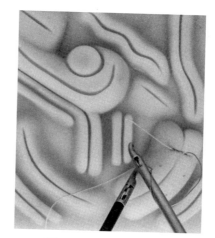

图 2-14　完成第二个结

【注意事项】

1. 腹腔镜针持抓住距针尾 2cm 以内的缝线将带针缝合线送入训练箱。
2. 垂直进针，旋转手腕进行缝合，准确沿标记点缝合。
3. 线结应牢靠无松脱（结间无肉眼可见的空隙），切口闭合严密，缝线紧贴切口。
4. 缝线的长度通常为 12 ～ 15cm，以便在有限的空间内进行操作。

第三章　中医特色外治疗法 ▷▷▷▷

第一节　中药离子喷雾

【目的】

中药离子喷雾是一种外治手段，通过将经中药药液浸洗处理后的纱布敷在患处，利用离子喷雾机产生超声波频谱振荡，将中药药液以微细粒子形式输出，以加速局部皮肤血液循环，促进皮肤新陈代谢。

【适应证】

中药离子喷雾可分为热喷、冷喷两种类型。冷喷适用于湿疹、面部皮炎、激素依赖性皮炎、脓疱疮等皮肤疾病；热喷适用于带状疱疹、痤疮、黄褐斑等。

【禁忌证】

1. 眼部禁用。
2. 妇女处于月经期和妊娠期时，腹部禁用。
3. 有严重心脑血管疾病、精神疾病、出血倾向及对中药药液过敏者禁用。

【操作步骤】

1. 操作前准备
（1）物品准备：离子喷雾机、治疗巾、过滤后中药液、干棉球、一次性治疗单、水杯。
（2）纱布处理：将纱布置于调配好的中药药液中浸泡2小时。
（3）患者准备：做好操作前的评估及告知，提醒患者操作过程中可能出现的反应和注意事项。
2. 核对患者信息、治疗医嘱。
3. 垫好一次性治疗单。患者采取合适的体位，充分暴露皮损。注意保护患者隐私。
4. 治疗前对操作部位进行清洁准备工作，若患者皮疹处有痂皮或污垢，应清除痂皮、污垢。若皮损位于头部，应用干棉球塞耳；若皮损位于面部，嘱患者治疗过程中闭眼；若皮损位于会阴部，先备皮再进行治疗；若皮损面积大于 20cm×20cm，或者皮损未位于同一平面内，要分区进行治疗。

5. 根据病情选用冷喷或热喷，遵照医嘱选用合适的中药药液。将浸泡过的纱布敷在患部。滤出的中药液放入喷雾机的药瓶内，按照仪器操作规程进行作业。

6. 将离子喷雾机安放到适当的位置，设定好离子喷雾机的温度，热喷温度宜在 40℃左右，冷喷温度宜在 20℃左右。在操作过程和患者进行交流，以患者感觉舒适为度。调整好喷雾口与操作部位的距离，间隔 10～15cm。

7. 治疗时长为 15～20 分钟，治疗过程中医护人员要注意关注患者的情况。

8. 治疗完毕，要协助患者整理好衣物。清洗治疗车内物品并记录操作内容。

【注意事项】

1. 对空腹状态、年老、体弱、儿童、精神欠佳者要谨慎使用。

2. 治疗室内保持适宜的温度，以 25℃为宜，以免患者受凉。

3. 关注离子喷雾机在操作过程中的注意事项，如水杯在加水的时候不要超出水容器的限制，亦不少于容器下限；持续使用时间以不超过 4 小时为宜，若超时应停止 30 分钟后方可再次运行。

4. 嘱患者治疗期间如有不适感，要及时通知医护人员。医护人员在治疗期间要勤巡视，询问患者感受。如有的患者有不适的感觉，应立即暂停治疗，采取适当的处理。

5. 每天定时清洗保养离子喷雾机，使用后的喷雾机药瓶应及时清洗，以免影响用药效果。

第二节　中药面膜

【目的】

中药面膜是以中医理论为指导，用中药粉末和某种基质（水、硬膜粉、软膜粉等）配制而成的皮肤表面膜状覆盖物，具有护肤、保湿、洁净、消炎等功效。

【适应证】

痤疮、脂溢性皮炎、酒渣鼻、日光性皮炎、化妆性皮炎、激素依赖性皮炎、黄褐斑、外伤后色素沉着、瘢痕、皮肤老化等。

【禁忌证】

1. 对面膜成分过敏者。

2. 治疗部位皮肤感染破溃者。

3. 妊娠期和哺乳期妇女慎用。

【操作步骤】

1. 物品准备：中药粉末、调膜碗、调膜棒、软模粉、治疗巾、毛巾、纸巾。

2. 核对患者信息、治疗医嘱，告知患者情况以获得患者合作。

3. 患者取仰卧位，用毛巾包住患者的头发。将适量中药粉末与开水调成糊状，搅拌到 40℃左右即可，均匀敷在面部，用纸巾遮盖眼部，后取软膜粉适量，加适量凉开水调成糊状敷在面部，待软膜干燥成形后去除。

4. 去除面膜后清洁面部，帮助患者整理好衣物，清洗和整理操作物品。

【注意事项】

1. 重度过敏性皮炎患者慎用。

2. 在软膜覆盖之前要用纸巾遮盖眼部，以免软膜粉对双眼造成刺激而产生不适感。

3. 注意观察患者在软膜成型过程中是否出现不适，如有刺激或瘙痒感应立即去除面膜并对症治疗。

第三节　梅花针

【目的】

梅花针又称皮肤针，是一种将多支短针浅刺入人体某一位置或穴位的针刺方法，以疏通经络、调和气血，预防和控制疾病。

【适应证】

神经性皮炎、斑秃、银屑病、带状疱疹、结节性痒疹、皮肤淀粉样变、淤积性皮炎及其他顽固难退的皮疹。

【禁忌证】

1. 操作部位皮肤有创伤、化脓、溃疡者慎用。

2. 凝血功能严重障碍、身体虚弱者禁用。

3. 糖尿病、孕妇等特殊群体禁用。

【操作步骤】

1. 物品准备：75% 酒精、治疗盘、梅花针、无菌棉签、弯盘。

2. 核对患者资料和治疗医嘱，告知患者情况以获取合作。

3. 根据操作部位让患者采取适当体位，暴露操作部位。

4. 消毒梅花针和操作部位，检查梅花针是否破损，一手持针柄，叩击时用腕力进行持续而有节律性的叩刺，以达到稳、准、快、力度均匀的效果，且要注意叩刺频率适中，通常每分钟叩击 70 ～ 90 次（图 3-1）。叩击至皮肤略有潮红或轻微出血为度。

5. 叩击后用无菌棉签擦拭操作部位，帮助患者整理衣物，并嘱咐患者保持叩刺处干燥，叩刺的部位当天尽量避免碰水。同时整理好操作物品。

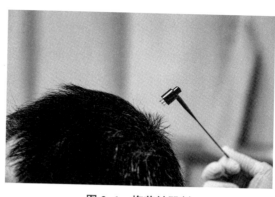

图 3-1　梅花针叩刺

【注意事项】

1. 灵活运用手腕部弹力进行叩击，使针尖竖直向上、向下叩击，以减轻患者的疼痛。

2. 严格消毒针具以防感染。

3. 若出现针具不齐或有钩等情况，要及时更换。

4. 根据病情、体质、部位等情况调节叩击力度，头部、眼周、小儿及体质差者宜轻刺，壮年、皮肤肌肉结实处及疼痛处宜重刺。

第四节　熏洗坐浴

【目的】

通过用温度较高的药液熏蒸和淋洗患部皮肤，发挥药力和热力的作用，达到开宣腠理、调和脉络、畅通气血的效果。

【适应证】

肛肠、骨伤、皮肤、五官、妇、儿等科疾病。

【禁忌证】

1. 重度心脑血管疾病和精神疾病患者禁用。

2. 对熏洗药物过敏者禁用。

【操作步骤】

1. 物品准备：熏洗盆、熏洗药液、热水、毛巾、布单。

2. 核对患者信息及治疗医嘱，并和患者交流以获取合作。

3. 让患者采取适当体位，充分暴露操作部位，将中药熏洗液注入熏洗盆并加冷水调节温度；用布单包裹操作部位，保持温度和蒸汽不泄漏，将患部放入熏洗液内浸泡或淋洗。熏洗后用干毛巾擦干患部。每天熏洗 1 ～ 3 次，每次 10 ～ 30 分钟。

【注意事项】

1. 避免在饭前、饭后半小时和睡前进行熏洗。
2. 熏洗的温度要适宜，避免烫伤皮肤。
3. 保持熏洗室内温湿度适宜并注意保暖，避免着凉。

第五节　中药灌肠

【目的】

软化粪便，刺激肠蠕动，清除积粪、积气以解除便秘、腹胀；通过药液的直接作用治疗某些大肠、肛门及盆腔疾病。

【适应证】

便秘、肠炎、肠梗阻、盆腔炎等。

【禁忌证】

消化道穿孔、消化道出血、妊娠、严重心血管疾病等不宜应用。

【操作步骤】

1. 物品准备　灌肠中药液、灌肠器、灌肠肛管、血管钳、润滑剂、棉签、胶布、橡皮布、治疗巾、输液架、水温计、屏风、纸巾。

2. 保留灌肠法

（1）评估患者的意识状态、生命体征、心理状况、排便状况、合作理解能力、肛门直肠皮肤黏膜状况是否适合保留灌肠。灌肠前 15 分钟嘱患者解大、小便。将中药汤液及灌肠所需物品带至病床前，关闭门窗以保证室内温度适宜。注意保护患者隐私。

（2）选择合适体位（保留灌肠的体位多采用肘膝位，灌肠后再调整为左侧卧位；对于一些老弱患者也可直接采用左侧屈膝卧位，臀部垫高 10cm），充分暴露臀部，臀下垫橡皮布、治疗巾。

（3）将 37 ～ 40℃的药液倒入灌肠器或输液瓶内，连接灌肠肛管。灌肠肛管前端涂润滑剂，排出空气。

（4）嘱患者张口哈气，先行肛门指检以放松肛门，并了解肛门直肠内情况。将灌肠肛管插入肛门，再沿肛管直肠生理弯曲缓慢插入直肠内 10 ～ 15cm。若有阻力，稍退后再继续插入，切忌暴力，避免损伤直肠黏膜或使灌肠管折回造成灌肠失败。必要时，在直肠指检引导下进管。

（5）灌肠肛管顺利插入后用胶布固定，液面距肛门不超过 30cm，缓慢灌入药液，或用输液瓶按 45 ～ 60 滴 / 分的速度输入肠道。一次灌肠溶液量一般在 50 ～ 100mL。

（6）注药完毕，轻轻拔出灌肠肛管，肛门处垫卫生纸，稍按摩，并给予清洁处理。患者转平卧位。拔出灌肠肛管后嘱患者至少保留药液1小时。

（7）整理床单位，清理用物，观察患者反应和疗效，做好记录。

（8）若灌肠时出现腹痛、药液保留不理想者，可于灌肠前1小时口服或肌注654-2 10mg；对婴幼儿，灌肠前也可适量给予镇静剂。

3. 不保留灌肠法

（1）评估患者的意识状态、生命体征、心理状况、排便状况、合作理解能力、肛门直肠皮肤黏膜状况是否适合保留灌肠。灌肠前15分钟嘱患者解大、小便。将中药汤液及灌肠所需物品带至病床前，关闭门窗以保持室内温度适宜。注意保护患者隐私。

（2）患者取左侧卧屈膝位，臀部垫高15cm，暴露臀部，臀下垫橡皮布、治疗巾。

（3）将37～40℃的药液倒入灌肠器或输液瓶内，连接灌肠肛管。灌肠肛管前端涂润滑剂，排出空气。

（4）嘱患者张口哈气，先行肛门指检以放松肛门，并了解肛门直肠内情况。将灌肠肛管插入肛门，再沿肛管直肠生理弯曲缓慢插入直肠内7～12cm。若有阻力，稍退后再继续插入，切忌暴力，避免损伤直肠黏膜或使灌肠肛管折回造成灌肠失败。必要时，在直肠指检引导下进管。

（5）灌肠肛管顺利插入后用胶布固定，灌肠液的流速开始要缓慢，待患者适应后再加快速度，这样可以避免肠黏膜损伤和排便反射。待流入预定药量时夹闭输液管，拔出灌肠肛管，嘱患者尽量忍便约10分钟后自行排便。

（6）注意灌洗的压力和溶液量，成年人每次灌肠液体量不超过800mL，压力不宜过大，否则由于大量灌洗可引起肠管的急骤收缩，造成黏膜损伤不适和疼痛。

（7）整理床单位，清理用物，观察患者反应和疗效，做好记录。

【注意事项】

1. 患者的密切合作：不论是保留灌肠或不保留灌肠，都必须首先向患者做好解释工作，解释清楚灌肠的目的及灌肠后可能发生的情况。如清洁灌肠时出现腹部胀满或欲排便时，应做深呼吸，不要立即排出，要使液体保留10分钟以上才能使粪块崩解。保留灌肠只有长时间保留，才能使药物有吸收的机会，以达到治病的目的。总之，只有使患者明确灌肠的意义和目的，患者才能主动配合。主动配合是灌肠取得良好效果的保证。

2. 选择合适体位：不保留灌肠常用的体位是左侧卧屈膝位，臀部垫高15cm，这种体位使乙状结肠和降结肠都在左侧下边，借重力作用使灌肠液顺利流入。升结肠灌洗的体位是右侧卧位，臀部靠近床沿，借助虹吸和地心吸引力使灌肠液容易排出，同时也有利于全大肠内废物的清除。对一些婴幼儿，体位选择必须适合小儿的解剖生理特点，因小儿直肠短、直肠壁薄、括约肌控制能力差、不配合等，体位要灵活掌握。

3. 对于年老、年幼、瘦弱、颅脑疾病等患者，在灌肠前务必行肛门直肠指检以了解直肠内情况，必要时在手指引导下置入灌肠肛管，避免损伤直肠黏膜甚至直肠穿孔导致严重后果。

4. 根据具体需要，灌肠肛管可用更为柔软的、合适型号的吸痰管、导尿管等代替，以降低直肠损伤风险。

第六节 指压"邱氏穴"

【目的】

按压"邱氏穴"，具有理气活血止痛、缓解肾绞痛的作用。

【适应证】

肾绞痛。

【禁忌证】

1. 未确诊的腰部疼痛。

2. 生命体征不稳定，严重心、脑、肝、肾疾病者。

3. 有出血倾向者，如出血性疾病。

4. 手法部位有皮损、瘢痕等。

【操作步骤】

1. 穴位定位："邱氏穴"位于竖脊肌外侧面，第 12 肋与竖脊肌外缘的夹角（肋腰角）向下一横指与向内一横指的交界处（图 3-2）。

2. 患者向健侧卧位（或俯伏坐位），略屈膝屈髋，双手置于胸前。

3. 嘱患者挺直腰腹部，按压前术者用手掌轻揉患者腰部，使患者放松，缓解紧张情绪和被动抵抗（图 3-3）。

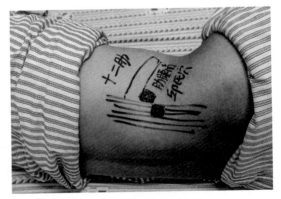

图 3-2 "邱氏穴"定位

4. 术者用右手拇指指腹紧贴"邱氏穴"后，徐徐向下压，深达肌层，指尖以 45° 角方向指向脊柱（图 3-4），半分钟内逐渐加大力量使患者感觉到明显的酸胀感，即"得气"。保持该力度 1～2 分钟后缓慢松开拇指。

对于体型肥胖者，可使用肘部垂直按压"邱氏穴"，具体方法同前。

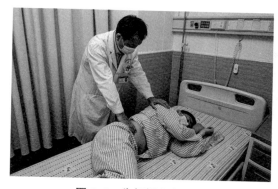

图 3-3　先轻揉患者腰部

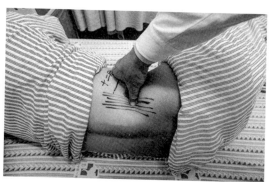

图 3-4　指压"邱氏穴"

【注意事项】

患者止痛后，仍需结合实际情况做进一步检查及治疗。

骨科篇

第四章 骨科物理检查 ▷▷▷▷

骨科临床检查包括骨科物理检查和辅助检查：①骨科物理检查：是应用手法及简单的检查用具了解患者的病情，进行诊断的检查方法。②辅助检查：是应用专门的医疗设备了解患者的病情，为医生的诊断提供参考的检查方法，包括影像学检查（X 线、CT、MRI 和各种造影检查）、实验室检查、神经电生理检查等。本章主要介绍骨科物理检查。

第一节 概 述

一、骨科物理检查基本方法

（一）视诊

除从各个侧面和各种不同的体位仔细观察躯干和四肢的姿势、轴线及步态有无异常外，还应观察以下方面。

1. 皮肤有无发红、发绀、发亮、色素沉着或静脉怒张。

2. 软组织有无肿胀或瘀血。

3. 肌肉有无萎缩或纤维颤动。

4. 皮肤有无包块，颜色如何。

5. 皮肤有无瘢痕、创面、窦道、分泌物及其性质。

6. 伤口的形状与深度，有无异物存留及活动性出血。

7. 局部包扎固定情况。

8. 有无畸形，如肢体的长短、粗细或成角畸形。

（二）触诊

1. 压痛的部位、深度、范围、程度和性质。
2. 各骨性标志有无异常，如检查脊柱有无侧凸可用棘突滑动触诊法。
3. 有无异常活动和骨擦感。
4. 局部的湿度和温度。
5. 包块的大小、硬度、活动度、波动感，以及与邻近组织的关系。
6. 肢体主要动脉的搏动。
7. 肌肉有无痉挛或萎缩。

（三）叩诊

叩诊主要检查有无叩击痛，检查方法如下。

1. 轴向叩击痛 当怀疑有骨、关节病时可沿肢体轴向用拳头叩击肢体远端，如在相应部位出现疼痛即为阳性，多见于关节急性损伤或炎症病例。

2. 棘突叩击痛 检查脊柱时可用叩诊锤或拳头叩击相应的棘突，如有骨折或炎症时常在病变部位出现叩击痛。

3. 脊柱间接叩击痛 患者取端坐位，医生左手掌面放于其头顶，右手握拳以小鱼际叩击左手，有脊柱病变者在相应部位出现疼痛。如同时出现上肢放射性疼痛提示神经根受压。

4. 神经根叩击征 又称 Tinel 征，叩击神经近端时其末端出现疼痛，并逐渐向远端推移，提示神经损伤。

（四）听诊

不借助听诊器可听到弹响和摩擦音，当关节活动时听到异常响声并伴有相应的临床症状时，多有病理意义，临床上常见于弹响髋、肩峰下滑囊炎和膝关节半月板损伤病例。但如果响声不伴有临床症状，如正常人肩、手和髋部出现的单一响声，不伴有疼痛则没有临床意义。

借助听诊器可以检查骨传导音和肢体血流杂音。骨传导音检查法：以震动的音叉放在两侧肢体远端对称的骨隆起处，或用手指或叩诊锤叩击该处，将听筒放在肢体近端对称的骨隆起处，听骨传导音的强弱并进行双侧对比，如有骨折则骨传导音减弱。

（五）动诊

动诊包括检查主动运动、被动运动和异常活动情况，并注意分析活动与疼痛的关系。

1. 主动运动，包括肌力检查、关节主动运动功能检查。
2. 被动运动。
3. 异常活动，包括关节强直、关节运动范围减小、关节运动范围超常。

（六）量诊

量诊主要包括骨骼长度测量、周径测量、轴线测定、关节角度测量，以及畸形疾患的测量。

二、骨科物理检查注意事项

1. 检查的范围 首先，应该树立全身情况与局部情况并举的观念，切忌只注意检查局部而忽略了整体及全身情况。其次，根据检查的需要脱去衣物，充分显露检查的部位，对可能有关而无症状的部位也应充分显露，同时还要显露对侧进行对比。

2. 检查的体位 一般采取卧位，上肢及颈部的检查可以采取坐位，特殊的检查可采取相应的体位。

3. 检查的顺序 一般先进行全身检查再进行局部检查，情况紧急时可以先检查重要的部分，对危重患者避免做不必要的检查和处理。

4. 检查的手法 要求动作规范轻巧，对急性感染及肿瘤患者手法应轻柔，对创伤患者要注意保护，避免加重损伤。

第二节 骨科各部位基本检查

一、脊柱检查

检查时首先应注意脊柱的体表标志：从枕骨结节向下，第1个能触及的棘突为第2颈椎；第7颈椎棘突（C7）特别高，又称为隆椎；与肩胛冈内缘平行者为第3胸椎（T3）棘突；在肩胛下角水平处为第7胸椎（T7）棘突；髂嵴连线横过第4腰椎（L4）棘突（图4-1）。

观察脊柱的生理弧度是否正常的主要指标：棘突是否在一条直线上；两侧肩胛下角连线与两侧髂嵴连线是否平行；两肩胛骨距中线是否对称；从枕骨结节向地面做垂线，此线应通过骶骨中线和肛门沟。若有脊柱侧凸，侧凸最大部位多为原发性侧凸，患者常有一反方向的继发性侧凸。脊柱疼痛的检查，首先

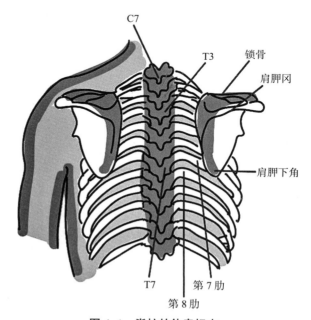

图4-1 脊柱的体表标志

应确定疼痛位置，没有固定压痛点的患者往往病变不在脊椎。所以，确定压痛点是很重要的诊断方法。

（一）颈部检查

1. 形态检查　注意患者坐姿及其头、颈和上肢放置的姿势。观察患者起立的姿势，特别是头和颈椎的位置。注意观察颜面、头部有无发育及姿势的异常，颈部有无特殊部位的瘢痕和窦道。疑有颈椎结核者，应检查有无咽后壁脓肿、颈椎生理前凸消失、后凸畸形、颈椎缩短、发际下移和颈部活动有无受限等。颈椎椎体结核早期除颈部活动显得不灵活外，无其他异常形态改变；一旦椎体破坏严重，则患者用双手扶持下颌，预防神经根受压，头不能自由转动；椎体破坏缺损时，常出现后凸或侧凸畸形；流注脓肿多在咽后壁，也可在侧颈部。

短颈者多伴有颅底凹陷症或颈椎畸形；落枕者头颈呈僵硬状体位；胸锁乳突肌挛缩者呈斜颈外观；外伤后则呈现保护性姿态，亦称为"军人颈"。

新生儿胸锁乳突肌上的包块常为先天性斜颈。颈部侧方包块，应鉴别寒性脓疡、淋巴结肿大等。

2. 功能检查　一般让患者做颈部前屈、后伸、旋转、侧屈活动，并与正常者做比较。但对严重病例或需要手术和随访观察者，则需采用半圆尺或头颈活动测量器，并做检查记录。正常颈椎可前屈 35°～45°、后伸 35°～45°、侧屈 45°、旋转 70°～90°。

3. 疼痛检查　颈椎的疼痛可能是胸、耳、面、头皮、下颌、牙的疾病或感染引起。常见的压痛点与伤病的部位及性质有关。颈椎病多于第 5～7 颈椎棘突旁有压痛。脊神经受累者，压痛点多位于颈椎横突、肩胛骨内侧及第 1、2 颈椎旁，基本上沿斜方肌走行。落枕者斜方肌中点有压痛。

鉴别：肩周炎压痛点多在肩部附近，包括冈上肌。前斜角肌综合征压痛点位于锁骨上窝、颈后三角区。而乳突和枢椎棘突之间的压痛多提示枕神经受累。

4. 特殊检查

（1）前屈旋颈试验（Fenz 征）：先令患者头颈部前屈，再左右旋转活动，若颈椎处出现疼痛即为阳性，提示颈椎骨关节病，表明颈椎小关节多有退行性变。

（2）椎间孔挤压试验（击顶试验或 Spurling 征）：患者头转向患侧并略屈曲，医生双手交叉置于患者头顶，向下加压。当肢体有放射性疼痛或麻木感时，即为阳性（图 4-2）。阳性者提示有神经根性损害，常见于神经根性颈椎病。

（3）椎间孔分离试验：又称引颈试验，与椎间孔挤压试验相反，医生一手托住患者下颌部，另一手置于后枕部，双手同时用力逐渐向上牵引头部（图 4-3）。若患者原有神经根性症状减轻，则为阳性，多提示神经根性

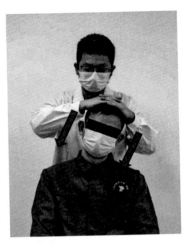

图 4-2　椎间孔挤压试验

损伤。

（4）颈脊神经根张力试验：即 Eaten 征。医生一手推患者的腮部，一手握住患者同侧的腕部向相反方向牵拉，患肢出现麻木或放射痛时为阳性（图 4-4）。但应注意，除颈椎病神经根性压迫外、臂丛损伤、前斜角肌综合征者均可阳性。

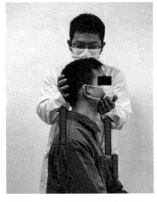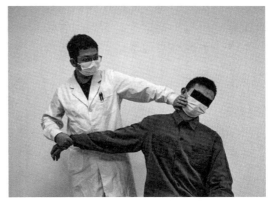

图 4-3　椎间孔分离试验　　　　图 4-4　颈脊神经根张力试验

（5）Addison 试验：患者取坐位，尽力抬头，深吸气后屏住呼吸。医生一手抵患侧下颌，给予阻力，一手摸患侧桡动脉（图 4-5）。若动脉搏动减弱或消失，则为阳性，表示血管受挤压，常见于前斜角肌综合征等。

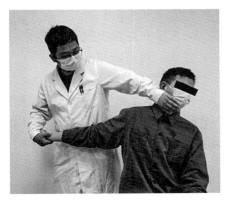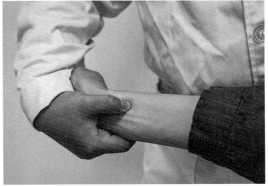

图 4-5　Addison 试验

（二）胸椎与背部

1. 形态检查　观察患者起立的位置和姿势，注意胸椎的后凸，注意肩的高度和相对的位置，观察脊柱有无侧凸、异常后凸（角状驼背、圆形驼背）、剃刀背畸形等。角状驼背多为椎体破坏所致，常见于结核、陈旧性骨折等；圆形驼背多见于中年以上患者，多为脊椎退变或类风湿疾病。

2. 功能检查　当颈椎伸直时，可评价上胸椎的主动活动。当腰椎伸直时可评价下胸椎的活动。正常胸椎活动度很小。应注意各段活动度是否一样，可以测量棘突之间距离的改变来比较，以确定疼痛区有无肌防卫性强直。当椎体破坏至一定程度时，这种强直必然出现。

3. 疼痛检查　检查时应让患者双手抱肩，以使两肩胛骨分开。绝大多数胸椎结核的深压痛和间接压痛比较明显，而浅压痛则比较轻。

4. 特殊检查　可行拾物试验。脊柱因为病变而僵硬时，则不能伸膝位弯腰，拾物时只能蹲位，常见于下胸椎及腰椎结核。

（三）腰椎与腰部

1. 形态检查　观察患者能否维持坐位，是否偏向一侧，观察有无脊柱侧弯或腰椎前凸加大、变平和后凸，体位改变能否纠正，有无肌肉痉挛，有无包块、窦道、脓肿。患者站立时，观察患者从屈曲到伸直的困难程度，能否用双下肢分担体重。腰骶部如有丛毛、色素沉着、皮肤瘢痕样改变等应考虑隐性脊柱裂及相关疾病。应注意腰椎结核可能会有寒性脓疡流注至椎旁、腰大肌、髂窝、腹股沟内侧，甚至大腿内侧、腘窝。

2. 功能检查　在检查腰椎活动前，应嘱患者下蹲，做一些快速的动作以排除下肢的疾病，应检查患者腰部前屈、后伸、左右侧屈和左右旋转的动作，观察患者的活动范围、协调程度及腰椎的排列和对称性。正常腰椎可前屈 90°、后伸 30°、侧屈 30°、旋转 30°。

3. 疼痛检查　骶棘肌外缘压痛常为横突骨折及肌肉、韧带劳损。骶棘肌旁压痛并向患侧下肢放射表示神经根性损害，多为腰椎间盘突出症。棘突上压痛多为棘上韧带损伤、棘突滑膜炎及骨折。棘间压痛多为棘间韧带劳损。腰部肌纤维组织炎者压痛点比较广泛。腰椎深部病变如结核、椎间盘炎等可有深部叩击痛，而压痛却不明显。

4. 特殊检查

（1）托马斯征（Thomas 征）：患者仰卧，大腿伸直，则腰部前凸；屈曲健侧髋关节，迫使脊椎代偿性前凸消失，则患侧大腿被迫抬起，不能接触床面。常见于以下病症：①腰椎疾病，如结核、腰大肌脓肿、血源性化脓性髂腰肌炎等。②髋关节疾病，如髋关节结核、增生性关节炎和骨性强直等。

（2）儿童脊柱超伸展试验：患儿俯卧，医生将其两小腿提起，正常脊柱后伸自如且不痛。脊柱僵直并随臀部抬高者为阳性，见于脊椎结核。

（3）腰部超伸展试验：患者俯卧，医生将其两下肢提起，抬离床面，并用手向下压其腰部，出现疼痛者为阳性，见于腰椎崩裂。

（4）直腿抬高试验（图 4-6）：患者仰卧、伸膝。医生一手压患膝，一手托足跟，抬高肢体至患者疼痛或不能继续抬高为阳性，记录其角度，于 30°～70°角出现阳性者才有意义。如患者主诉对侧腿疼痛，则为直腿抬高交叉试验阳性，常见于腰椎间盘突出症。

（5）直腿抬高加强试验（图 4-7）：又称足背伸试验、Bragard 征。直腿抬高至疼痛时，降低 5°左右，再突然使足背伸，可引起大腿后侧剧痛，常为腰椎间盘突出症。据此可鉴别疼痛是否由腘绳肌紧张引起。

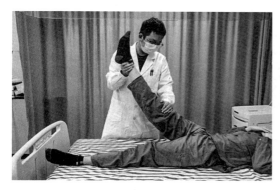

图 4-6 直腿抬高试验

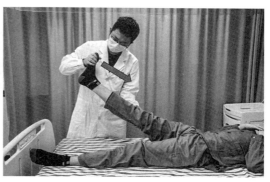

图 4-7 直腿抬高加强试验

（6）Laseque 征：患者仰卧，屈髋、屈膝，于屈髋位伸膝时，引起患肢痛或肌肉痉挛者为阳性，也是腰椎间盘突出症的表现之一。

（7）鞠躬试验：即 Neri 试验。患者站立做鞠躬动作，患肢后侧有放射性疼痛为阳性，提示坐骨神经受压。

（8）屈颈试验（图 4-8）：又称 Linder 试验。患者仰卧，医生一手按其胸前，一手托其枕后，屈其颈部，若出现腰部

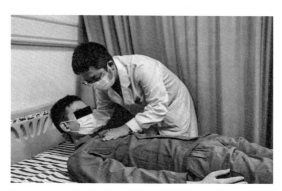

图 4-8 屈颈试验

及患肢后侧放射性疼痛则为阳性，提示坐骨神经受压。

（9）股神经牵拉试验：患者仰卧、屈膝，医生将其小腿上提或尽力屈膝，出现大腿前侧放射性疼痛者为阳性，见于股神经受压，多为 L3、L4 椎间盘突出症。

（10）骨盆回旋摇摆试验：患者仰卧，双手抱膝，极度屈髋、屈膝。医生一手扶其膝，一手托其臀，使臀部离开床面，腰部极度屈曲，摇摆膝部则腰痛者则为阳性，多见于腰部软组织劳损或腰椎结核。

二、骨盆环检查

1. 形态检查 骨盆是否倾斜，双侧臀沟是否对称，两髂前上棘是否在一直线。骨盆骨折、脊柱侧弯、下肢短缩、臀肌瘫痪、内收肌痉挛等均可引起骨盆倾斜。臀肌有无萎缩，髂前、髂后上棘连线与水平线交角是否增大或减小（正常角度为 5°～10°）。臀部有无瘢痕、窦道、寒性脓疡。腹股沟有无包块。皮下有无瘀斑、肿胀，注意会阴及阴囊、阴唇处有无皮下瘀血。

2. 功能检查 骨盆环为一相对固定的整体，活动度很小。当有明显活动并伴有疼痛时，则多有骨折脱位发生。

3.疼痛检查　骨盆环的许多结构都可在皮下触及，如果骨盆环有损伤，其压痛点有定位意义。腰骶部疼痛可能为劳损、结核、类风湿关节炎。肛门指诊应注意骶部、髂骨、坐骨有无肿块，有无骶前脓肿，骶骨、尾骨有无异常活动或触痛，若有则可能为骨折。

4.特殊检查

（1）骨盆挤压及分离试验（图4-9）：患者仰卧位，医生双手将其两侧髂嵴用力向外下方挤压，称为骨盆分离试验。反之，医生双手将患者两髂骨翼向中心挤压，称为骨盆挤压试验。能诱发疼痛者多为阳性，见于骨盆环骨折。

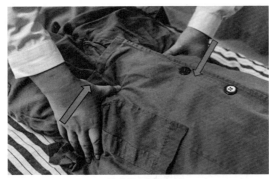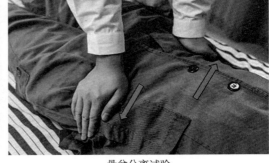

骨盆挤压试验　　　　　　　　　　　　　骨盆分离试验

图4-9　骨盆挤压及分离试验

（2）"4"字试验（图4-10）：又称Fabere征、Patrick征。患者仰卧，患肢屈膝，并外展外旋，外踝置于对侧大腿上，两腿相交成"4"字。医生一手固定其骨盆，一手于其膝内侧向下压。若骶髂关节痛，则为阳性。阳性者提示骶髂关节劳损、类风湿关节炎、结核、致密性骨炎。

（3）床边试验（图4-11）：又称Gaenslen征。患者仰卧位，患侧靠床边以使臀部能稍突起，大腿能垂下床旁为宜，对侧下肢屈髋、屈膝，双手抱于膝前。医生一手扶住患侧髂嵴，固定骨盆，另一手将垂下床旁的大腿向地面方向加压，如能诱发骶髂关节处疼痛则为阳性，提示骶髂关节劳损、类风湿关节炎、结核、致密性骨炎。

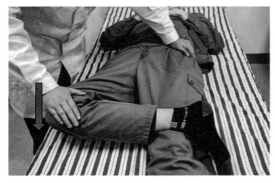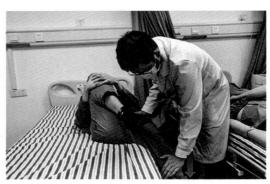

图4-10　"4"字试验　　　　　　　　　　**图4-11　床边试验**

（4）伸髋试验：又称 Yeoman 试验。患者俯卧位，屈膝至90°。医生一手压住患侧骶髂关节，一手向上提起患侧小腿，如能诱发骶髂关节部位疼痛，则为阳性，其意义同"4"字试验。

三、四肢关节检查

（一）肩关节与肩锁部

1. 形态检查 注意肩的高度和相对位置，肩部是否浑圆，两肩胛是否等高、对称，有无畸形。沿锁骨观察胸锁关节、肩锁关节是否在同一高度。方肩提示肩部肌肉萎缩、肩关节脱位、腋神经麻痹；翼状肩胛提示前锯肌瘫痪；肩胛高耸者，常为先天性肩胛高耸症。肩锁关节脱位者，按压锁骨外端，可有弹性活动。肱二头肌长头腱滑脱，可在结节间沟触及肌腱的弹跳。

2. 功能检查 包括单独的活动范围检查和功能性复合运动检查。患者可以做肩关节屈、伸、内收、外展、内旋、外旋运动。注意肩关节是活动度很大的关节，周围附着的肌肉很多，检查时要区分不同肌肉在不同体位、姿势、角度的不同作用。肩关节活动范围为屈曲0°～180°、伸直0°～60°、外展0°～180°、内旋0°～70°、外旋0°～90°。

3. 疼痛检查 肩带区的肌筋膜疼痛非常多见，常由过度使用引起。肩关节的疼痛有时与颈椎病的放射痛和心绞痛相似。肩关节周围常见的压痛点：肱二头肌长头腱鞘炎，压痛点在结节间沟；冈上肌腱损伤，压痛点局限在大结节的顶点部；肩峰下滑囊炎，压痛点在肩峰下方稍内侧。屈肘位，自肘部沿骨干纵轴向上叩击，若肱骨干或肩关节痛，则提示肱骨干或肩关节病变。撞击综合征可在肩关节外展70°～120°时产生疼痛弧。

4. 特殊检查

（1）杜加（Dugas）征：患肢肘关节屈曲，手放在对侧肩关节前方，如肘关节不能与胸壁贴紧为阳性，表示肩关节脱位。

（2）直尺试验：又称 Hamilton 征。以直尺置于上臂外侧，一端贴紧肱骨外上髁，另一端如能贴紧肩峰，则为阳性，提示肩关节脱位。

（3）肱二头肌长头紧张试验：即 Yergason 征。患者肘关节屈曲90°，上臂抵住胸壁。医生一手托住患者的肘部，另一手握住患者前臂。嘱患者对抗医生伸直和外旋前臂的力量。如果肱二头肌肌腱在结节间沟内不稳定，检查过程中肌腱将跳出结节间沟或出现疼痛。当有肱二头肌长头肌腱炎时，结节间沟区有痛感。

（4）Dawbarn 征：急性肩峰下滑囊炎时，患肢上臂贴在胸壁侧面，肩峰前缘下方可有触痛。如上臂外展，滑囊移位于肩峰下，触痛消失，为阳性。

（二）肘关节

1. 形态检查 应观察患者运用肘关节的难易度和运动节律，检查骨性结构的对称性，注意在解剖体位时的提携角。注意有无肘部肿块，有无内、外翻畸形，连枷状关节等。肘关节肿胀以肘后三角最为明显，并以肱骨外髁、桡骨头与尺骨鹰嘴为界限，有全关节肿胀、关节内侧肿胀及外侧肿胀之分。

2. 功能检查　肘关节的主要运动是绕横轴的屈曲和伸直，活动度为屈曲 0°～150°、伸直 0°～10°、旋前 0°～80°、旋后 0°～80°。肘关节的屈伸活动障碍见于肱尺关节（主要）和肱桡关节的病症；前臂旋转功能障碍见于远近尺桡关节（主要）和肱桡关节（次要）的病症。检查旋转活动时，肘关节必须紧靠胸壁并与对侧比较，以防肩部代偿。

3. 疼痛检查　肱骨外上髁压痛常见于肱骨外上髁炎（即网球肘）。

4. 特殊检查

（1）腕伸肌紧张试验：又称 Mill 征。患者伸直患侧肘关节，前臂旋前。医生将患侧腕关节屈曲，若患者肱骨外上髁区疼痛，则为阳性，提示肱骨外上髁炎。

（2）Huter 线与 Huter 三角：正常情况下，肘关节伸直时，肱骨外上髁、肱骨内上髁和鹰嘴突在一条直线上；肘关节屈曲时，三者成一等腰三角形。肱骨髁上骨折时，三者关系不变；肘关节后脱位时，三者关系改变。

（3）肘外翻挤压试验：患者肘关节伸直位，医生一手握患侧腕部，一手扶患肘，并使其外翻，若有疼痛，则为阳性，提示桡骨小头骨折。

（三）腕关节与手部

1. 形态检查　注意有无包块（大小、性质、活动度、软硬度及与腕和手指的关系），有无畸形。餐叉样畸形提示 Colles 骨折；猿手畸形提示正中神经损伤；垂腕提示桡神经损伤；爪形手畸形提示尺神经损伤；此外有并指、多指、锤状指、纽扣指及鹅颈畸形等。腕关节肿胀以腕背指总伸肌肌腱两侧明显；"鼻烟壶"消失提示舟状骨骨折；个别指骨梭形肿胀提示指骨结核或内生软骨瘤；双手指骨梭形肿胀提示类风湿关节炎。

2. 功能检查　腕关节的主要活动是屈伸和尺桡偏。掌指关节、近侧指间关节和远侧指间关节的活动包括屈曲和伸直，掌指关节还具有内收和外展的功能。拇指活动包括屈伸、收展和对掌。以合掌法检查腕部屈伸活动是否灵活，是否伴有弹响及阻滞感。

3. 疼痛检查　手桡偏位，沿掌骨纵轴方向叩击第 3 掌骨，如有震痛，则提示舟状骨骨折；手尺偏位，沿掌骨纵轴方向叩击第 4 掌骨，如有震痛，则提示月状骨骨折。中指轴向压痛、叩击痛，提示可能有月状骨坏死。

4. 特殊检查

（1）芬克斯坦（Finkel-Stein）试验：患者握拳，拇指埋于拳内，使腕部尺偏，若桡骨茎突处出现疼痛为阳性，提示桡骨茎突狭窄性腱鞘炎。

（2）腕关节尺侧挤压试验：患者腕关节置于中立位，医生将其尺偏并挤压，若下尺桡关节处疼痛为阳性，提示三角软骨盘损伤、尺骨茎突骨折。

（四）髋关节

1. 形态检查　有无畸形、肿胀、窦道、瘢痕等。测量下肢长度。需检查姿势、步态是否稳定，速度是否均匀。髋关节脱位者有其独特站立姿势。跛行常见于下肢骨关节疼痛或缩短。先天性髋关节脱位者臀部后凸，行走时呈鸭步。呆步见于髋关节部分或完全强直者。剪刀步态见于脑性瘫痪。股骨颈骨折者患侧呈外旋畸形。股三角应注意有无包块，其性质如何，应注意疝和寒性流注脓肿的区别。臀部骨隆起可能为髋关节后脱位，耻骨或闭孔部异常骨隆起可能是髋关节前脱位。大粗隆部肌腱弹跳感常提示弹响髋。

2. 功能检查　注意防止脊椎代偿动作。检查时，一侧下肢屈曲外展，另一侧下肢伸直外展，这样两下肢互做反方向动作，可防止骨盆的伴随动作。髋关节活动度为屈曲 0°～120°、伸直 0°～30°、外展 0°～45°、内收 0°～30°，内旋、外旋为 0°～45°。检查中一面记录，一面推测活动受限的原因。一般明显旋转受限代表关节软骨面的破坏；外展受限可能为软组织病变（压痛点在内侧）或骨组织的病变（障碍在外侧）；伸直受限可为关节内病变，也可为腰大肌短缩、痉挛所致。

3. 疼痛检查　腹股沟中点或臀部压痛提示髋关节可能有病变。外侧大转子的浅压痛往往是大转子滑囊炎的表现。髋关节的活动痛也应该一面检查，一面分析判断病变部位。一般的轻度旋转痛多由于关节面的不平滑引起，严重旋转痛多由软组织受牵拉所致，可据此结合压痛部位和旋转方向推测病变软组织。

4. 特殊检查

（1）足跟叩击试验：直腿抬高，用拳叩击足跟，髋部疼痛为阳性，提示髋关节负重部位关节面破坏，且为晚期。足跟叩击痛不如从外向内叩击股骨大转子的疼痛出现得早。

（2）屈氏（Trendelenburg）试验：患者站立位，两下肢交替持重和抬高，注意骨盆的动作，抬腿侧骨盆不上升反而下降，为阳性，轻度时只能看出上身摇摆。阳性者提示持重侧不稳定，臀中肌、臀小肌麻痹和松弛，如小儿麻痹后遗症或高度髋内翻；骨盆与股骨之间的支持性不稳，如先天性髋脱位、股骨颈骨折。

（3）Thomas 征：详见腰椎检查。

（4）Allis 征：又称 Galeazzi 征。患者仰卧，屈髋屈膝，两足平行置于床面，比较两膝高度。不等高为阳性，提示较低一侧股骨或胫骨短缩，或髋关节后脱位。

（5）Depuytren（望远镜）征：患者仰卧，医生一手握膝，一手固定骨盆，上下推动股骨干，若察觉有抽动和音响即为阳性，提示小儿先天性髋关节脱位。

（6）髂胫束试验（Ober 征）：患者健侧卧位，健侧屈髋屈膝。医生一手固定其骨盆，一手握其踝，屈患髋、患膝达 90° 后，外展大腿并伸直患膝，大腿不能自然下落，并可于大腿外侧触及条索样物；或患侧主动内收，足尖不能触及床面，则为阳性，提示髂胫束挛缩。

（7）Ortolani 征：见于小儿先天性髋关节脱位。小儿仰卧，双髋外展，两腿分开，患侧膝关节不能接触床面；如能接触则先有一滑动声响，为暂时复位标志。

（8）髂坐线（Nelaton 线）：患者侧卧，髂前上棘到坐骨结节的连线正通过大转子的最高点，否则为阳性，提示髋关节脱位或股骨颈骨折。

（9）大粗隆髂前上棘连线（Shoemaker 线）：左右大转子的顶点与同侧髂前上棘做连线，其延长线相交于腹正中线上。若患侧大转子上移，则两线交于中线旁的健侧。

（10）髂股三角（Bryant 三角）：患者仰卧，自髂前上棘向床面作垂线，从此垂线向大转子尖作连线，再从大转子尖向髂前上棘作连线，三条线构成的三角形即为髂股三角。大转子上移时，此三角的底边（水平线）比健侧短，提示髋关节脱位或股骨颈骨折。

（五）膝关节

1. 形态检查　观察患者能否屈膝 90° 坐立，或者病变的膝关节是否处于伸直位。观察患者是否存在过度的膝内翻或膝外翻。观察步态的摆动相和站立相。比较股四头肌有无萎缩，这往往是膝关节有无病症的标志。观察膝关节有无肿胀；屈曲位髌韧带两侧"象眼"消失，则提示肿胀；股骨内外髁一侧肿胀伴浅静脉怒张，提示有肿瘤可能。皮肤有无色斑、瘢痕、窦道、发热等也需注意。

2. 功能检查　膝关节两个大的活动是在横轴的屈和伸。在膝屈曲 90° 位时也可在纵轴进行内旋、外旋。患者站立位时嘱其蹲下和站起，患者仰卧位时嘱其屈膝和伸膝，以观察膝关节的屈伸活动。患者坐位时可内旋、外旋小腿，观察膝关节的内旋、外旋运动。膝关节正常活动范围为屈曲 0°～135°，内旋 0°～45°，外旋 0°～35°。

3. 疼痛检查　膝关节表面软组织较少，压痛点的位置往往就是病灶的位置。

4. 特殊检查

（1）浮髌试验：患者仰卧，伸膝，放松股四头肌。医生一手虎口对着其髌上囊，压迫膝部，将膝内液体压入髌骨下，一手轻压髌骨后快速松开，可察觉到髌骨浮起，此为阳性。正常膝内液体约 5mL，当膝内液体达 50mL 时，方为阳性。

（2）髌骨摩擦试验（Soto-holl 征）：患者仰卧，伸膝，医生一手按压其髌骨，使其在髌股关节面上上下活动，出现摩擦音或疼痛者为阳性，见于髌骨软化症。

（3）McMurray 试验：患者仰卧，医生以一手拇指及其余四指分别按住患者的膝内外间隙，另一手握住其足跟部，然后极度屈膝。在伸屈膝的过程中，当小腿内收、外旋时有弹响或合并疼痛，说明内侧半月板有病变；当小腿外展、内旋时有弹响或合并疼痛，说明外侧半月板有病变。

（4）伸直受限征（Helfet 征）：当膝关节半月板损伤有绞锁时，关节不能全伸，表现为伸直后胫骨粗隆不外旋，而维持在髌骨中线上。

（5）局部压痛征（McGregor 征）：内侧半月板损伤时，内侧副韧带中间的关节面部分有明显的压痛点。

（6）重力试验：用于检查盘状半月板和侧副韧带。患者健侧卧位，患膝外展，自动伸屈膝，如膝内有响声或疼痛加强，则病变在内侧半月板；若膝外侧痛，则可能是外侧副韧带损伤。如膝内疼痛减轻，则病变可能在外侧半月板；如膝内侧痛减轻，则可能是内侧副韧带损伤。若患侧卧位，则相反。

（7）伸膝试验（Pisani 征）：外侧关节间隙包块，在伸膝时消失，屈膝时出现，可能为外侧半月板囊肿。

（8）指压试验（Fimbrill-Fisher 征）：医生以指尖置于内侧副韧带前方的关节间隙，嘱患者屈膝，旋转小腿数次，或同时伸膝。若内侧半月板损伤，则医生可感觉手指下有物体在移动，并可伴疼痛及摩擦音。可用同法检查外侧半月板损伤。

（9）研磨试验（Apley 征）：患者俯卧，屈膝 90°。医生双手握患肢足部，双腿压住患腿，旋转提起患膝，若出现疼痛，则为侧副韧带损伤；将膝下压，再旋转，若出现疼痛，则为半月板损伤；轻微屈曲时痛，则为半月板前角损伤。

（10）侧位运动试验（Bochler 征）：患者伸膝，医生一手握其踝，一手扶其膝，做侧位运动，向内侧推时外侧痛，提示外侧副韧带损伤；向外侧推时内侧痛，提示内侧副韧带损伤。

（11）抽屉试验：患者仰卧，屈膝。医生双手握住其膝部之胫骨上端，向后施压，胫骨后移，则提示后交叉韧带断裂；向前施压，胫骨前移，则提示前交叉韧带断裂。

（12）过伸试验（Jones 试验）：患者仰卧，伸膝，医生一手固定其膝部，一手托起其小腿，使膝过伸，出现疼痛者可能是半月板前角损伤、髌下脂肪垫肥厚或损伤、股骨髁软骨损伤。

（13）肌警觉性征（Lannelongue 征）：膝关节结核时，关节活动受限，平衡功能遭到破坏，因此步态停滞、不连贯。

（六）踝关节与足部

1. 形态检查　在负重和非负重两个位置观察患者，比较内侧弓的完整性。检查跟骨的排列，注意患者有无畸形（马蹄足、扁平足、内翻足、外翻足、踇外翻、锤状趾、高弓足、并趾、多趾等），在负重时注意是否出现内翻或外翻的增加。观察患者是否存在活动障碍。观察患者的功能水平、姿势和步态。观察患者足部肌肉有无萎缩、瘢痕、肿块、瘀斑等。

2. 功能检查　在各个方向评价可能的活动范围，从解剖位开始检测每一活动。踝关节活动范围为背伸 0°～20°、跖屈 0°～50°、内翻 0°～35°、外翻 0°～15°、后足内翻 0°～5°、后足外翻 0°～5°、前足内翻 0°～35°、前足外翻 0°～15°。

3. 疼痛检查　足部软组织较薄，局部压痛点往往是压痛部位。压痛在跟腱上，可能是跟腱本身或跟腱旁膜的病变；在跟腱止点处，可能是跟腱滑囊炎；在跟骨后下方可能是 Sever 病。

4. 特殊检查

（1）前足横向挤压试验：医生双手自患者足部前端两侧横向挤压引起疼痛，提示跖骨骨折、跖间肌损伤。Morton 病除了放射痛外，还有足趾麻木。

（2）捏小腿三角肌试验：患者俯卧，医生以手捏其三角肌肌腹，如有足屈曲，为正常；反之，则提示跟腱断裂。

（七）四肢关节外骨折与软组织损伤检查

1. 形态检查　对骨折患者，应注意观察肢体及外伤部位有无肿胀、皮下瘀血斑、成角畸形、反常运动、跛行。对软组织损伤患者，则应注意有无皮肤破损、出血、异物污染伤，伤口形状、部位、大小也应注意描述。此外应注意有无骨及其他深部组织外露，皮下组织有无分离，有无皮下气肿和肢体血液循环障碍等。

2. 功能检查　注意功能障碍、反常运动。

3. 疼痛检查　有无环周压痛、局限压痛、传导痛、纵向叩击痛，以及静止状态疼痛较轻、活动后加重等现象。

4. 特殊检查　有无骨擦音和骨擦感，皮下瘀斑常位于成角畸形处。

第三节　与骨科相关的神经系统检查

一、感觉检查

人体皮肤感觉由脊髓发出的神经纤维支配，呈节段性分布，检查时必须在安静温暖的条件下进行，并与患者说明检查方法，取得配合。

（一）浅感觉

浅感觉包括皮肤、黏膜的触觉、痛觉及温度觉。

1. 触觉　用棉絮轻触皮肤或黏膜，自躯干到四肢上端逐次向下，询问有无觉察及敏感程度。对异常区域作出标记。

2. 痛觉　用锐针轻刺皮肤，询问有无痛感及疼痛程度。要求用力适当，不应重刺出血，并记录结果。检查时应自上而下，从一侧至另一侧，从无痛觉区移向正常区，不应遗留空白区。

3. 温度觉　分别用盛有冷水（$5 \sim 10℃$）、热水（$40 \sim 45℃$）的试管轻触皮肤，询问患者的感受（冷或热）。

（二）深感觉

关节觉：轻轻掰动患者的手指或足趾，做被动伸、屈动作，询问是否觉察及其移动方向；或让患者闭目，然后将其肢体放在某位置上，询问能否明确说明肢体所处的位置。

（三）复合感觉

复合感觉包括皮肤定位觉、两点分辨觉、实体辨别觉及体表图形觉，是大脑综合、分析、判断的结果，故也称皮质感觉。在骨科检查中偶可应用。

二、肌肉检查

（一）肌容积

观察肌肉有无萎缩及肥大，测量肢体周径，判断肌肉营养状况。

（二）肌张力

肌张力是指静息状态下肌肉紧张度。检查方法：嘱患者肌肉放松，医生用手触摸肌肉硬度，并测定其被动运动时的阻力及关节运动幅度。亦可叩击肌腱听声音，声音高者肌张力高，声音低者肌张力低。

1.肌张力增加　触摸肌肉时有坚实感，做被动检查时阻力增加。表现：①痉挛性：在被动运动开始时阻力较大，终末时突感减弱，称为折刀现象，见于锥体束损害者。②强直性：指一组拮抗肌的张力增加，做被动运动时，伸肌与屈肌肌力同等增加，如同弯曲铅管，称为铅管样强直，见于锥体外系损害者。如在强直性肌张力增加的基础上又伴有震颤，做被动运动时可出现齿轮顿挫样感觉，故称齿轮样强直。

2.肌张力减弱　触诊肌肉松软，被动运动时肌张力减低，可表现为关节过伸，见于周围神经、脊髓灰质前角病变。

（三）肌力

肌力指肌肉主动收缩的力量。

1.肌力评级标准　目前通用的是 Code 六级分法。

0 级：肌力完全消失，无活动。

Ⅰ级：肌肉能收缩，关节不活动。

Ⅱ级：肌肉能收缩，关节稍有活动，但不能对抗肢体重力。

Ⅲ级：能对抗肢体重力使关节活动，但不能抗拒外来阻力。

Ⅳ级：能对抗外来阻力使关节活动，但肌力较弱。

Ⅴ级：肌力正常。

2.肌力检查法　在关节主动运动时施加阻力与所测肌肉对抗，测量其肌力，并进行双侧对比。全身主要肌肉肌力检查方法见表 4-1。

表 4-1　主要肌肉肌力检查方法

肌肉名称	神经支配	检查方法
胸锁乳突肌	C2～C3 副神经颈丛肌支	令患者用力将头转向对侧，并略仰视可触及该肌
腹直肌	T5～T12 肋间神经	患者仰卧，屈髋屈膝，双手压住股部，做用力坐起的动作，可在腹部触及该肌
背伸肌	C8～L1 脊神经后支	令患者俯卧，胸腰椎用力背伸，可触及该肌群
斜方肌	C3、C4 副神经外侧支	用力耸肩，向后内收两肩，可触及该肌的上、下斜方肌
菱形肌	C4、C5 肩胛脊神经	用力向后内收一侧肩胛，该肌收缩，肩胛内缘上提
前锯肌	C5～C7 胸长神经	双手用力推一物体，如斜方肌用力时，该肌正常时肩胛内缘紧贴胸壁，麻痹时肩胛骨与胸壁分离呈"翼状肩"
胸大肌	C5～T1 胸前内侧皮神经	上臂高举过肩并内收，可触及该肌锁骨部；微举并内收可触及该肌胸骨部

肌肉名称	神经支配	检查方法
冈上肌	C5 肩胛上神经	上臂外展，可在冈上窝触及该肌
冈下肌	C5、C6 肩胛上神经	屈肘 90°，前臂外旋，在冈下窝可触及该肌
背阔肌	C6～C8 胸背神经	肩外展至水平位再抗阻力内收，可在腋窝后触及
三角肌	C5、C6 腋神经	肩关节外展，上臂与躯干成 15°～90° 角时，可触及该肌
肱二头肌	C5、C6 肌皮神经	前臂旋后，用力屈肘，可触及该肌
肱三头肌	C7、C8 桡神经	托住上臂，抗阻力伸展，可触及该肌
肱桡肌	C5、C6 桡神经	前臂置于中立位，用力屈前臂可触及该肌
桡（尺）侧腕伸肌	C5、C6 桡神经	腕及手指伸直，用力向桡（尺）侧伸腕，可触及该肌
旋后肌	C5、C6 桡神经	前臂伸展，用力旋后，可触及该肌
指总伸肌	C5、C6 桡神经	用力伸展掌指关节，可触及该肌
拇外展肌	C5、C6 桡神经	拇指用力外展，可触及该肌
旋前圆肌	C6、C7 正中神经	伸展前臂，用力旋前，可触及该肌
桡侧腕屈肌	C6～C8 正中神经	腕关节用力向桡侧屈腕，可触及该肌
拇收肌	C8、T1 尺神经	患者拇指第 1 指节与食指掌骨处，用力夹持一张纸片，视其能否夹住
尺侧腕屈肌	C8、T1 尺神经	患者屈曲并内收腕部，医生予以阻抗
蚓状肌	C6、C7 正中神经，C6 尺神经深支	医生分别固定患者的食指、中指、无名指、小指近节指骨在伸展位，让患者主动伸直各个手指的中节指骨
骨间肌	C3 尺神经深支	骨间掌侧肌：患者手指、手掌平放桌面，手指用力外展 骨间背侧肌：患者手指、手掌平放桌面，手指用力内收
髂腰肌	C12～L4 股神经	用力屈髋，在股部施以阻力
缝匠肌	L2～L3 股神经	踝后方施加阻力，屈膝并用力内收、内旋髋关节，股前方可触及该肌
股四头肌	L2～L4 股神经	屈膝位用力伸膝
股内收肌	L2～L4 闭孔神经	下肢伸直，向外施以阻力，用力内收
股外旋肌	L4～S3 坐骨神经	屈膝，略屈髋，在膝外侧、踝内侧施阻力，髋用力外展
股后肌	L4～S2 坐骨神经	俯卧位，踝后方施阻力，用力屈膝
臀中肌	L4～S1 坐骨神经	俯卧位，下肢外展
臀大肌	L4～S1 臀下神经	俯卧位，下肢用力后伸
胫前肌	L4～S1 腓深神经	踝关节用力背屈，在胫前触及该肌

肌肉名称	神经支配	检查方法
趾长伸肌	L4～S1腓深神经	用力背屈各趾，可在踝前方触及该肌肌腱
腓骨长肌	L4～S1腓浅神经	用力将足外翻并跖屈踝关节，可在小腿外侧触及该肌
趾屈肌	L5～S2胫神经 L5～S1足底内侧神经	趾跖面施以阻力，用力跖屈
胫后肌	L5～S2胫神经	踝关节用力内翻
小腿三头肌	L4～S2胫神经	踝关节跖屈，足尖站立，小腿后方可触及该肌

3. 轻瘫试验　当肌力减弱不明显，用上述方法无法检出时可用此法估测，包括上肢轻瘫试验、下肢轻瘫试验和单足立试验。

（四）共济运动检查

当脊髓后索、小脑等器官发生病变时可出现共济失调。常用的检查方法有指鼻试验、快复轮替试验、跟膝胫试验和闭目难立试验、对指试验。

三、反射检查

反射是机体对感受刺激引起的不随意运动的定型反应，是神经活动的基本形式。完成每个反射必经反射弧，包括感受器、传入神经、反射中枢、传出神经和效应器。反射弧的任何部位中断或抑制均可致反射消失或减弱。检查反射时应注意：①保持患者全身肌肉放松，并分散其注意力。②被检查肢体被动放置于适当位置，使肌肉保持适当张力。③检查时做到双侧肢体姿势一样、叩击或划擦部位和力量一样，检查结果双侧对比。④如果腱反射引不出可用加强法，即让未被检查的肌肉同时收缩，如检查上肢反射可让患者同时咬牙，夹紧双膝或另一只手握拳；检查下肢则嘱患者同时用力扣拉双手。⑤被检查部位有无影响检查结果的因素，如外伤、瘢痕、炎症、挛缩、畸形等。

（一）浅反射

浅反射指刺激体表感受器（如皮肤、黏膜等）引起的反射。

1. 常用浅反射检查法　见表4-2。

表4-2　常用浅反射检查方法

反射		检查法	反射表现	肌肉	神经	节段定位
腹壁反射	上	较锐物从腹外侧沿肋缘由下向上快速划过	上腹壁收缩	腹横肌	肋间神经	T7～T8
	中	自腹中部外侧快速向脐孔方向划过	中腹壁收缩	腹斜肌	肋间神经	T9～T10
	下	从下腹部向耻骨联合快速划过	下腹壁收缩	腹直肌	肋间神经	T11～T12

反射	检查法	反射表现	肌肉	神经	节段定位
提睾反射	轻划股内侧	同侧睾丸上提	提睾肌	生殖股神经	L1～L2
肛门反射	轻划或刺激肛门附近皮肤	外括约肌收缩	肛门括约肌	肛尾神经	S4～S5
跖反射	轻划足底外侧	各足趾跖面屈曲	屈趾肌	坐骨神经	S1～S2

2.临床意义 ①浅反射消失或减弱表示反射弧中断或抑制。②腹壁、提睾、跖反射除有节段性反射弧外，还有皮质反射弧，即反射的冲动通过脊髓至大脑皮质后再沿锥体束传至脊髓前角细胞。当该反射弧受损时，上述反射亦可出现减弱或消失，见于锥体束病损或末梢神经病变。③腹壁反射减弱还可见于老年人、皮下脂肪过厚及腹壁松弛等。④提睾反射在正常人亦可双侧不对称。⑤肛门反射减弱或消失说明双侧锥体束或马尾神经均有损害，因为肛门外括约肌受双侧会阴神经支配，单侧锥体束或马尾神经损害时，肛门反射仍存在。

（二）深反射

深反射指刺激肌肉、肌腱、骨膜和关节的本体感受器而引起的反射。

1.常用深反射检查 见表4-3。

表4-3　常用深反射检查方法

反射	检查法	反射表现	肌肉	神经	节段定位
肱二头肌反射	患者屈肘，医生一手以拇指按住其肱二头肌肌腱部，另一手用叩诊锤叩击该侧拇指	前臂屈曲	肱二头肌	肌皮神经	C5～C6
肱三头肌反射	患者略屈肘，医生托住其前臂，用叩诊锤叩击鹰嘴上方的肱三头肌肌腱	前臂伸展	肱三头肌	桡神经	C6～C7
桡骨膜反射	患者微屈肘，前臂轻度旋前，医生用叩诊锤轻击该侧桡骨外下1/3处	前臂屈曲，指屈	肱桡肌，肱二、三头肌，旋前圆肌	正中神经、桡神经和肌皮神经	C5～C8
膝反射	患者略屈膝，医生用叩诊锤轻快地叩击该侧膝腱	膝关节伸展	股四头肌	股神经	L2～L4
踝反射	患者仰卧，髋外展、外旋，医生一手轻托其足跟，另一手持叩诊锤叩击该侧跟腱	踝关节跖屈	腓肠肌	坐骨神经	S1～S2

2.临床意义

（1）深反射减弱或消失表示反射弧抑制或中断。

（2）深反射亢进通常由上运动神经元病变所致，如锥体束病损致脊髓反射弧的抑制释放。

（3）深反射对称性改变不一定是神经系统病损所致，而不对称性改变（如一侧增强、减弱或消失）则是神经系统病损的重要体征。

（4）髌阵挛和踝阵挛是深反射亢进的表现，在锥体束损害时出现。①髌阵挛：患者仰卧，下肢伸直，医生用拇、食两指捏住其髌骨上缘，突然而迅速地向下方推动，髌骨发生连续节律性上下颤动。②踝阵挛：医生用一手托患者的腘窝，使其膝关节半屈曲，另一手握患者的足前部，迅速而突然地用力，使其足背屈，并用手持续压于足底，出现足部交替性屈伸动作。

（三）病理反射

病理反射指当中枢神经系统损害，主要是锥体束受损，对脊髓的抑制作用丧失而出现的异常反射

1. 常用病理反射检查 见表4-5。

表4-5 常用病理反射检查方法

名称	检查方法	表现
Hoffmann 征	患者前臂旋前，掌面向下，医生向其掌侧弹拨中指指甲	拇指和其他各指迅速屈曲
Babinski 征	医生以锐器在患者足底外侧缘，自后向前快速划过	跗趾背伸，其余足趾呈扇形分开
Chaddock 征	医生以锐器自患者外踝处由后向前快速划足背外侧	跗趾背伸
Oppenheim 征	医生以拇指沿患者胫骨前缘自上而下擦过	跗趾背伸
Rossolimo 征	医生快速叩击患者足跖的跖面	足趾跖屈
Gordon 征	医生用手挤压腓肠肌	跗趾背伸

2. 临床意义 ①病理反射表示皮质运动区或锥体束出现病损。② Babinski 征可在1岁以下的婴儿、深睡或昏迷状态者出现，往往为双侧性，也可在末梢神经疾病等情况下出现。③ Hoffmann 征偶见于正常人，无病理意义，仅在反应强烈或双侧明显不对称时才具有临床意义。④当一侧病理征阳性，伴有深反射亢进、浅反射减弱或消失时，提示锥体束或皮质运动区受损。⑤病理反射阴性，而深、浅反射均减弱或消失时，常提示周围神经病损或肌病。⑥病理反射阴性，深反射正常，浅反射活跃，常提示神经功能性障碍。

第四节　肢体长度、周径测量及轴线测定

一、肢体长度测量

肢体长度测量是指将肢体放在对称位置，以骨性标志为基点进行测量。如肢体挛缩

不能伸直可分段测量，测量下肢时应先将骨盆摆正。

1. 躯干长度 头顶至尾骨端（图 4-12）。

2. 上肢长度 肩峰至桡骨茎突尖（图 4-13）或中指尖。①上臂的长度：肩峰至肱骨外髁。②前臂长度：尺骨鹰嘴至桡骨茎突尖。

3. 下肢长度 髂前上棘至内踝尖（图 4-14）。①股骨长度：大转子顶点至外侧膝关节缝。②胫骨长度：内侧膝关节缝至内踝尖。③腓骨长度：腓骨小头至外踝。

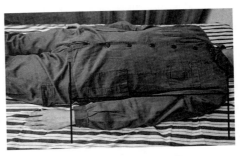

图 4-13　上肢长度测量

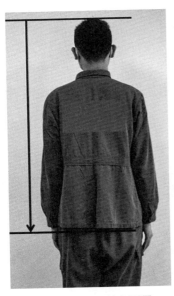

图 4-12　躯干长度测量

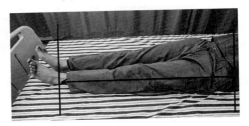

图 4-14　下肢长度测量

二、周径测量

周径测量要求两侧肢体取相对应的同一水平测量比较，若有肌萎缩或肿胀应选择表现最为明显的平面测量，并观察其随时间推移的变化情况。

三、轴线测定

正常人站立时背面经枕骨粗隆的垂线通过颈、胸、腰、骶椎棘突及两下肢间。前臂旋前位伸肘时上肢是一直线，旋后位即呈 10°～15° 的肘外翻。下肢伸直时髂前上棘与第 1、2 趾的连线经过髌骨中心前方。

四、畸形疾患的测量

1. 肘内翻或肘外翻 上肢伸直，前臂旋后位测量上臂与前臂所成的角度。

2. 膝内翻 两内踝并拢，测量两膝间的距离。

3. 膝外翻 两股骨内侧髁并拢，测量两内侧髁之间的距离。

第五节 关节活动范围测量

一、颈部活动度

1.中立位：面向前，眼平视，下颌内收。

2.前屈 35°～45°，后伸 35°～45°（图 4-15）；左右侧屈各 45°（图 4-16）；左右旋转各 60°～80°（图 4-17）。

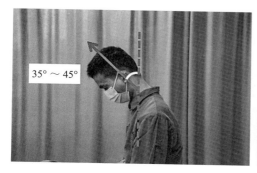
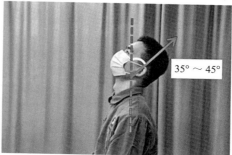

图 4-15 颈部前屈与后伸活动度

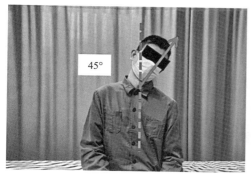
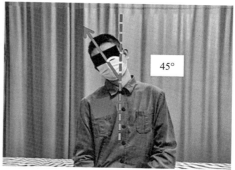

图 4-16 颈部左右侧屈活动度

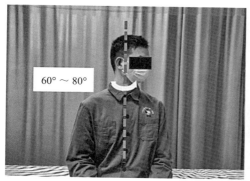
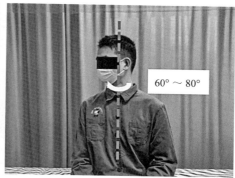

图 4-17 颈部左右旋转活动度

二、腰部活动度

1. 腰椎中立位不易确定。

2. 前屈测量数值不易准确，患者直立，向前弯腰，正常时中指尖可达足面，腰椎呈弧形，一般称之为 90°；后伸 30°；侧屈左右各 30°；侧旋即固定骨盆后脊柱左右旋转的程度，应依据旋转后两肩连线与骨盆横径所成角度计算，正常为 30°（图 4-18）。

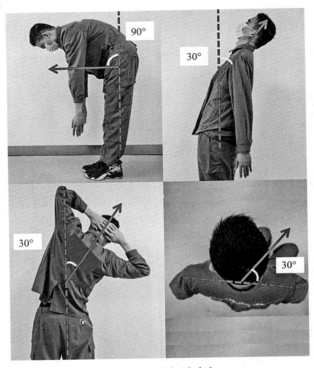

图 4-18　腰部活动度

三、肩关节活动度

1. 屈曲　0°～180°（图 4-19）。①开始位置：仰卧位；臂位于躯干侧方，手心朝下。②量角器摆放：轴心位于关节侧方肩峰下方；固定臂平行于躯干腋中线；活动臂平行于肱骨中线。③避免连带动作：弓背，转动躯干。

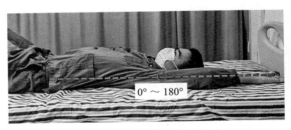

图 4-19　肩关节屈曲活动度

2. 伸展 0°～60°（图4-20）。①开始位置：俯卧位；臂位于躯干两侧且手心向上握拳。②量角器摆放：轴心位于关节侧方肩峰下方；固定臂平行于躯干腋中线；活动臂平行于肱骨中线。③避免连带动作：肩抬离台面；转动躯干。

3. 外展 0°～180°（图4-21）。①开始位置：坐位，上肢放在身体两侧。②必须向外侧最大限度地旋转肩关节进行测量。③量角器摆放：轴心位于肩关节前面，并与肩峰成一直线；固定臂平行于躯干中线；活动臂平行于肱骨中线。④避免连带动作：躯干向侧方运动；转动躯干。

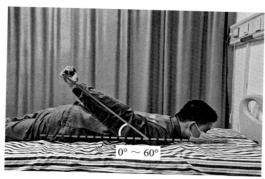

图4-20 肩关节伸展活动度

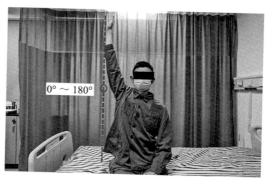

图4-21 肩关节外展活动度

4. 内旋 0°～70°（图4-22）。①开始位置：仰卧位；臂外展至90°；肘关节屈曲90°，且手心向下握拳，前臂垂直于地面。②量角器摆放：轴心通过肱骨的垂直轴；固定臂垂直于地面；活动臂平行于前臂中心。③避免连带动作：伸展肩关节；旋转躯干；改变肩肘关节初始角度。

5. 外旋 0°～90°（图4-23）。①开始位置：仰卧位；臂外展至90°；肘关节屈曲90°，且手心向下握拳，前臂垂直于地面。②量角器摆放：同肩关节内旋。③避免连带动作：弓臂转躯干；改变肩、肘关节角度。

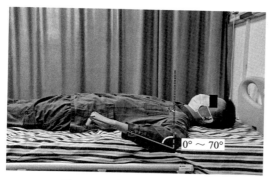

图4-22 肩关节内旋活动度

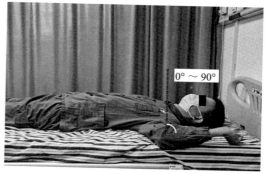

图4-23 肩关节外旋活动度

6. 水平屈曲及水平伸展 水平屈曲0°～135°，水平伸展0°～30°（图4-24）。①开始位置：坐位，肩关节90°外展，肘伸展，掌心向下。②量角器摆放：固定臂通过肩峰的冠状轴线；移动臂通过肩峰的冠状轴线。

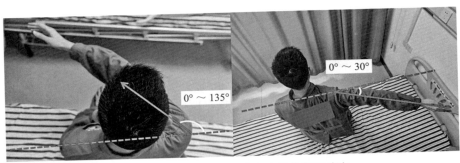

图 4-24　肩关节水平屈曲及水平伸展活动度

四、肘关节活动度

1. 屈曲　0°～150°（图 4-25）。①开始位置：仰卧位，臂位于躯干两侧且肘关节伸直。手心向上握拳状。②量角器摆放：轴心位于关节侧方并通过肱骨外上髁；固定臂平行于肱骨中线；活动臂平行于前臂中线。

2. 伸展　0°～10°（图 4-26）。具体测量方法同肘屈曲。

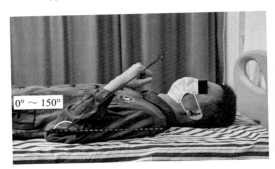

图 4-25　肘关节屈曲活动度

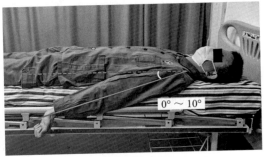

图 4-26　肘关节伸展活动度

3. 旋前　0°～80°（图 4-27）。①开始位置：坐位或站立位，臂位于躯干侧方，肘紧靠躯干；肘关节弯曲成 90°；前臂中立位时手心向内侧；腕关节中立位呈握铅笔状。②量角器摆放：轴心通过前臂纵轴；固定臂平行于肱骨中线；活动臂平行于所握铅笔（拇指侧）。③避免连带动作：旋转躯干；活动臂部；改变肘关节角度；腕关节成角。

4. 旋后　0°～80°（图 4-28）。具体测量方法同肘关节旋前。

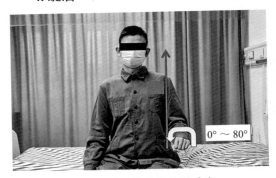

图 4-27　肘关节旋前活动度

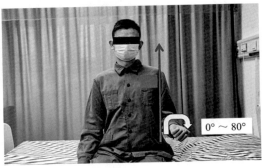

图 4-28　肘关节旋后活动度

五、腕关节活动度

1. 掌屈　0°～80°（图 4–29）。①开始位置：屈肘，前臂及肘关节呈中立位。②量角器摆放：轴心位于腕关节背侧（与第 3 掌骨成一线）；固定臂紧贴前臂背侧中线；活动臂紧贴手背正中。

2. 背伸　0°～70°（图 4–30）。测量方法同腕关节掌屈。

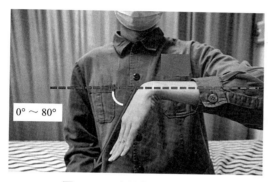

图 4–29　腕关节掌屈活动度

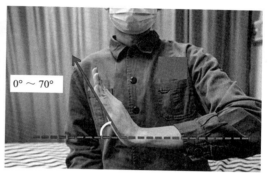

图 4–30　腕关节背伸活动度

3. 桡屈　0°～20°（图 4–31）。①开始位置：前臂掌心朝向胸部，腕关节处于中立位。②量角器摆放：轴心位于腕关节背面腕骨的中点；固定臂位于前臂的中线；活动臂位于第 3 掌骨。

4. 尺屈　0°～30°（图 4–32）。具体测量方法见腕关节桡屈。

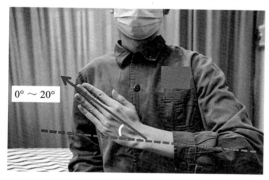

图 4–31　腕关节桡屈活动度

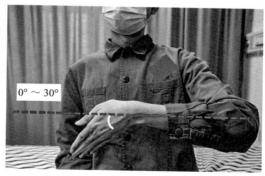

图 4–32　腕关节尺屈活动度

六、髋关节活动度

1. 伸展　0°～30°。①开始位置：侧卧；下面的腿稍弯曲以获得支撑。②测量方法：矢状面画一条髂前上棘与髂后上棘的连线（B—A），再画一条与之对应垂线至股骨大转子（C—D）。③量角器摆放：轴心位于股骨大转子（D）；固定臂位于垂线（C—D）；活动臂位于股骨干（图 4–33）。

2. 前屈　0°～120°。①开始位置：仰卧（可以轻微屈膝以获支持）。②重新定位大转子并重画 C—D 线。③量角器摆放：同髋关节伸展（图 4-34）。

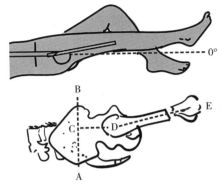

图 4-33　髋关节伸展活动度

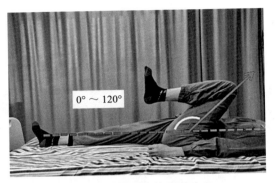

图 4-34　髋关节前屈活动度

3. 外展　0°～45°（图 4-35）。①开始位置：侧卧。②量角器摆放：轴心位于大转子；固定臂垂直于地面；活动臂平行于股骨干。

4. 内收　0°～30°（图 4-36）。①开始位置：仰卧，大腿伸直并取中立位。②量角器摆放：轴心位于髋关节上；固定臂平行于双侧髂前上棘之连线；活动臂沿股骨干。

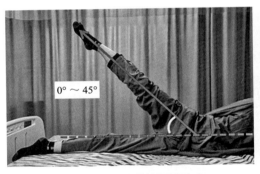

图 4-35　髋关节外展活动度

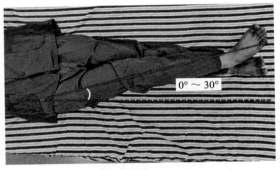

图 4-36　髋关节内收活动度

七、膝关节活动度

1. 内旋　0°～45°（图 4-37）。①开始位置：坐位、俯卧或仰卧，屈膝 90°。②量角器摆放：轴心通过股骨长轴；固定臂平行于台面；活动臂平行于小腿。③避免连带动作：旋转躯干；股部抬离台面。

2. 外旋　0°～35°（图 4-38）。①开始位置：坐位，屈膝 90°。②量角器摆放：同膝关节内旋。

3. 屈曲　0°～135°（图 4-39）。①开始位置：俯卧。②量角器摆放：轴心通过膝关节；固定臂沿股中部；活动臂沿腓骨。

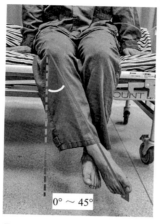
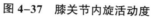

图 4-37　膝关节内旋活动度

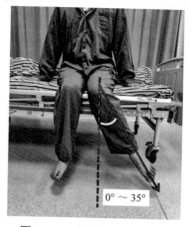

图 4-38　膝关节外旋活动度

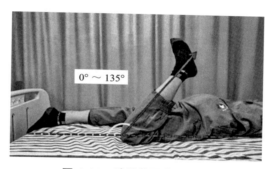

图 4-39　膝关节屈曲活动度

八、踝关节活动度

1. 背伸　0° ～ 20°。①开始位置：坐位，屈膝 90°，足与腿呈 90°。②量角器摆放：轴心紧靠足底；固定臂沿腓骨；活动臂沿第 5 跖骨（图 4-40）。

2. 跖屈　0° ～ 50°。测量方法同踝关节背伸（图 4-41）。

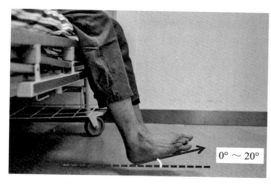

图 4-40　踝关节背伸活动度

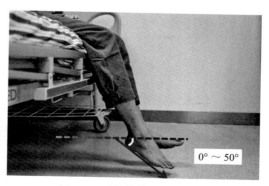

图 4-41　踝关节跖屈活动度

九、指关节活动度

1. 第 1 掌指关节屈曲　0°～60°。①开始位置：肘轻微屈曲，手掌向上，伸五指。②量角器摆放：轴心位于第 1 掌指关节侧方；固定臂平行于第 1 掌骨中线；活动臂平行于近节指骨中线（图 4-42）。

2. 第 2、3、4 掌指关节屈曲　0°～90°。①开始位置：屈肘，手掌向下，腕关节呈中立位。②量角器摆放：轴心位于掌指关节背侧的中点；固定臂位于第 1 掌骨背侧的中线；活动臂位于近侧指骨的中线（图 4-43）。

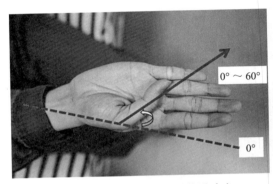
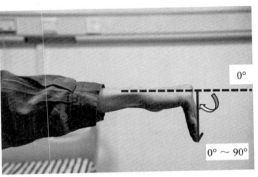

图 4-42　第 1 掌指关节屈曲活动度　　　图 4-43　第 2、3、4 掌指关节屈曲活动度

3. 第 1 指间关节屈曲　0°～90°。①开始位置：屈肘，前臂掌面向上，指间关节伸直。②量角器摆放：轴心位于指间关节的侧方；固定臂平行于近节指骨中线；活动臂平行于远侧指间关节中线。

4. 第 2、3、4 指间关节屈曲　0°～130°。①开始位置：屈肘，前臂掌面向下，指间关节伸直。②量角器摆放：轴心位于对应指间关节背面；固定臂位于对应远侧指间关节背侧中线；活动臂位于对应近侧指骨的背侧中线（图 4-44）。

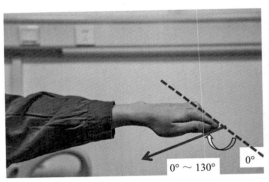

图 4-44　第 2、3、4 指间关节屈曲活动度

第五章 骨科常用手术器械及使用方法 ▷▷▷▷

1. 咬骨钳（图 5-1） 又称鹰嘴咬骨钳，头端较尖较小，用于咬除死骨或修整骨残端。

2. 双关节咬骨钳（图 5-2） 用于咬除椎板及椎体后部附件等较大的骨组织。

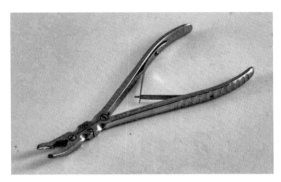 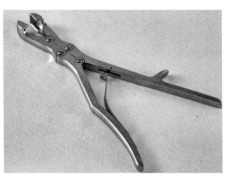

图 5-1 咬骨钳　　　　　　　　　　　图 5-2 双关节咬骨钳

3. 椎板咬骨钳（图 5-3） 用于咬除椎板，一般在椎管减压时使用。

4. 髓核钳（图 5-4） 用于颈、胸、腰椎手术时摘除椎间盘。

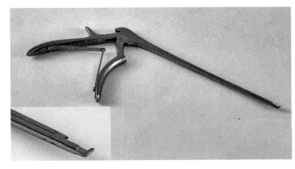 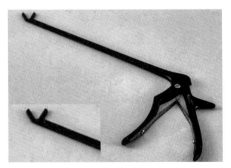

图 5-3 椎板咬骨钳　　　　　　　　　图 5-4 髓核钳

5. 骨剪（图 5-5） 用于剪断或修剪骨组织。

6. 组织剪（图 5-6） 用于剪切软骨组织。

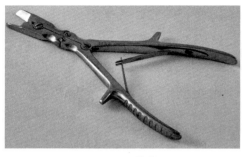

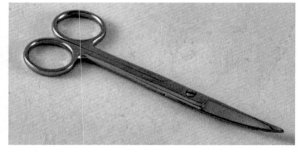

图 5-5　骨剪

图 5-6　组织剪

7. 骨锤（图 5-7）　用于协助骨刀/骨凿及物体的植入与取出，有 450g、270g、100g 共 3 种规格，骨科常用 450g 骨锤。

8. 骨凿　用于锉磨、修正骨残端，分为平凿（图 5-8）、圆凿、铲凿等。

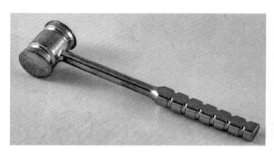

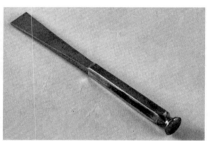

图 5-7　骨锤

图 5-8　骨凿

9. 骨锉（图 5-9）　用于锉削和修整骨组织，使其平滑。

10. 骨刮勺（图 5-10）　用于刮除组织，如病骨、椎间盘、肉芽组织等，分为直、弯两型，有大、小、锐、钝之分。

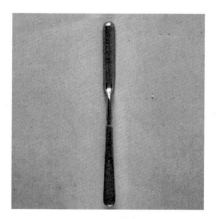

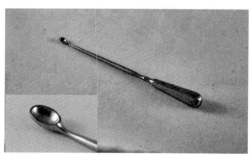

图 5-9　骨锉

图 5-10　骨刮勺

11. 骨膜剥离子（图 5-11） 用于分离骨膜。

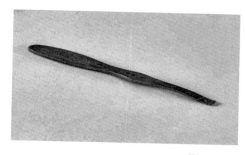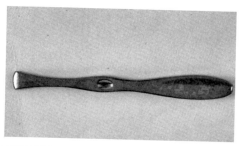

图 5-11 骨膜剥离子

12. 骨撬板（图 5-12） 用于撬拨、支撑手术部位骨骼。
13. 骨牵开器（图 5-13） 用于牵开、显露骨骼。

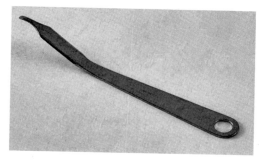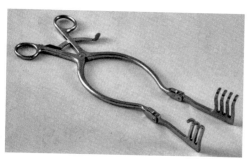

图 5-12 骨撬板　　　　　　　　　　图 5-13 骨牵开器

14. 复位钳（图 5-14） 用于暂时固定骨折断端，使其复位。
15. 骨固定器（图 5-15） 用于固定复位骨组织。

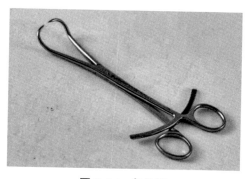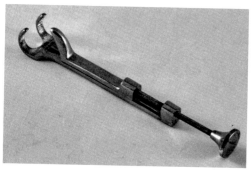

图 5-14 复位钳　　　　　　　　　　图 5-15 骨固定器

16. 钢丝剪（图 5-16） 用于剪断钢针、钢丝或接骨螺钉。
17. 膝关节拉钩（图 5-17） 牵拉膝关节，显露膝部手术部位。

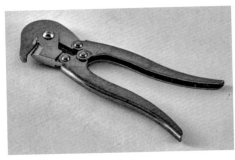

图 5-16　钢丝剪

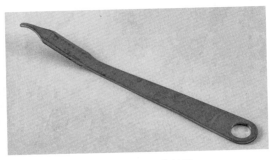

图 5-17　膝关节拉钩

18. 鞋形骨撬板（图 5-18） 用于支撑手术部位骨骼。

19. 克氏针（图 5-19） 用于短小骨折或撕脱骨折等用力不大的骨折固定。

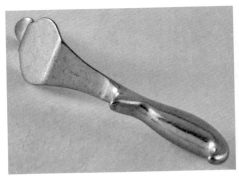

图 5-18　鞋形骨撬板

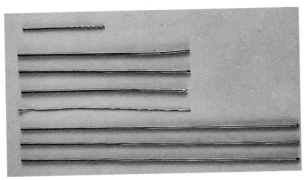

图 5-19　克氏针

20. 峨眉凿（图 5-20） 用于锉磨、修正骨残端。

21. 老虎钳（图 5-21） 用于切断牵引针或钢丝。

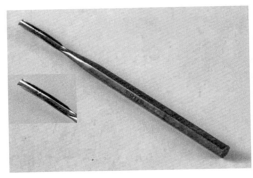

图 5-20　峨眉凿

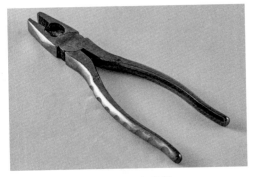

图 5-21　老虎钳

22. 刀柄（图 5-22） 用于安装手术刀片。

23. 巾钳（图 5-23） 用于夹持海绵、脱脂棉球或纱布吸取创口流出的血液或脓液。

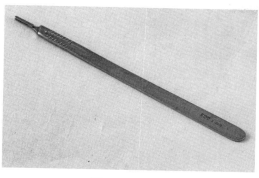

图 5-22　刀柄

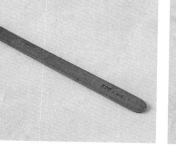

图 5-23　巾钳

24. 弯血管钳（图 5-24） 用于钳夹深层组织出血点，分离皮下组织和肌肉等。

25. 直血管钳（图 5-25） 用于止血、夹取与分离组织。

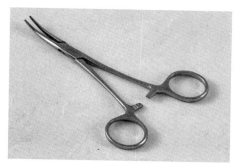

图 5-24　弯血管钳

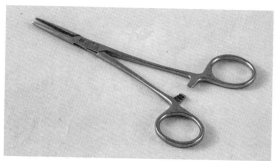

图 5-25　直血管钳

26. 持针钳（图 5-26） 用于夹持缝合针，缝合组织，有直、弯、长、短之分，一般情况下多用直钳，特殊部位的缝合如心脏等可用弯钳，以适应缝合角度。

27. 组织镊（图 5-27） 用于夹持组织。

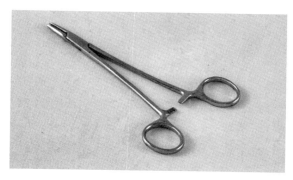

图 5-26　持针钳

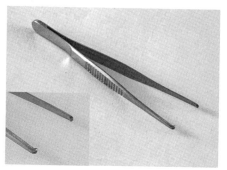

图 5-27　组织镊

28. 精细无齿镊（图 5-28） 用于辅助皮肤缝合。

29. S 拉钩（图 5-29） 分为大、中、小 3 种，用于深部切口的牵开显露。

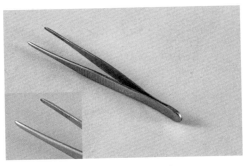
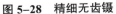

图 5-28　精细无齿镊

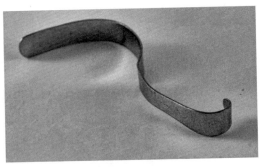

图 5-29　S 拉钩

30. 一字螺丝批（图 5-30） 用于旋转一字形金属接骨螺钉。

31. 十字螺丝批（5-31） 用于旋转十字形金属接骨螺钉。

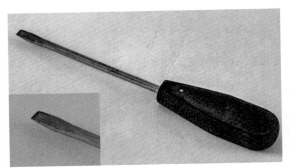

图 5-30　一字螺丝批

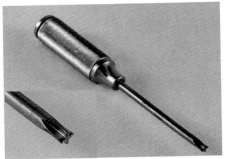

图 5-31　十字螺丝批

32. 剪刀（图 5-32） 用于剪切组织或缝线。

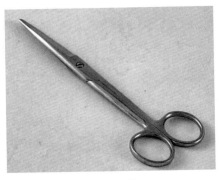

图 5-32　剪刀

第六章　骨科基本技术 ▷▷▷▷

第一节　石膏固定技术

石膏固定是骨伤科外固定方法之一。医用石膏是天然的硫酸钙石，经过粉碎、加热、脱水而形成的非结晶的粉末。将这种石膏粉末与吸水纱布制成的石膏绷带（图6-1），在温水中浸泡，缠绕于肢体，干燥后即变成坚硬的固体，达到塑形、固定的目的。石膏绷带主要分为石膏托、石膏夹板、石膏管型。

石膏绷带固定的优点：根据肢体塑形，固定作用确实可靠，可维持很长时间。

石膏绷带固定的缺点：无弹性，不能调节松紧度；固定范围大，无法关节锻炼，易导致关节僵硬。

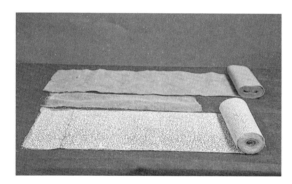

图 6-1　石膏绷带

【适应证】

1. 上肢、小腿以下部位的骨折。

2. 关节脱位。

3. 开放性骨折清创缝合术后。

4. 某些骨折内固定术后的辅助治疗。

5. 畸形校正后维持位置，如踇外翻。

6. 韧带、血管、神经及肌腱吻合术后。

7. 骨与关节急慢性炎症、结核。

8. 皮瓣修复术后。

【禁忌证】

1. 确诊或可疑伤口有厌氧菌感染者。

2. 进行性浮肿者。

3. 全身情况恶劣，如休克者。

4. 严重心、肺、肝、肾等疾病患者，孕妇，进行性腹水患者，禁用大型石膏。

5. 新生儿、婴幼儿不宜长期石膏固定。

【操作】

（一）材料准备

石膏工作台、石膏绷带、衬垫、胶布、纱布绷带、水桶（盆）、石膏剪等。

为了保护骨隆突部的皮肤和其他软组织不受压致伤，石膏固定前必须先放好衬垫。常用的衬垫有绵纸、棉垫、棉花等。根据衬垫的多少，可分为有衬垫石膏和无衬垫石膏。有衬垫石膏衬垫较多，即将整个肢体先用棉花或绵纸自上而下全部包好，然后外面包石膏绷带。有衬垫石膏，患者体感较为舒适，缺点为固定效果略差，多用在手术后固定使用。无衬垫石膏，也需在骨突处放置衬垫，其他部位不放。无衬垫石膏固定效果较好，石膏绷带直接与皮肤接触，较服帖，其缺点是骨折后因肢体肿胀，容易影响血液循环或压伤皮肤。

（二）固定体位

将患肢置于功能位（或特殊要求体位），也可借助相应的器具，如牵引架、石膏床等，或有专人扶持，将患肢置于功能位（或特殊要求体位）。主要部位固定体位如下。

1. 手腕与关节　①拇指对掌位。②拇指和其他手指成对掌位。③整个手的功能位，即掌指关节轻度屈曲，手指分开，各指间关节稍许弯曲，拇指内旋正对食指，呈握球姿势。掌指关节 140°，近指间关节 130°，远指间关节 150°。④腕关节背伸 15°～ 30°，向尺侧偏斜约 10°（在桡骨下端骨折有移位时），如执笔姿势；前臂呈中立位。

2. 肘关节　屈曲 90°，前臂中立位。

3. 肩关节　上臂外展 45°～ 0°，肩关节前屈 30°、外旋 15°，肘关节屈 90°；前臂轻度旋前，使拇指尖对准患者鼻尖，石膏包扎后称"肩人字石膏"。

4. 踝关节　中立位，足背伸 90°，与小腿成直角。

5. 膝关节　屈曲 10°～ 15°，幼童可伸直位。

6. 髋关节　根据性别、年龄、职业不同稍有变动，一般外展 15°～ 20°，屈曲 10°～ 15°，外旋 5°，石膏包扎后称"髋人字形石膏"。

（三）制作石膏条

在包扎石膏绷带时，先做石膏条，放在患肢特定的部位，加强石膏绷带某些部分的强度。将石膏绷带卷平放在 30 ～ 40℃温水桶内，待气泡出净后取出，以手握其两端，挤去多余水分，然后迅速放在桌面上或平板上，按所需要的长度和宽度，往返折叠 6 ～ 8 层，每层石膏绷带间必须抹平，切勿形成皱褶。

注意石膏在水中不可浸泡过久，或从水中取出后放置时间过长，因耽搁时间过长，石膏很快硬固，如勉强使用，各层石膏绷带将不能互相凝固成为一个整体，因而影响固定效果。

也可不用石膏条，在包扎过程中，可在石膏容易折断处或需加强部，按肢体的纵轴方向，往返折叠数层，以加强石膏的坚固性。

（四）包扎石膏绷带

这里主要介绍石膏托及石膏管型的制作和包扎方法。

1. 石膏托的制作和包扎　将石膏托置于需要固定的部位，如关节部位，为避免石膏皱褶，可将其横向剪开一半或 1/3，呈重叠状，而后迅速用手掌将石膏托抹平，使其紧贴皮肤。对单纯石膏托固定者，按体形加以塑形。内层为石膏绷带包扎，外层则是使用干纱布绷带包扎。包扎时一般先在肢体近端缠绕两层，然后再一圈压一圈地依序达肢体的远端。关节弯曲部注意勿包扎过紧，必要时应横向将绷带剪开适当宽度，以防边缘处的条索状绷带造成压迫。对需双石膏托固定者，依前法再做一石膏托，置于前者相对的部位，然后用纱布绷带缠绕二者之外。

2. 石膏管型的制作和包扎　使用石膏绷带环绕包缠患肢，则成管型石膏。一般采取滚动方式由肢体的近端向远端缠绕，切勿拉紧绷带，以免造成肢体血液循环障碍。必须保持石膏绷带的平整，在缠绕的过程中，切勿形成皱褶，尤其在缠绕开始前的第一、第二层更应注意。由于肢体的上下粗细不等，当需向上或向下包绕绷带时，要提起绷带的松弛部并向肢体的后方折叠，不可翻转绷带。操作要迅捷、精确，双手配合，即一手缠绕石膏绷带，另一只手朝相反方向抹平，使每层石膏紧密贴合，不留空隙。石膏的上下边缘及关节部要适当加厚，以增强其固定作用。石膏厚度以不致折裂为原则，一般应为 8～12 层。最后将石膏绷带表面抹光，并按肢体的外形或骨折复位的要求加以塑形。因石膏易于成型，具有时效性，必须在成型前数分钟内完成，否则不仅达不到固定和治疗的目的，反而易使石膏损坏。对超过固定范围部分和影响关节活动的部分（不需固定关节），应加以修削。边缘处如石膏嵌压过紧，可将内层石膏托起，并适当切开。对髋人字形石膏、蛙式石膏，应在会阴部留有较大空隙。最后用色笔在石膏显著位置标记诊断及日期。有创面者应将创面的位置标明，以备开窗。

【注意事项】

1. 石膏定型后，可用吹风机吹干或其他办法烘干。

2. 石膏未干前需要搬动患者时，注意勿使石膏折断或变形，常用手托起石膏，勿用手指捏压，回病房后必须用软枕垫好。

3. 抬高患肢，注意有无受压症状，随时观察指（趾）血运、皮肤颜色、温度、肿胀、感觉及运动情况。如果有变化，立即将管型石膏纵向切开。待病情好转后，再用浸湿的纱布绷带自上而下包缠，使绷带与石膏粘在一起，如此石膏干后仍具有固定力。

4. 手术后或有伤口的患者，如发现石膏被血或脓液浸透，应及时处理。

5. 注意冷暖。寒冷季节注意对外露的肢体进行保温；炎热季节，对包扎大型石膏的患者，要注意通风，防止中暑。

6. 注意保持石膏清洁，勿被尿、便等浸湿污染。翻身或改变体位时，应保护石膏原形，避免折裂变形。

7. 如因肿胀消退或肌肉萎缩致使石膏松动者，应立即更换石膏。

8. 患者未下床前，须帮助其翻身，并指导患者做石膏内的肌肉收缩活动；情况允许时，鼓励患者下床活动。

9. 注意畸形矫正。骨折或因畸形做截骨术的患者，X 线复查发现虽然骨折或截骨处对位尚好，但仍有成角畸形时，可纠正成角畸形。在成角畸形部位的凹面横行切断石膏周径的 2/3，以石膏凸面为支点，将肢体的远侧段向凸面方向反折即可。然后用木块或石膏绷带条填塞石膏之裂隙中，再以石膏绷带固定。

第二节　牵引技术

牵引技术是通过牵引装置，利用垂悬的重量为牵引力，身体重量为反牵引力，以缓解肌肉紧张和强烈收缩，整复骨折、脱位，预防和矫正软组织挛缩，以及对某些疾病术前组织松解和术后制动的一种治疗方法，多用于四肢和脊柱。

牵引技术有皮肤牵引、骨牵引及布带牵引等，临床根据患者的年龄、体质、骨折的部位和类型、肌肉发达的程度和软组织损伤情况等因素的差异，分别选用。根据缩短移位程度和患者体质而确定牵引重量，应根据患者情况随时调整牵引，牵引的重量不宜太过或不及。牵引力太重，易使骨折端发生分离，形成骨折迟缓愈合和不愈合；牵引力不足，则达不到复位固定的目的。

一、皮肤牵引

通过对皮肤的牵拉使牵引力最终达到患处，并使其复位、固定的技术，称皮肤牵引（图 6-2）。其优点是对患肢基本无损伤，疼痛少，无穿针感染之危险。但由于皮肤本身所承受力量有限，且皮肤对胶布黏着不持久，故其适应范围有一定的局限性。

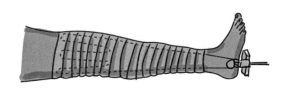

图 6-2　皮肤牵引

【适应证】

骨折需要持续牵引，但又不需要强力牵引或不适于骨牵引、布带牵引者，如小儿股骨干骨折、小儿轻度关节挛缩症、老年股骨转子间骨折及肱骨髁上骨折因肿胀严重或有水疱不能即刻复位者。

【禁忌证】

皮肤对胶布过敏者；皮肤有损伤或炎症者；肢体有血液循环障碍者，如静脉曲张、慢性溃疡、血管硬化及栓塞等；骨折严重错位需要强力牵引方能矫正移位者。

【操作】

1. 按肢体粗细和长度，将胶布剪成适宜宽度（一般与扩张板宽度一致），并撕成长条，其长度应根据骨折平面而定，即骨折线以下肢体长度与扩张板长度两倍之和。

2. 将扩张板贴于胶布中央，但应稍偏内侧 2～3cm，并在扩张板中央孔处将胶布钻孔，穿入牵引绳，于扩张板之内侧面打结，防止牵引绳滑脱。

3. 防止胶布粘卷。医生将胶布两端按三等分或两等分撕成叉状，其长度为一侧胶布全长的 1/3～1/2。

4. 在助手的协助下，骨突处放置纱布，医生先持胶布较长的一端平整地贴于大腿或小腿外侧，并使扩张板与足底保持两横指的距离，然后将胶布的另一端贴于内侧。注意两端长度一致，以保证扩张板处于水平位置。

5. 用绷带缠绕，将胶布平整地固定于肢体上。注意绷带缠绕勿过紧，以防影响血液循环。

6. 将肢体置于牵引架上，根据骨折对位要求调整滑车的位置及牵引方向。

7. 腘窝及跟腱处应垫棉垫，切勿悬空。

8. 牵引重量根据骨折类型、移位程度及肌肉发达情况而定。儿童宜轻，成人宜重，但不能超过 5kg。

【注意事项】

及时检查牵引重量是否合适，过轻无牵引作用，过重则胶布易滑脱或皮肤出现水疱。注意有无皮炎发生，特别是小儿皮肤柔嫩，对胶布反应较大，若有不良反应，应及时停止牵引。注意胶布和绷带是否脱落，滑脱者应及时更换。特别注意检查患肢血运及足趾（指）活动情况。

二、骨牵引

骨牵引又称直接牵引，系利用钢针或牵引钳穿过骨质，使牵引力直接通过骨质而抵达损伤部位，并起到复位、固定与休息的作用。

优点：可以承受较大的牵引重量，阻力较小；可以缓解肌肉紧张，纠正骨折重叠或关节脱位造成的畸形；牵引后便于检查患肢；牵引力可以适当增加，不致引起皮肤水疱、压迫性坏死或循环障碍；配合夹板固定，在保持骨折端不移位的情况下，可以加强患肢功能锻炼，防止关节僵直、肌肉萎缩，以促进骨折愈合。

缺点：钢针直接通过皮肤穿入骨质，如果消毒不严格或护理不当，易导致进针处感染；穿针部位不当易损伤关节囊或神经、血管；儿童采用骨牵引容易损伤骨骺。

【适应证】

1. 成人肌力较强部位的骨折。

2. 不稳定性骨折、开放性骨折。

3. 骨盆骨折、髋臼骨折及髋关节中心脱位。

4. 学龄儿童股骨不稳定性骨折。

5. 颈椎骨折与脱位。

6. 无法实施皮肤牵引的短小管状骨骨折，如掌骨、指（趾）骨骨折。

7. 手术前准备，如人工股骨头置换术等。

8. 关节挛缩畸形者。

9. 其他需要牵引治疗而又不适于皮肤牵引者。

【禁忌证】

1. 牵引处有炎症或开放创伤污染严重者。

2. 牵引局部骨骼有病变及严重骨质疏松者。

3. 牵引局部需要切开复位者。

【操作】

1. 颅骨牵引（图 6-3） 适用于颈椎骨折脱位。患者仰卧，头下枕一沙袋，剃光头发，用肥皂及清水洗净，擦干，用甲紫在头顶正中画前后矢状线，分头顶为左右两半，再以两侧外耳孔为标记，经头顶画额状线，两线在头顶相交为中点。张开颅骨牵引弓两臂，使两臂的钉齿落于距中点两侧等距离的额状线上，该处即为颅骨钻孔部位。另一种方法是由两侧眉弓外缘

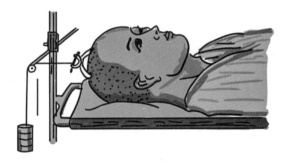

图 6-3　颅骨牵引

向颅顶画两条平行的矢状线，两线与上述额状线相交的左右两点，为钻孔的位置。以甲紫标记，常规消毒，铺无菌巾，局部麻醉后，用尖刀在两点处各做一长约 1cm 小横切口，深达骨膜，止血，用带安全隔板的钻头在颅骨表面斜向内侧约 45° 角，以手摇钻钻穿颅骨外板（成人约 4mm，儿童约 3mm），注意防止穿过颅骨内板伤及脑组织。然后将牵引弓两钉齿插入骨孔内，拧紧牵引弓螺丝钮，使牵引弓钉齿固定牢固。缝合切口并用酒精纱布覆盖伤口。牵引弓系牵引绳并通过滑车，抬高床头进行牵引。牵引重量：一般情况下，第 1～2 颈椎用 4kg，以后每增加一椎体，重量增加 1kg。复位后维持牵引重量一般为 3～4kg。为了防止牵引弓滑脱，于牵引后第 1～2 日，每天将牵引弓的螺丝加紧一扣。

2. 尺骨鹰嘴牵引（图 6-4） 适用于难以复位或肿胀严重的肱骨髁上骨折和肱骨髁间骨折、粉碎性肱骨下端骨折、移位严重的肱骨干大斜形骨折或开放性骨折。患者取仰卧位，屈肘 90°，前臂中立位，常规皮肤消毒、铺巾，在尺骨鹰嘴下 2cm、尺骨嵴旁一横指处，即为穿针部位，甲紫标记，局麻后，将克氏针自内向外刺入直达骨骼，注意避

开尺神经，然后转动手摇钻，将克氏针垂直钻入并穿出对侧皮肤，使外露克氏针两侧相等，以酒精纱布覆盖针眼处，安装牵引弓进行牵引。儿童患者可用大号巾钳代替克氏针直接牵引。牵引重量一般为 2 ～ 4kg。

3. 股骨髁上牵引（图 6-5）　适用于股骨干骨折、股骨粗隆间骨折、髋关节脱位、骶髂关节脱位、骨盆骨折向上移位或髋关节手术前需要松解粘连者。患者仰卧位，伤肢置于牵引架上，使膝关节屈曲 40°，常规消毒铺巾，局部麻醉后，在内收肌结节上 2cm 处标记穿针部位，此点在股骨髁上前后之中点。向上拉紧皮肤，以克氏针穿入皮肤，直达骨质。掌握骨钻进针方向，缓慢转动手摇钻，当穿过对侧骨皮质时，同样向上拉紧皮肤，以手指压迫针眼处周围皮肤，穿出钢针，使两侧钢针相等，酒精纱布覆盖针孔，安装牵引弓进行牵引。穿针时一定要从内向外进针，以免损伤神经和血管。穿针的方向应与股骨纵轴成直角，否则钢针两侧负重不平衡，易造成骨折断端成角畸形。牵引重量一般为体重的 1/6 ～ 1/8，维持量为 3 ～ 5kg。

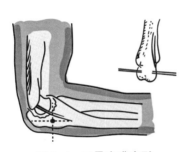 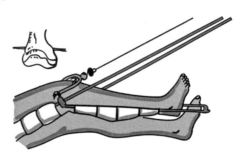

図 6-4　尺骨鹰嘴牵引　　　　　図 6-5　股骨髁上牵引

4. 胫骨结节牵引（图 6-6）　适用于股骨干骨折、伸直型股骨髁上骨折等。将患肢置于牵引架上，胫骨结节向后 1 ～ 1.5cm，在此点平面稍向远侧部位即为进针点。标记后消毒铺巾，局部浸润麻醉后，由外侧向内侧进针，以免伤及腓总神经。钢针穿出皮肤后，使两侧针距相等，酒精纱布保护针孔，安置牵引弓进行牵引。如用骨圆针做牵引时，必须用手摇钻穿针，禁用锤击，以免骨质劈裂。牵引重量为 7 ～ 8kg，维持量为 3 ～ 5kg。

5. 跟骨牵引（图 6-7）　适用于胫骨髁部骨折、胫腓骨不稳定性骨折、踝部粉碎性骨折、跟骨骨折向后上移位、膝关节屈曲挛缩畸形等。将伤肢置于牵引架上，小腿远端垫一沙袋使足跟抬高。助手一手握住前足，一手握住小腿下段，维持踝关节中立位。内踝尖与足跟后下缘连线的中点为穿针部位，或者内踝顶点下 3cm 处，再向后画 3cm 长的垂线，其顶点即是穿针处。以甲紫标记，常规消毒铺巾，局部麻醉后，医生以手摇钻将骨圆针自内侧钻入，直达骨质。注意穿针的方向，胫腓骨骨折时，针与踝关节面呈 15°，即进针处低，出针处高，有利于恢复胫骨的正常生理弧度。在此角度上旋转手摇钻，骨圆针缓慢贯通骨质，并穿出皮肤外，酒精纱布覆盖针孔，安装牵引弓进行牵引。成人跟骨牵引最好用骨圆针，因骨圆针较克氏针稳妥，不易破坏骨质。牵引重量为 3 ～ 5kg。

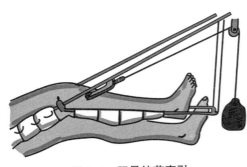

图 6-6　胫骨结节牵引

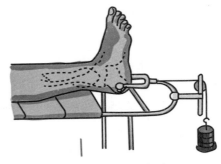

图 6-7　跟骨牵引

三、布带牵引

布带牵引是用厚布或皮革按局部体形制成各种兜托，托住患部，再用牵引绳通过滑轮连接兜托和重量砝码进行牵引。常用的有颌枕带牵引、骨盆悬吊牵引、骨盆牵引带牵引。

【适应证及操作】

1. 颌枕带牵引（图 6-8）

（1）适应证：无截瘫的颈椎骨折脱位、颈椎间盘突出症及颈椎病等。

（2）操作：目前使用的颌枕带一般为工厂加工成品，分为大、中、小号，也可自制，用两条布带按适当角度缝在一起，长端托住下颌，短端牵引枕后，两带之间再以横带固定，以防牵引带滑脱，布带两端以金属横梁撑开提起，并系牵引绳通过滑轮连接重量砝码进行牵引。牵引重量为 3 ～ 5kg。此法简便易行，便于更换，不需特别装置。但牵引重量不宜过大，否则影响张口进食，或因压迫产生溃疡，甚至滑脱至下颌部压迫颈部血管及气管，引起缺血窒息。

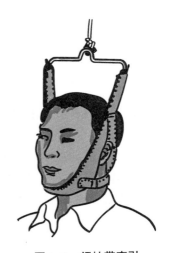

图 6-8　颌枕带牵引

2. 骨盆悬吊牵引（图 6-9）

（1）适应证：耻骨联合分离、骨盆环骨折分离、髂骨翼骨折向外移位、骶髂关节分离等。

（2）操作：布兜以长方形厚布制成，其两端各穿一木棍。患者仰卧位，用布兜托住骨盆，以牵引绳分别系住横棍之两端，通过滑轮进行牵引。牵引重量以能使臀部稍离开床面即可。一侧牵引重量为 3 ～ 5kg。

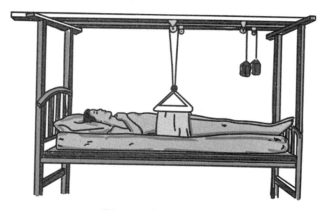

图 6-9　骨盆悬吊牵引

3. 骨盆牵引带牵引（图 6-10）

（1）适应证：腰椎间盘突出症、腰椎小关节紊乱症、急性腰扭伤等。

（2）操作：用两条牵引带，一条固定胸部，并系缚在床头，另一条固定骨盆。以两根牵引绳分别系于骨盆牵引带两侧扣眼，通过床滑轮进行牵引。一侧牵引重量为 5 ～ 15kg。

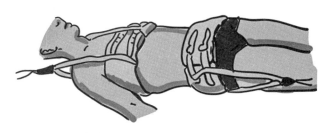

图 6-10　骨盆牵引带牵引

【注意事项】

1. 骨牵引装置安置完毕后将牵引针两端多余部分剪去，并套上小瓶，以防止针尖的损害。

2. 注意牵引针两侧有无阻挡，如有阻挡应及时调整，以免削弱牵引力。

3. 经常检查针眼处有无感染。为防止感染，隔日向针孔处滴 75% 酒精 2 ～ 3 滴。如感染明显又无法控制，应将牵引针拔出，并根据病情采用他法。

4. 注意牵引针有无滑动或将皮肤拉豁。此种情况多见于克氏针，应及时调整牵引弓或重新更换。

5. 注意肢体有无压迫性溃疡。

6. 鼓励患者及时进行肌肉运动练习和指（趾）功能锻炼。

7. 每天测量肢体长度并与健侧比较。在牵引最初数日，应及时进行 X 线透视或 X

线摄片，以便了解骨折对位情况，如对位不良，应相应调节牵引方向或重量。牵引重量应一次加到适当最大量，以矫正骨折重叠移位。如系关节挛缩可逐渐增加重量，但应注意肢体运动情况及有无血液循环障碍。

第三节　支具固定技术

支具是除小夹板、石膏、牵引、外固定器和软性套具以外，用于支撑人体部分躯干或肢体的一种具有一定硬度和支撑作用的器具，临时或长期用于人体躯干或四肢等部位外面，预防和矫正畸形，支撑身体，治疗或辅助患肢，以利于恢复、补偿及发挥患肢功能的器具，属于非创伤外固定方式的一种。例如：颈围和腰围、轮椅，以及支撑躯干的铝背心和 Milwaukee 支具等刚性支具。其作用主要包括固定病变部位，限制肢体和关节的异常活动，使关节保持稳定，对躯干或肢体进行支撑固定，恢复部分生活自理和工作能力，预防畸形发生或加重，补偿或加强截瘫或不全瘫肢体的部分功能，保护身体易受伤部位，限制关节的反常活动，有利于消除软组织肿胀和炎症，减免病变局部承重，促进病变愈合。

一、颈部支具固定

颈部支具主要由硬板或塑料加棉垫布料制成，相对固定，可避免颈部有过大范围的活动。

【适应证】

颈椎骨折、脱位，颈椎牵引治疗后，颈椎手术前后，颈椎间盘突出症，颈椎病。

【禁忌证】

开放性损伤，对支具材料过敏者；肢体有循环障碍者；骨折严重错位不稳定者。

【分类】

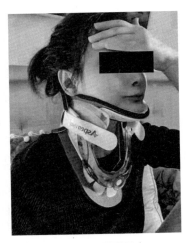

1. 颈围固定（图 6-11）　颈围又称颈托，具有制动和保护颈椎、减少神经磨损、减轻椎间关节创伤性反应的作用，适用于各型颈椎病、颈椎骨折固定、脱位复位等。

2. 胸枕颌支具 / 费城颈托固定　能够对下颈椎提供稳定的机械支撑，用于稳定性颈椎骨折的保守治疗。

3. 头颈胸支具固定（图 6-12）　用于寰枢椎、下颈椎及上胸椎的骨折保守治疗，能提供足够的稳定性，通常佩戴时间为 6 ～ 12 周。治疗期间需定期复查 X 线片。

图 6-11　颈围固定

4. 外支架固定 如 halo 架（图 6-13），为颈椎的外固定装置，属有创操作，可用于椎体骨折的闭合复位，维持稳定，但佩戴时间较长。

5. 石膏固定 如密涅瓦石膏背心，多用于儿童，为 halo 架的替代品，能为 C1～T3 骨折提供稳定的支撑保护。佩戴时间根据年龄和病情调整，为 4～12 周。

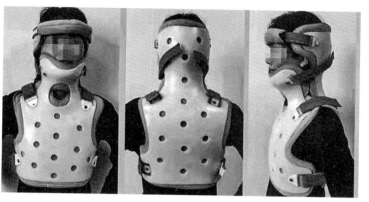

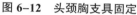

图 6-12 头颈胸支具固定

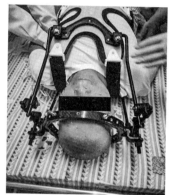

图 6-13 halo 架固定

【注意事项】

1. 严格按照要求佩戴，不能随意拆卸。
2. 根据自身需要选择合适的种类和尺寸。
3. 控制颈部支具佩戴时间，佩戴时间过长容易产生依赖且容易造成颈部肌肉废用性萎缩。

二、胸腰支具固定

胸腰支具主要有铝背心、夹克式支具、胸腰伸展支具和胸腰组合支具 4 种，主要用于下位胸椎与上位腰椎骨折或软组织损伤的治疗。

【适应证】

胸腰椎压缩骨折、胸腰椎结核、胸腰椎肿瘤术后、脊柱不稳、脊柱畸形的保守治疗。

【禁忌证】

开放性损伤，对支具材料过敏者；肢体有循环障碍者；骨折严重错位不稳定者。

【操作】

1. 佩戴方法 患者先取侧卧位，将支具后半部置于躯干后面；再取平卧位，将支具前半部置于胸腹部，使支具前后边缘在腋中线重叠，用固定带系紧。

2. 卸下方法 患者先取平卧位，按照与佩戴方法相反的顺序卸下。

3. 下床方法 从左侧下床时先将身体翻向左侧，左手顶床，右手撑床，双腿慢慢移到床下；从右侧下床时先将身体翻向右侧，右手顶床，左手撑床，双腿慢慢移到床下。

4. 上床方法 从左侧上床时身体坐在床左边，右手撑床，左手顶床，双腿慢慢移到床上；从右侧上床时身体坐在床右边，左手撑床，右手顶床，双腿慢慢移到床上。

【注意事项】

1. 支具必须在床上佩戴，将支具松紧度调节好后方可下床活动，上床后再将支具去除。

2. 除去支具后仰卧于床上，腰下垫薄枕（高 3～4cm），维持腰部的生理前凸；也可侧卧，在季肋部垫枕（高 3～6cm）以维持脊柱的正直，防止加大椎体的侧方压缩。

3. 佩戴支具的位置要准确，松紧要适度，与躯体紧密接触，过紧易出现压伤，过松则达不到固定目的。

4. 内衣需平整，不宜过紧，拆去扣子及其他附在衣物上的硬物，以免皮肤受压而发生破损。

5. 避免支具衬垫与皮肤直接接触。尽管支具已设置许多通气孔，透气性能较好，但吸汗性能差，故必须穿全棉内衣，以利于汗液吸收，增加舒适感。

6. 佩戴支具后只能从事一般活动，禁止剧烈活动或从事重体力劳动。

三、腰围固定

腰围是用布、帆布或皮革制成，夹层内装有数根纵行的塑料条、竹条、铝合金长条、钢片长条、小磁铁块或中药支条，以增加支撑强度（图6-14）。固定范围：前面上缘达剑突下 1.5cm，下缘至耻骨联合上缘上 1.5cm；后面上缘达肩胛下角，下缘包裹臀肌隆起部。腰围可增加腹内压，减少腰骶椎负荷，用以限制腰部和腰骶关节活动，保护腰部肌肉。

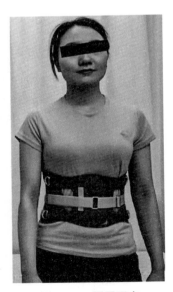

图 6-14　腰围固定

【适应证】

急性腰扭伤、腰肌筋膜炎、腰肌劳损及腰椎间盘摘除术后的腰部保护性治疗。辅助治疗腰椎间盘突出症，腰部肌肉、韧带和关节劳损等下腰痛疾病。

【禁忌证】

腰椎内固定术后，佩戴部位开放性损伤，肢体有循环障碍者；骨折严重错位不稳定者。

【操作】

患者仰卧位，屈膝，双肘及双足支撑抬起臀部，医生将腰围从患者的背部伸入，然后固定。松紧度以能伸入两指为宜。

【注意事项】

1. 患者经牵引或长期卧床等治疗后，应严格遵照医嘱佩戴腰围下床，以巩固治疗效果；而当病情减轻，症状消失后，则不应对腰围产生依赖，应及时取下腰围，加强自身腰背肌的锻炼，以自身肌肉力量加强对腰椎的支撑和保护作用。一般来说，佩戴腰围的时间为 4 ～ 6 周，不宜过长，最长不应超过 3 个月。患者应在休息或摘下腰围不痛时摘下腰围一段时间。

2. 选择腰围的规格应与患者体型相适应，一般上方至下肋弓，下方至髂嵴下，后方不宜过分前凸，前方也不宜束扎过紧，应保持腰椎良好的生理曲度。如腰围规格不符，不仅患者佩戴后会产生不适，而且起不到应有的作用。

3. 腰围对腰部活动的制动是有限的，因此，佩戴腰围活动时仍应注意对腰部的保护，避免弯腰等不良活动。

四、膝关节支具固定

可调式膝关节支具的固定系统一般采用轻型铝材，包裹系统一般采用透气布料，具有稳定与支持、固定功能，保护功能，助动功能，预防、矫正畸形功能，承重功能，允许膝关节有一定的活动度（0° ～ 20°），抑制膝关节过伸和给予足够的支撑，防止膝关节过度屈曲，提高膝关节控制能力。膝关节支具的使用常配合功能锻炼。

【适应证】

膝关节术后康复，膝关节软组织损伤的保守治疗，拆除石膏后的固定，稳定性骨折及膝关节韧带松弛等。

【禁忌证】

膝关节开放性损伤，骨折移位，膝关节挛缩固定，无法配合功能锻炼者。

【操作】

在患者膝关节伸直的状态下将支具放于其腿下，拉伸支具前、后部，按对应关系固定，此时髌骨和支具的半圆形切口部应对齐，以使膝关节感到舒适自然为宜，两侧的关节辅助支架必须对齐膝关节两侧的中心部分。注意调节好松紧度，以能伸入一指为宜。按需求将支具调整到所需角度，然后进行立位下的训练。

立位保持训练：医生在患侧辅助患者将重心控制在身体中线位置。

立位重心转移训练：医生在患侧辅助患者将重心由身体中线位置转移到患侧，并维持 6 秒，然后将重心移回身体中线位置，重复此训练。

立位跨步训练：医生在患侧辅助患者将重心转移到患侧，并保持住，再嘱其健侧下肢前后跨步，每组 5 个，然后回到起始姿势，重复此训练。

动作训练遵循由辅助到主动、由少到多、由易到难的原则。

【注意事项】

合理选择支具种类及型号，支具长短、粗细适中；不宜过紧过松，以免造成血运不畅及固定效果不佳；合理调整佩戴时间；行功能锻炼时以 30 分钟为一周期。

五、踝关节支具固定

踝关节支具具有保护支持、提供机械支撑、限制关节活动范围、刺激本体感觉及改善平衡等特性，可以固定整个踝关节；或抵抗内翻负荷，同时允许背伸、跖屈，并稳定踝关节；亦可用于无力或肿胀的踝关节，同时允许背伸、跖屈。

【适应证】

麻痹性（松弛性）足下垂，防止关节挛缩于畸形位；踝部血管神经、肌腱断裂吻合术后固定；踝部扭伤、韧带损伤；距下关节、踝关节结核、炎症等的固定止痛；稳定型胫腓骨远端骨折、足踝部骨折脱位等的复位后固定。

【禁忌证】

踝关节开放性损伤。

【分类】

1. 固定式踝关节支具（图6-15） 是由高强度聚丙烯制成，支具后侧坚实，足踝关节固定于功能位，限制足踝关节活动。

2. 可调角度踝关节支具（图 6-16） 支具踝后侧由半弹性塑料连接，足踝双侧有可调带孔支条增强。调节双侧支条，可固定踝关节于不同的跖屈、背伸位及足内翻、外翻位。因有双侧支条的加强，其固定稳定。

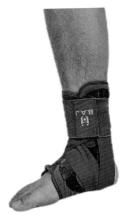

图 6-15　固定式踝关节支具

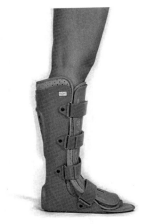

图 6-16　可调角度踝关节支具

【操作】

根据患者体态选择适当大小的支具，按用途调节双侧支条，以确定足踝固定位置。例如：跖侧神经、血管、肌腱断裂吻合术后固定，应将支具调节至跖屈位，若背侧肌腱等吻合术后应调至背伸位。对于半僵硬型足畸形矫形，应循序渐进，先将支具调至部分矫正位，经穿用一段时间，畸形部位矫正后，再调节支具，增加矫正程度。支具矫正畸形是靠三点矫正力的作用，如矫正足下垂，三点力分别由小腿后侧向前、跖底向上、踝固定带处由前向后。

【注意事项】

在使用支具矫形畸形时，应注意肢体受应力处皮肤情况，避免压疮。如局部有压疮征兆，需及时调整支具。

第四节　小夹板固定术

骨折复位后选用不同的材料，如柳木板、竹板、杉树皮、纸板等，根据肢体的形态加以塑形，制成适用于各部位的夹板，并用系带扎缚，以固定垫配合保持复位后的位置。这种固定方法称为小夹板固定。小夹板固定是从肢体功能出发，通过扎带对夹板的约束力、固定垫对骨折端防止或矫正成角畸形和侧方移位的效应力，并充分利用肢体肌肉收缩活动时所产生的内在动力，克服移位因素，使骨折断端复位后保持稳定。因此，小夹板固定是治疗骨折的良好固定方法。

【适应证】

1. 四肢闭合性骨折（包括关节内及近关节内经手法整复成功者）；股骨干骨折因肌肉发达收缩力大，须配合持续牵引。
2. 四肢开放性骨折、创面小或经处理伤口闭合者。
3. 陈旧性四肢骨折运用手法整复者。

【禁忌证】

1. 较严重的开放性骨折。
2. 难以整复的关节内骨折。
3. 难以固定的骨折，如髌骨、股骨颈、骨盆骨折等。
4. 肿胀严重伴有水疱者。
5. 伤肢远端脉搏微弱，末梢血液循环较差，或伴有动脉、静脉损伤者。

【材料与制作】

1. 小夹板材料　常用的夹板材料有杉树皮、柳木板、竹板、厚纸板、胶合板、金属铝板、塑料板等（图6-17）。夹板的材料应具备以下性能。

（1）可塑性：制作夹板材料能根据肢体各部的形态塑形，以适应肢体生理弧度的要求。

（2）韧性：具有足够的支持力而不变形、不折断。

（3）弹性：能适应肌肉收缩和舒张时所产生的肢体内部的压力变化，发挥其持续固定复位作用。

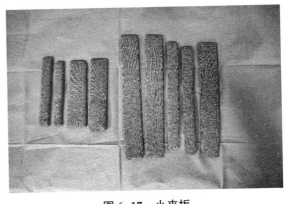

图6-17　小夹板

（4）吸附性与通透性：夹板必须具有一定程度的吸附性和通透性，以利于肢体表面散热，不致发生皮炎和毛囊炎。

（5）质地宜轻：过重则增加肢体的重量，增加骨折端的剪力和影响肢体活动。

（6）能被X线穿透：有利于及时检查。

夹板长度应视骨折的部位不同而有所差异，分为不超关节固定和超关节固定两种。前者适用于骨干骨折，夹板的长度等于或接近骨折肢体的长度，以不妨碍关节活动为度；超关节固定适用于关节内或近关节处骨折，其夹板通常超出关节处2～3cm，以能捆住扎带为度。夹板固定一般为4～5块，总宽度相当于所需要固定肢体周径的4/5或5/6左右。每块夹板间要有一定的间隙。夹板不宜过厚或过薄，一般来说，竹板为1.5～2.5mm，木板为3～4mm，如夹板增长时，其厚度也应相应增加。纸板以市售工业用纸板为佳，厚度为1～2mm，可根据肢体的部位和形态剪裁，两板间距约一指宽，在夹板内面衬以0.5cm的厚毡垫或棉花。

2. 固定垫（图6-18）　又称压垫，一般安放在夹板与皮肤之间。利用固定垫所产生的压力或杠杆力，作用于骨折部，以维持骨折断端在复位后的良好位置。固定垫必须质地柔软，并具有一定的韧性和弹性，能维持一定的形态，有一定的支持力，能吸水，可散热，对皮肤无刺激，可选用毛头纸、棉花、棉毡等材料制作（内放金属纱网等）。固定垫的形态、厚薄、大小应根据骨折的部位、类型、移位情况而定。其形状必须与肢体外形相吻合，以维持压力平衡。固定垫安放的位置必须准确，否则会起相反作用，使骨折端发生再移位。

（1）平垫：适用于肢体平坦部位，多用于骨干骨折。平垫呈方形或长方形，其宽度可稍宽于该侧夹板，以扩大与肢体的接触面；其长度根据部位而定，一般为4～8cm；其厚度根据局部软组织厚薄而定，为1.5～4cm。

（2）塔形垫：适用于肢体关节凹陷处，如肘、踝关节。塔形垫的特点为中间厚、两边薄，状如塔形。

（3）高低垫：为一边厚、一边薄的固定垫，用于锁骨骨折或复位后固定不稳的尺桡骨骨折。

（4）梯形垫：为一边厚、一边薄，形似阶梯状的固定垫，多用于肢体有斜坡处，如肘后、踝关节等。

（5）横垫：为长条形厚薄一致的固定垫，大小为长 6 ~ 7cm、宽 1.5 ~ 2cm、厚约 0.3cm，适用于桡骨远端骨折。

（6）分骨垫：为以一根铅丝为中心，外用棉花或纱布卷成（不宜过紧），其直径为 1 ~ 1.5cm，长度为 6 ~ 8cm，适用于尺桡骨骨折、掌骨骨折、跖骨骨折等。

（7）合骨垫：为中间薄、两边厚的固定垫，适用于下尺桡关节分离。

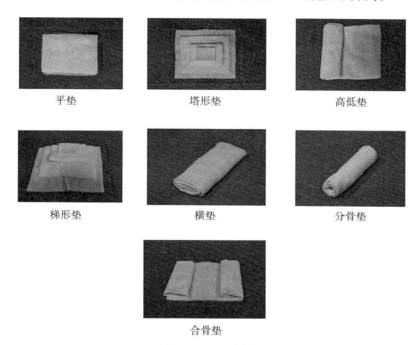

图 6–18　固定垫

3. 扎带　扎带的约束力是夹板外固定力的来源。扎带的松紧度要适宜，过松则固定力不够，过紧则引起肢体肿胀，压伤皮肤，重者则发生肢体缺血坏死。临床常用宽 1 ~ 2cm 的布带 3 ~ 5 条，将夹板安置稳妥后，依次捆扎中间、远端、近端，缠绕 2 周后打活结于夹板的前侧或外侧，便于松紧（图 6–19）。捆扎后要求能提起扎带在夹板上下移动 1cm，即扎带的拉力为 800g 左右，此松紧度较为适宜。

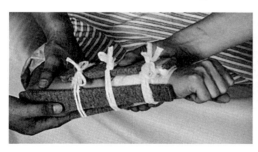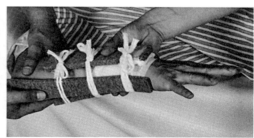

图 6–19　扎带的绑法

【操作】

1. 根据骨折的部位、类型及患者肢体情况，选择合适的夹板经过塑形后，并将所需用的固定器材均准备齐全。

2. 整复完毕后，由助手维持牵引。如需外敷药者将药膏摊平敷好，再将所需的固定垫安放于适当的位置，用胶布贴牢。

3. 将棉垫或绵纸包裹于伤处，勿使其有皱褶。将夹板置于外层，排列均匀，夹板间距以 1 ～ 1.5cm 为宜。夹板的两端勿超过棉垫，骨折线最好位于夹板中央，由助手扶持夹板，医生依次捆扎系带，两端扎带距夹板端以 1 ～ 1.5cm 为宜，防止滑脱。

4. 固定完毕后，如需附长板加固者，可置于小夹板的外层，以绷带包缠。如需持续牵引者，按牵引方法处理。

【注意事项】

1. 抬高患肢，以利于肿胀消退。

2. 密切观察伤肢的血运情况，特别是固定后 3 ～ 4 天内更应注意观察肢端皮肤颜色、温度、感觉及肿胀程度。如发现肢端肿胀、疼痛、温度下降、颜色紫暗、麻木、伸屈活动障碍并伴剧痛者，应及时处理，切勿误认为是骨折引起的疼痛，否则有发生缺血坏死之危险。

3. 注意询问骨骼突出处有无灼痛感，如患者持续疼痛，则应解除夹板进行检查，以防止发生压迫性溃疡。

4. 注意经常调节扎带的松紧度。一般在 4 日内，因复位继发性损伤、局部损伤性炎症反应、夹板固定后静脉回流受阻，组织间隙内压有上升的趋势，可适当放松扎带，以使组织间隙内压下降，血循环改善。扎带松弛时应及时调整扎带的松紧度，保持 1cm 的正常移动度。

5. 定期进行 X 线检查，了解骨折是否发生再移位，特别是在 2 周以内要经常检查，如有移位及时处理。

6. 指导患者进行合理的功能锻炼，并将固定后的注意事项及锻炼方法向患者及家属交代清楚，取得患者的合作，方能取得良好的治疗效果。

7. 解除夹板固定的日期。小夹板固定时间的长短，应根据骨折临床愈合的具体情况而定。达到骨折临床愈合标准，即可解除固定。

第五节　关节穿刺术

关节穿刺术是骨伤诊疗中常使用的方法，通过注射器对四肢关节腔的特定部位进行穿刺，抽取关节积液进行检查、引流，或注射药物、空气、造影剂等进行检查和治疗。

关节穿刺术主要用途可分为诊断性穿刺和治疗性穿刺。诊断性穿刺用于关节积液抽液检查来确定积液的性质，进行诊断或做关节腔造影术；治疗性穿刺用于化脓性关节炎的抽脓、冲洗和抗菌药物的注入，关节腔内药物注射治疗，关节损伤或关节手术后发生血肿时，抽出积血，减少粘连，防治感染。

【适应证】

1. 四肢关节腔内积液，须行穿刺抽液检查或引流，或注射药物治疗。
2. 关节腔内注入空气或造影剂等进行检查，以了解关节软骨或骨端变化。

【禁忌证】

1. 穿刺部位局部皮肤有破溃、严重皮疹、感染等。
2. 凝血功能异常、药物过敏反应等。

【操作】

1. 操作原则　严格无菌操作下进行，注意穿刺针头进入关节腔内，避免刺进关节软骨或骨内，降低医源性感染。

2. 器材准备　无菌关节穿刺包（包括 18 ～ 20 号穿刺针、5mL 和 20mL 注射器、试管、治疗巾、纱布），常规消毒治疗盘（内置 2% 利多卡因、无菌手套、碘伏、75% 酒精、棉签、记号笔、胶布），按需要准备标本瓶、培养瓶或注射药物、绷带、医疗废物包装袋。

3. 术前准备

（1）了解病史，向患者及家属详细说明关节穿刺术的目的、意义、安全性和相关并发症，并简单描述操作过程，解除患者及家属的顾虑，取得配合。

（2）检查器材准备是否齐全。

（3）确定穿刺部位，用记号笔标记穿刺点。

（4）医生术前戴好帽子及口罩，按六步洗手法洗手。

4. 操作步骤

（1）局部严格消毒后，医生戴无菌手套，铺无菌治疗巾。

（2）在标记好的穿刺点用 2% 利多卡因局部浸润麻醉（从皮肤至关节腔）。

（3）医生右手持注射器，左手固定穿刺点。沿麻醉路径进针，当穿刺针进入关节腔后，右手不动，固定针头及注射器，左手缓慢抽动注射器进行抽液或注射药物、造影剂等操作，如有阻塞可将注射器取出注入少许空气，将阻塞物排除再继续抽取。

5. 常用关节穿刺部位及方法

（1）膝关节穿刺术

1）髌外上缘入路（图 6-20）：①定位方法：患者仰卧位，膝关节伸直，取髌骨上缘与髌骨外侧缘的交点，按压股外侧肌下凹陷处，穿刺时水平于床面进入。②适应证：关节内有大量积液，对目视穿刺操作较为恐惧的患者。

2）髌外下缘（外侧膝眼）入路（图 6-21）：①定位方法：患者仰卧位，屈膝 90°位，选取髌骨下缘、髌韧带外侧 1cm 处（外侧膝眼，可看到一小凹陷，即外侧犊鼻穴），与髌腱成 30° 刺入。②适应证：没有或有少量关节积液患者。

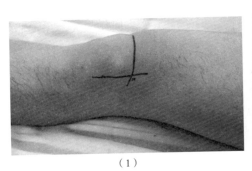
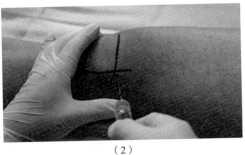

（1）　　　　　　　　　　　　　　　　　　（2）

图 6-20　髌外上缘入路

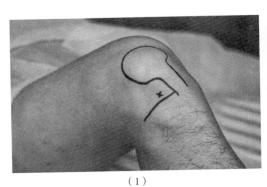
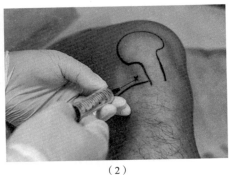

（1）　　　　　　　　　　　　　　　　　　（2）

图 6-21　髌外下缘入路

（2）肩关节穿刺术

1）前方入路：患者坐位，患肢轻度外展、外旋，肘关节屈曲，自肱骨小结节与肩胛喙突之间垂直进针（图 6-22）。

2）前侧入路：患者坐位，取喙突尖端下方肱骨头中部沿关节间隙直接向背侧、内侧刺入，进针约 3cm 即进入关节腔（图 6-22）。

3）外侧入路（肩峰下滑囊入路）：患者坐位，肩关节外展 90°，取前方的肩峰与肱骨大结节之间凹陷处（肩髃穴），再嘱患者上肢自然下垂后进行穿刺（图 6-23）。

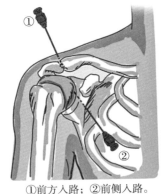
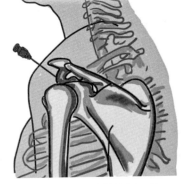

①前方入路；②前侧入路。

图 6-22　肩关节前方及前侧入路　　　　**图 6-23　肩关节外侧入路**

4）后方入路：患者坐位，上臂内收交叉过胸前搭至对侧肩部，以腋后纹头直上，肩胛冈肩峰下缘，用手按压有凹陷处为进针点（臑俞穴）（图6-24）。

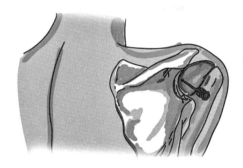

图6-24　肩关节后方入路

（3）肘关节穿刺术（图6-25）

1）外侧入路：患者坐位，肘关节半屈位，取桡骨头与肱骨之间间隙进针。

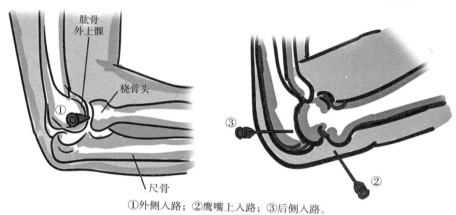

①外侧入路；②鹰嘴上入路；③后侧入路。

图6-25　肘关节入路

2）鹰嘴上入路：患者坐位，肘关节半屈位，取尺骨鹰嘴近端经肱三头肌腱处向前下方进针。

3）后侧入路：患者坐位，肘关节半屈位，取尺骨鹰嘴顶端与肱骨外上髁之间处，向内前方刺入。

（4）腕关节穿刺术

定位方法：患者坐位，腕关节掌屈、尺屈，取桡骨茎突远端，垂直进针（图6-26）。

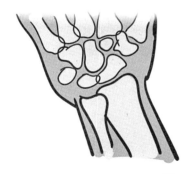
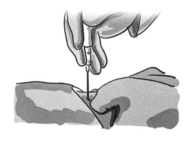

图6-26　腕关节入路

（5）髋关节穿刺术

1）前方入路：患者仰卧，在腹股沟韧带下 2cm 与股动脉外侧 2cm 的交点进针（图 6-27）。

2）侧方入路（大转子尖端进针法）：患者侧卧，患侧在上。以股骨大转子尖上方为穿刺点，沿股骨颈上缘骨面向上方髋臼进针，至髋臼关节囊外（图 6-28）。

3）后方入路：患者俯卧或侧卧，患侧在上。以大转子中点与髂后下棘连线的中、外 1/3 交界处为穿刺点（图 6-29）。

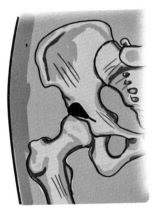 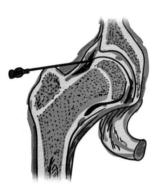 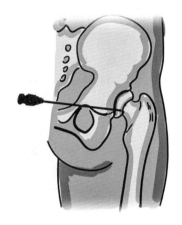

图 6-27　髋关节前方入路　　　图 6-28　髋关节侧方入路　　　图 6-29　髋关节后方入路

（6）踝关节穿刺术

定位方法：患者仰卧，踝关节轻度跖屈，取胫前肌腱与内踝之间，针尖指向外后方进针（图 6-30）。

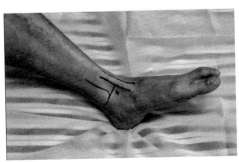 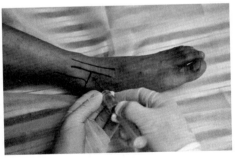

图 6-30　踝关节入路

【注意事项】

1. 穿刺器械及操作均需在严格无菌条件下进行，以防无菌的关节腔渗液发生继发感染。

2. 动作要轻柔，不要刺入太深，避免损伤关节软骨。

3. 如关节积液过多，于抽吸后适当加压固定包扎。如果液体较多，一般可以每周穿刺 2 次。

4. 应边抽吸边进针，注意有无新鲜血液，如有说明刺入血管，应将穿刺针退出少许，改变方向后再继续进针。

5. 反复在关节内注射类固醇药物，可造成关节损伤，因此，任何关节内注射类固醇药物不应超过 3 次。

6. 抽出的液体除需做镜下检查、细菌培养和药敏试验（抗生素敏感试验）外，还应进行认真的肉眼观察，初步判定其性状，给予及时治疗。

7. 玻璃酸钠属于高分子材料，告知患者推注的时候会有胀痛感。同时，推注药液的速度宜缓慢，让患者有一个适应过程。

8. 分散患者注意力，在谈话中完成操作可大大降低患者的紧张和恐惧心理。

9. 操作后询问患者的感受，交代好注意事项，如注射后有一个药物吸收的过程，可能疼痛会暂时加重，一般一天后自行缓解；尽量不要活动太多。

第六节　脊髓造影技术

脊髓造影技术是临床上一种特殊的影像学检查方法，将水溶性碘剂等造影剂，注入蛛网膜下腔，操作后及时行 X 线或 CT 等检查，根据硬膜囊、神经根充盈情况来诊断其中病变的检查方式。

【适应证】

1. 怀疑椎管占位性病变。
2. 脊髓病变、多发神经根病变。
3. CT、MRI 无法明确诊断病因。
4. 无法进行 MRI 检查的患者。

【禁忌证】

1. 局部皮肤有破溃、严重皮疹、感染等。
2. 凝血功能异常、药物过敏反应等。
3. 颅内高压有可能形成脑疝。
4. 怀疑后颅窝肿瘤。
5. 有颅底骨折脑脊液漏者。
6. 全身严重感染者。

【操作】

1. 物品准备　无菌关节穿刺包（包括穿刺针、5mL 和 20mL 注射器、试管、玻璃测压管、治疗巾、纱布），常规消毒治疗盘（内置 2% 利多卡因、无菌手套、碘伏、75%

酒精、棉签、记号笔、胶布），穿刺长针头（22G），造影剂碘海醇（300mgI/mL）。

2. 术前准备

（1）了解病史，术前检查患者生命体征、意识、瞳孔，检查眼底有无视乳头水肿。

（2）向患者及家属详细说明脊髓造影技术的目的、意义、安全性和相关并发症，并简单描述操作过程，解除患者及家属的顾虑，取得配合，并签署知情同意书。

（3）检查器材准备是否齐全。

（4）医生术前戴好帽子及口罩，按六步洗手法洗手。

3. 操作步骤

（1）患者常取左侧卧位，屈曲使脊柱呈现一个拱形曲线，充分暴露穿刺位置。

（2）定位穿刺点。双侧髂骨最高点连线与后正中线的交会处，水平位于 L4 棘突或 L3 ～ L4 棘突间隙。选择 L3 ～ L4 棘突间隙为穿刺点，用记号笔标记好。若在 L3 ～ L4 棘突间隙穿刺失败可改向上或向下一椎间隙进行。

（3）皮肤消毒，以穿刺点自内向外进行消毒，直径范围约 15cm。

（4）医生戴无菌手套，铺无菌治疗巾，检查穿刺包内器械，穿刺针是否通畅，已标记好的穿刺点用 2% 利多卡因局部浸润麻醉（从皮肤至椎间韧带）。

（5）医生用左手拇指和食指绷紧并固定穿刺部位皮肤，右手将穿刺针在穿刺点垂直刺入（针尖斜面朝向头部），针尖稍微斜向头部缓慢刺入（成人 4 ～ 6cm，儿童 2 ～ 4cm）（图 6-31）。针头穿过韧带有一定阻力，轻轻左右旋转将穿刺针钻入，当穿刺针进入时有落空感。穿刺位置正确时，将针芯缓慢拔出会有脑脊液流出，也可先注射小剂量造影剂（0.5 ～ 1mL），然后拍片确定针的位置。

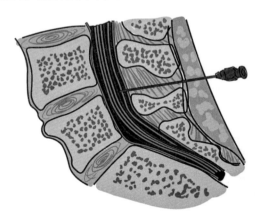

图 6-31　腰椎穿刺入路

（6）确认位置正确后，把剩余的造影剂缓慢注射入蛛网膜下，造影剂注射速度要慢，应不少于 30 秒，以减少造影剂从硬膜的穿刺点漏到硬膜外腔中。造影剂在注射完毕后最佳的拍片时间是 5 ～ 15 分钟，否则由于造影剂的稀释与吸收而致影像模糊不清。注射完毕后立即拍片（图 6-32）。

（7）术后嘱患者去枕平卧休息 4 ～ 6 小时。

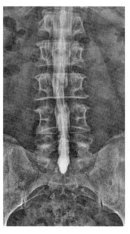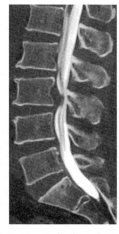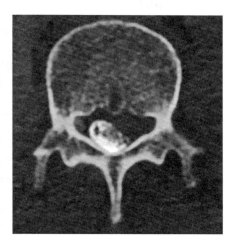

图 6-32 腰椎脊髓造影术后 X 线及 CT 影像

【注意事项】

1. 穿刺器械及操作均需严格无菌。

2. 术前排查相关禁忌证，脊髓造影过程中密切观察患者的意识、瞳孔、脉搏、呼吸的改变，若病情变化应立即停止，并进行抢救。发现颅内高压或出现脑疝症状应立即停止操作，快速静脉给予甘露醇脱水或向椎管内注入 10 ～ 20mL 生理盐水，如脑疝不能复位，应迅速行脑室穿刺。

3. 髓鞘内注入造影剂应密切观察，极缓慢注射，一旦发现异常，如过敏现象，应立即停止操作。

4. 脊髓造影术穿刺失败的原因与穿刺方向、穿刺针选择、患者过分紧张、椎间隙拉开不充分、脊柱畸形、患者过度肥胖等因素有关。

5. 人文关怀：操作后询问患者感受，交代注意事项，如注射的造影剂可自行代谢，可能会出现头晕头痛等不适症状，一般去枕平卧休息 4 ～ 6 小时可缓解，其间尽量不要下床活动。

第七节 骨科急救技术

创伤是一种机械或物理因素引起的损伤，亦称外伤。自然灾害、生产或交通事故，以及战争发生时，都可能在短时间内出现大批伤者，需要及时地进行抢救。创伤急救的目的是保护患者的生命，避免继发性损伤，防止伤口污染。这就要求医护人员必须熟练掌握创伤急救知识与救护技能，力求做到快抢、快救、快送，尽快安全地将患者转送至医院进行妥善治疗。

创伤急救原则是先抢后救、检查分类、先急后缓、先重后轻、先近后远、连续监护、救治同步、整体治疗。

创伤救护步骤：先止血、包扎、固定，然后正确搬运和及时转送。同时应保持患者的呼吸道通畅，对心跳与呼吸骤停复苏，及时救治创伤昏迷等危急重症患者，积极防治休克与多器官衰竭等各种并发症。

近年来急救医学把保持呼吸道通畅、止血、包扎、固定、搬运与转送并称为现场急救的五大技术。

一、保持呼吸道通畅

首先使患者仰卧，头后仰，解开患者衣领和腰带，及时清除口鼻咽喉中的血块、黏痰、呕吐物、假牙和其他异物等，保持呼吸道通畅。对呼吸道阻塞及有窒息危险的患者，可插入口咽通气管（图6-33）或鼻咽通气管，或急用大针头穿刺环甲膜通气，或行环甲膜切开插管（图6-34）、气管内插管及气管切开插管。对呼吸骤停者，可行口对口或经口咽通气管或经鼻咽通气管人工呼吸。对下颌骨骨折或昏迷患者，有舌后坠阻塞呼吸道者，可将舌牵出，用别针或丝线穿过舌尖固定于衣服上，同时将患者置于侧卧位。

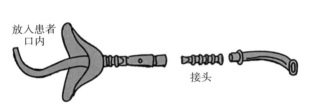

图6-33　口咽通气管

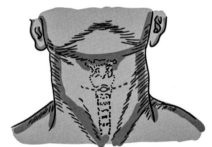

图6-34　环甲膜穿刺、切开部位

二、止血

创伤出血是导致死亡的重要原因之一，故对创伤出血，首先要进行准确有效的止血，然后再做其他急救处理。常用的止血方法有以下几种。

1. 加压包扎止血法　躯干、四肢血管伤大多可用此法止血。先用较多无菌纱布或干净布类覆盖伤口，对较深较大的出血伤口，宜用敷料充填，再用较多敷料环绕伤段周径，外用绷带进行加压包扎。加压包扎以能止血为度，松紧要合适，使肢体远侧仍有血循环。包扎后应抬高患肢，注意观察出血情况和肢体远侧循环，并迅速送至有条件的医院做进一步处理。

2. 指压止血法（图6-35）　为止血的短暂应急措施。对判断为肢体主要动脉损伤、出血迅猛需立即控制者，可用手指或手掌压迫出血动脉的近心端，应把血管压向深部骨骼。此方法仅适用于四肢及头面部的大出血急救，不宜长时间使用，也不便于患者的搬运和转送，应及时更换其他有效的止血方法，或转送到医院进行治疗。

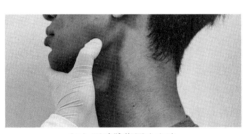
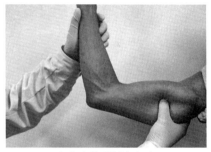

（1）面动脉指压止血法　　　　　　　　（2）上肢指压止血法

图 6-35　指压止血法

3. 止血带止血法　适用于四肢大血管出血用加压包扎止血法无效者。常用的止血带有橡皮管（条）与气压止血带两种。要严格掌握使用方法和注意事项。止血带束缚时间太长将导致肢体疼痛，甚至引起肢体缺血性坏死而致残，严重者可危及患者生命。

（1）操作方法：上肢缚于上臂上 1/3 处，下肢缚于大腿中上 1/3 处，前臂和小腿禁用止血带。在扎止血带部位先用 1～2 层软敷料垫好，上止血带时先将患肢抬高，尽量使静脉血回流。若用橡皮管止血，则用手握住橡皮管一端，拉长另一端缠绕肢体 2 圈，松紧以不出血为度，在肢体外侧打结固定。用气压止血带则于缚上后充气直至有效止血（图 6-36）。

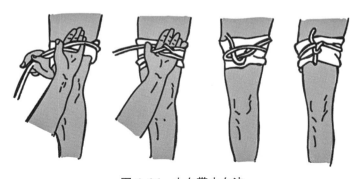

图 6-36　止血带止血法

（2）注意事项：使用止血带，以出血停止、远端无血管搏动为度。要标明上止血带的时间，扎止血带的时间应越短越好。如需延长，应每隔 1～1.5 小时放松 1 次，待肢体组织有新鲜血液渗出后，再重新扎上，若出血停止则不必重复使用。缚之前用无菌敷料压住伤口，以免过多渗血。解除止血带之前，要做好清创准备，以便迅速彻底止血。对失血较多者，应尽早输液、输血，防止休克和酸中毒等并发症的发生。严重挤压伤和远端肢体严重缺血者，忌用或慎用止血带。

4. 钳夹止血法　如有可能，在伤口内用止血钳夹住出血的大血管断端，连同止血钳一起包扎在伤口内，迅速转送。切不可盲目钳夹以免损伤临近神经或组织，影响修复。

5. 血管结扎法　无修复条件而需长途运送者，可初步清创后结扎血管断端，缝合皮肤，不上止血带，迅速转送。这种方法可减少感染机会，防止出血和长时间使用止血带的不良后果。

三、包扎

包扎可压迫止血，保护创面，固定创面敷料，减少污染，减轻疼痛，有利于搬运和转送。包扎时动作要轻巧、迅速、准确，敷料要严密遮住伤口，松紧适宜。包扎完毕应检查肢体远端的血循环是否正常，若完全阻断，应予放松，重新包扎。对开放性气胸应及时进行密封包扎，以改善呼吸。对颅脑伤口应将周围头发剃除或尽量剪短，并用生理盐水冲洗局部，以无菌纱布覆盖伤口并包扎。伤口内表浅异物可去除，但对血凝块和大血管附近的骨折不要轻易移动，以免再次出血。在急救现场若遇腹部开放性损伤，腹腔脏器膨出，切忌将污染的脏器纳入腹腔内，先用无菌纱布覆盖，继之用纱布、毛巾做成环状保护圈（或用消毒碗扣在膨出的脏器之上），再用三角巾或绷带包扎，避免继续脱出、干燥或受压等，同时避免运送途中因搬运患者使伤口暴露，增加感染或继发性损伤的机会。外露的骨折端等组织亦不应还纳，以免将污染物带入深部组织。应用消毒敷料或清洁布类进行严密的保护性包扎。常用的包扎方法有以下几种。

1. 绷带包扎法　是最普遍使用的一种伤口包扎法，其取材、携带和操作方便，方法容易掌握。

（1）环形包扎法（图 6-37）：环绕肢体数圈包扎，每圈需重叠，用于胸腹和四肢等处小伤口及固定敷料。

（2）螺旋形包扎法（图 6-38）：先环绕肢体 3 圈，固定始端，再斜向上环绕，后圈压住前圈的 1/2 ～ 2/3，常用于手臂和足部等。

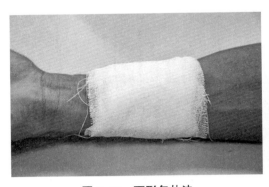

图 6-37　环形包扎法

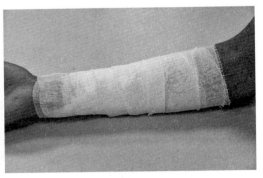

图 6-38　螺旋形包扎法

（3）螺旋反折包扎法（图 6-39）：先环绕肢体数圈以固定始端，再斜旋向上环绕，每圈反折 1 次，压住前圈的 1/2 ～ 2/3。此法常用于小腿和前臂等。

（4）"8"字环形包扎法（图 6-40）：先环绕肢体远端数圈以固定始端，再跨越关节一圈向上，一圈向下，每圈在中间和前圈交叉成"8"字形。此法用于关节部位的包扎。

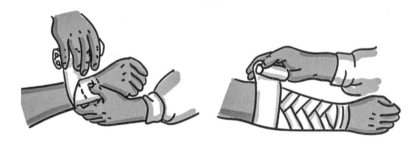

图 6-39 螺旋反折包扎法

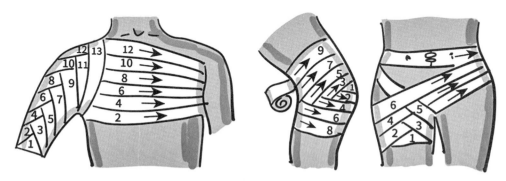

图 6-40 "8"字环形包扎法

2. 三角巾包扎法（图 6-41） 三角巾包扎应用灵活，包扎面积大，效果好，操作快，适用于头面、胸腹、四肢等全身各部位。使用时要求三角巾边要固定，角要拉紧，中心舒展，敷料贴体。

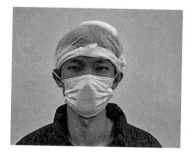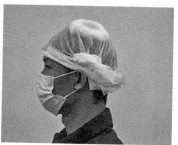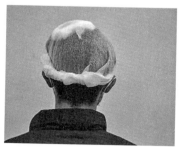

图 6-41 三角巾包扎法

3. 多头带包扎法 多用于头面部较小的创面和胸、腹部的包扎。操作时，先将多头带中心对准覆盖好敷料的伤口，然后将两边的各个头分别拉向对侧打结。

四、固定

现场救护中，对怀疑有骨折、脱位、肢体挤压伤和严重软组织损伤的患者必须做可靠的临时固定。其一是减轻患者伤处的疼痛，预防疼痛性休克的发生；同时限制骨折断端或脱位肢体再移位等，避免产生新的损伤和并发症。

临时固定的范围应包括位于骨折处上下两个关节、脱位的关节和严重损伤的肢体；对开放性骨折按救护顺序先止血、包扎，后固定骨折断端。固定使用的器材常为夹板、绷带、三角巾、棉垫等。固定时，固定物与肢体之间要加软衬垫（如棉垫等），以防皮肤压伤；固定四肢时要露出指（趾）端以便观察血液循环。固定后，如出现指（趾）苍白、青紫，肢体发凉、疼痛或麻木时，表明血液循环障碍，要立即查明原因，如为扎缚过紧，应放松缚带重新固定。

五、搬运与转送

患者经止血、包扎、固定等处理后，应尽快搬运与转送到急救中心或医院进行治疗。需要时应给予患者镇痛药或抗感染药物，预防疼痛性休克和感染的发生，但颅脑损伤和未确诊的胸、腹部损伤患者不宜使用镇痛药物。搬运的方式多种多样，如有昏迷或气胸的患者，必须采用平卧式搬运法。搬运时两人或数人蹲在患者同一侧，分别用双手托住患者的头部、背部、腰部、臀部和腿部，动作协调一致地将患者托起置于担架上。对疑有脊柱骨折的患者，在搬动时尽可能不变动原来的位置和减少不必要的活动，以免引起或加重脊髓损伤。禁止一人拖肩、一人抬腿搬动患者或一人背送患者的错误做法。正确的搬运是先将患者固定在硬板上，随后四人同时水平托起后进行搬运（图6-42）。

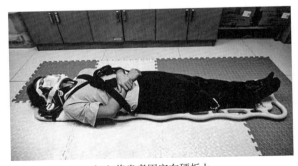

（1）将患者固定在硬板上

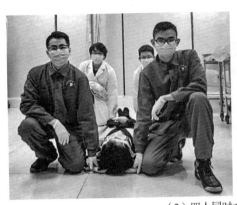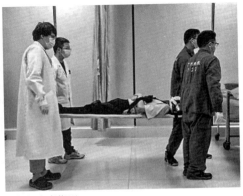

（2）四人同时水平托起患者搬运

图6-42 搬运脊髓损伤患者

运送昏迷患者时应采用半卧位或俯卧位，保持呼吸道通畅，避免分泌物和舌根后坠堵住呼吸道。有假牙者要取出，以免脱落时阻塞气管。骨折未做临时固定者应禁止运送。在无担架的情况下可用门板、长凳、布单等代替。

运送时要力求平稳、舒适、迅速，搬动要轻柔。运送途中应携带必要的急救药品和氧气等，医护人员要密切观察患者的神志、呼吸、瞳孔、脉搏、血压等变化。

第八节　骨科清创术

创伤常造成伤口，根据伤口的部位、大小深浅、是否与骨端或内脏相通，可决定创伤的轻重程度。伤口一般分为创面、创缘、创腔和创底 4 个部分。根据伤口情况可判断损伤的性质，如创缘不整齐，多为钝器伤；边缘整齐，多为利器伤；创口小而深，多为锐器刺伤；创口周围有褐色的灼伤迹象，多属火器伤。伤口若出血急促，血色鲜红，呈搏动性喷射状，为动脉出血；若出血呈暗红色，流出缓慢为静脉出血。出血多少与创伤部位、程度、深浅有关。创伤轻微则仅有毛细血管破裂出血，出血量较少。创伤严重，较大的动、静脉血管破损，可造成大出血，患者会出现肤色苍白、四肢厥冷、心烦口渴、胸闷呕恶、脉数、尿少等休克现象。

清创术就是清除伤口内的异物、坏死组织和细菌，使污染伤口转变成为干净伤口，缝合后使之能一期愈合。伤后 6～8 小时内的伤口经彻底清创后可一期缝合，但战伤及火器伤除外。伤后 8～24 小时（或超过 24 小时）的伤口，如果尚未感染，配合抗生素的有效使用仍可清创，是否缝合或延期缝合应根据伤口情况而定。如就诊时伤口已感染，不能清创或不能彻底清创者，应敞开伤口，清除坏死组织、血块和异物，冲洗和切开引流，更换敷料，等待延期缝合或植皮，但气性坏疽和某些颅骨开放性骨折除外。

一、准备

准备好碘伏、生理盐水、双氧水、纱布等用品。在麻醉下进行伤口的清洗和消毒。麻醉后先用无菌纱布覆盖伤口，剃去伤口周围的毛发，清洗污物，肥皂水刷洗伤口周围皮肤 3 次。除去纱布，用生理盐水反复冲洗伤口，尽量清除伤口内异物和细菌，对较大、较深或污染严重的伤口，应用双氧水浸泡，再用大量生理盐水冲洗，对怀疑有异物黏附于深部组织的，可用脉冲冲洗法。深藏的弹片可留待以后处理，一般不会影响伤口的愈合。擦干皮肤后，严格消毒伤口周围皮肤，铺无菌巾。

二、清创

清创时，如无大出血不宜使用止血带，以免健康组织缺血，同时避免增加识别坏死组织与健康组织的困难及伤口感染的机会。

1. 充分显露创腔　是清创能否彻底的关键之一，也是引流、减压、消肿、改善血循环、减少组织继发性坏死的必要措施。主要方法有扩大创腔出入口、典型手术切口及辅助性切口，切口要大到能充分显露创底，切开筋膜要使肢体骨筋膜室得到充分减压。

2. 彻底止血　活动性出血要止住，但各部位的主要血管尽量不结扎。对四肢主要血管的损伤，有条件时应尽量修复或吻合。

3. 彻底切除坏死组织　清除或切除创腔内的血凝块、异物和碎裂坏死组织，粉碎性骨折中与骨膜相连的骨片及大的游离骨折块不应清除，防止骨缺损。如伤口边缘不整齐，可切除伤口内缘 1 ～ 2mm，颜面、手指、关节附近和会阴区等部位的皮肤要尽量保留。

4. 充分冲洗和引流　清创后用 3% 双氧水、1∶1000 新洁尔灭或生理盐水反复冲洗，进一步清除微小碎片及表面污染。冲洗后根据需要，另行切口放置引流条（管），伤口内尽量不放置引流条（管），尤其是关节腔内不宜放置引流条（管），避免发生关节僵硬。

三、修复创口

尽量保护和修复重要的神经、血管等组织器官，恢复其正常的解剖关系。神经、血管、肌肉、肌腱和皮肤等组织要逐层对应吻合，不可错乱吻合，避免愈合后出现或加重功能障碍；神经和肌腱因缺损不能一期吻合者，应原位固定覆盖，不可裸露，留待以后修复。清创彻底的胸腹部伤口，应一期缝合。关节附近、头面颈部、外生殖器、阴囊与手部的伤口因属于功能部位（且头面、外生殖器、阴囊血循环丰富），尽量一期缝合，必要时可放置皮下引流，以免瘢痕挛缩，影响功能。伤口大而深、边缘不整齐和组织损伤严重及可能继发感染者，应延期缝合。肢体深筋膜可以不缝合，术后如发生软组织肿胀则有减压作用，防止血循环障碍。缝合时不能留有无效腔，否则易积液感染等；皮肤应无张力下缝合，防止缺血坏死，如张力过大，可行减张缝合（图 6-43）。

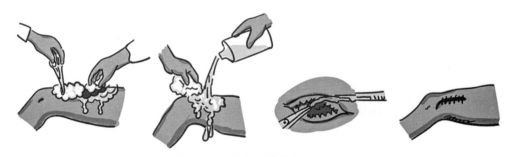

图 6-43　清创及修复创口过程

四、术后处理

1. 有效固定　骨折、关节损伤、血管和软组织严重损伤等清创后都应适当固定，可减轻疼痛、防治休克和预防感染。一般情况下，严重污染的开放性骨与关节损伤、火器伤骨折初期不宜进行内固定，为方便更换敷料，可选用石膏、骨牵引或外固定支架等进行外固定。

2. 适当抬高患肢和更换敷料　抬高患肢与心脏位于同一水平，有利于消肿，又不会导致组织缺血。换药时，要按常规无菌操作。未感染伤口，不必过多更换敷料；伤口若发生感染，应及时打开敷料检查，伤口小而感染轻者，可用生理盐水或 0.2% 呋喃西林液等湿敷；感染严重、脓液多者，应拆除伤口缝线充分引流，用生理盐水或敏感抗生素溶液冲洗，清除坏死组织，争取二期缝合或植皮修复。

3. 密切观察患肢远端血循环和神经功能 防止筋膜间隔区综合征的发生，一旦出现，及时解开敷料，对症处理，必要时拆除缝线或重新切开，彻底减压，延期缝合。

4. 正确使用抗生素 早期使用破伤风抗毒素，预防破伤风的发生。根据伤口污染程度、清创情况、机体抵抗力的强弱和脓液的细菌培养，以及药物敏感试验决定抗生素的种类、是否联合用药、用药剂量和给药途径（局部和全身）。使用抗生素时间：一期缝合者 7 ～ 10 天，其他持续到二期处理之后。

5. 术后感染的处理 一方面根据伤口感染程度和全身情况进行抗感染治疗，防止感染性休克的发生；另一方面要按感染伤口处理，拆开缝线，充分引流、冲洗和换药，争取二期缝合或植皮修复伤口。

五、内治

通过药物治疗，调和脏腑阴阳，使气血通畅，纠正因受伤、感染引起的局部器官乃至全身组织的生理紊乱，积极治疗原发病、并发症与继发症，促进创伤的痊愈。

1. 预防伤口感染 使用抗生素，防治感染，联合使用五味消毒饮和黄连解毒汤合方加减，以清热解毒、化瘀通络。

2. 消肿止痛 伤口局部瘀肿疼痛较重者，以活血化瘀、消肿止痛为原则，采用复元活血汤或活血止痛汤加减治疗。

3. 伤口抗感染治疗 伤口感染者，按痈和附骨疽分三期"消""托""补"施治，可配合使用抗生素抗感染。

4. 防治休克、并发症和继发症 积极输液或输血以补充血容量等防治休克，可根据患者具体情况进行辨证施治。

第九节 脱位复位技术

一、肩关节脱位复位

1. 拔伸托入法（图 6-44） 整复时患者取坐位，术者站在患肩外侧，以两手拇指压其肩峰，其余 4 指由腋窝内托住肱骨干。第一助手站于患者健侧肩后，两手斜形环抱固定患者，第二助手双手握患者患侧腕上部，外展、外旋患肢，由轻而重地向前外下方做拔伸牵引，与此同时，术者插入腋窝的手将肱骨头向外上方钩托，第二助手逐渐将患肢向内收、内旋，直至肱骨头有回纳感觉，复位即告完成。

2. 手牵足蹬法（图 6-45） 整复时患者仰卧于床上，用拳头大小的棉垫置于患侧腋下，以保护软组织。术者立于患侧，两手握住患肢腕部，并用近于患侧的足抵于患者腋窝内（即右侧脱位术者用右足，左侧则用左足），术者在肩关节外旋、稍外展位沿患肢纵轴方向用力缓慢拔伸，继而徐徐将患肢内收、内旋，将肱骨头撬挤于关节盂内。当有入臼声时，复位即告成功。

3. 椅背复位法（图 6-46）　整复时患者坐在靠背椅上，将患肢放在椅背外侧，腋肋紧靠椅背，将棉垫置于腋部，保护腋下血管、神经。术者握住患肢，先外展、外旋牵引，再逐渐内收，并将患肢下垂，然后内旋屈肘，即可复位成功。此法是应用椅背作为杠杆支点整复肩关节脱位的方法，适用于肌力较弱的肩关节脱位者。

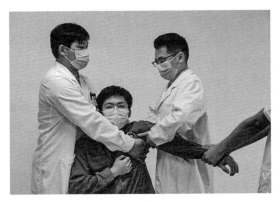

图 6-44　拔伸托入法

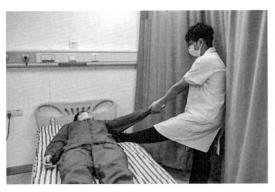

图 6-45　手牵足蹬法

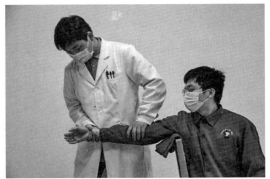

图 6-46　椅背复位法

4. 悬吊复位法　患者俯卧于床，患肢悬垂于床旁，在患肢腕部悬挂 2 ～ 5kg 的重物，持续牵引 15 分钟左右，多可自动复位。本法适用于年老体弱患者。

二、肘关节脱位复位

1. 拔伸屈肘法　患者取坐位，助手立于患者背侧，以手托握其上臂，术者站在患者前面，以双手握住患者患侧腕部，置前臂于旋后位，与助手相对牵引 3 ～ 5 分钟后，术者以一手握患者腕部保持牵引，另一手的拇指抵住其肱骨下端向后推按，其余四指置于鹰嘴处，向前端提，并缓慢地将肘关节屈曲，若闻及入臼声，则说明已复位（图 6-47）。或患者取仰卧位，术者一手以掌根按住患者肱骨下端，另一手握住腕部，置前臂于旋后位，牵引 3 ～ 5 分钟后，用力向下按肱骨远端，同时徐徐屈肘，闻及入臼声，则复位成功。

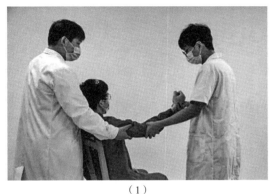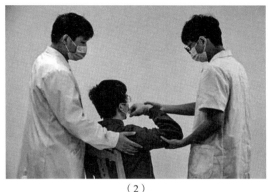

（1）　　　　　　　　　　　　　　　　　　（2）

图 6-47　拔伸屈肘法

2. 膝顶复位法（图 6-48）　患者端坐于椅上，术者立于患侧前面，一手握其前臂，一手握住腕部，同时用一足踏于椅面上，以膝顶在患肢肘窝内，沿前臂纵轴方向用力拔伸，然后逐渐屈肘，有入臼感后，则复位成功。

三、髋关节脱位复位

1. 后脱位复位

（1）屈髋拔伸法（图 6-49）：患者仰卧于木板床或铺于地面的木板上。助手以

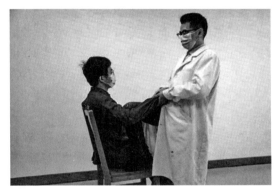

图 6-48　膝顶复位法

两手按压髂前上棘以固定骨盆。术者面向患者，弯腰站立，骑跨于患肢上，用双前臂、肘窝扣在患肢腘窝部，使其屈髋、屈膝各 90°。先在内旋、内收位顺势拔伸，然后垂直向上拔伸牵引，使股骨头接近关节囊裂口，略将患肢旋转，促使股骨头滑入髋臼，当听到入臼声后，再将患肢伸直，即可复位。

（2）回旋法：患者仰卧，助手以双手按压双侧髂前上棘固定骨盆。术者立于患侧，一手握住患肢踝部，另一只手以肘窝提托腘窝部，在向上提拉的基础上，将患者的大腿内收、内旋，髋关节极度屈曲，使膝部贴近腹壁，然后将患肢外展、外旋、伸直。在此过程中听到入臼声，复位即告成功。因为此法的屈曲、外展、外旋、伸直是连续动作，形状恰似一个问号（左侧）或反问号（右侧），故亦称为划问号复位法。

（3）俯卧下垂法（图 6-50）：患者俯卧于床沿，双下肢完全置于床外，健肢由一名助手扶持，保持在伸直水平位，患肢下垂，另一名助手用双手固定骨盆，术者一手握踝关节上方，使屈膝 90°，利用患肢的重量向下牵引，用另一手加压于腘窝增加牵引力，术者在牵引过程中，可轻旋患侧大腿，使其复位。

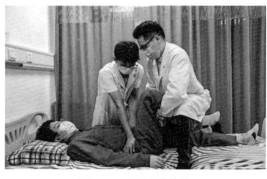

图 6-49　屈髋拔伸法

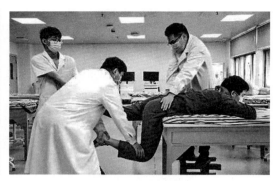

图 6-50　俯卧下垂法

2. 前脱位复位

（1）屈髋拔伸法（图 6-51）：患者仰卧于床上，一助手将患肢微屈膝，并在髋外展、外旋位渐渐向上拔伸至屈髋 90°。术者双手环抱大腿根部，将大腿根部向后外方按压，可使股骨头回纳髋臼内。

（2）反回旋法：其操作步骤与"后脱位回旋法"相反，先将髋关节外展、外旋，然后屈髋、屈膝，再内收、内旋，最后伸直下肢。

3. 中心性脱位复位

（1）拔伸扳拉法（图 6-52）：患者取仰卧位，一助手握患肢踝部，使足中立，髋外展约 30°，在此位置下拔伸旋转，另一助手将患者腋窝行反向牵引。术者立于患侧，先用宽布带绕过患侧大腿根部，一手推骨盆向健侧，另一手抓住绕大腿根部之布带向外拔拉，可将内移之股骨头拉出。触摸大转子，与健侧相比，两侧对称即复位成功。此法仅适用于脱位轻微的患者。

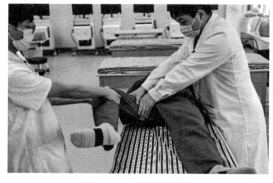

图 6-51　屈髋拔伸法

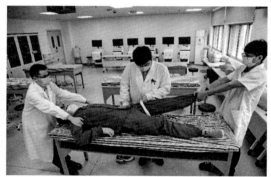

图 6-52　拔伸扳拉法

（2）持续牵引复位法：患者取仰卧位，患侧用股骨髁上牵引，重量为 8～12kg，可逐步复位。若复位不成功，可在大转子部前后位用骨圆针贯穿，或在大转子部钻入一带环螺丝钉，做侧方牵引，侧牵引重量为 5～7kg。在向下、向外两个分力同时作用下，可将股骨头牵出。经床边 X 线摄片，确实已将股骨头拉出复位后，减轻髁上及侧方牵引重量至维持量，继续牵引 8 ～ 10 周。本法适用于股骨头突入骨盆腔较严重的患者。

四、膝关节脱位复位

复位一般在腰麻或硬膜外麻醉下进行。患者取仰卧位，一助手用双手握住患侧大腿，另一助手握住患侧踝部及小腿做对抗牵引，保持膝关节半屈伸位置。术者用双手按脱位的相反方向推挤或提托股骨下端与胫骨上端，如有入臼声，畸形消失，即表明已复位。复位后，将膝关节轻柔屈伸数次，检查关节是否完全吻合，并可理顺被卷入关节间的关节囊及韧带和移位的半月板。一般不主张直接按压骨端复位，以免加重腘动、静脉的损伤。

五、桡骨小头脱位复位

整复前先用手指在桡骨头外侧进行触摸，准确地摸出移位的桡骨头。复位时，术者一手牵引前臂在肘关节伸直内收位来回旋转，另一只手的拇指把桡骨头向上、向内侧按挤，使其复位（图 6-53）。

若手法整复不成功，可使用钢针撬拨复位法：局部皮肤消毒，铺巾，在 X 线透视下，术者用不锈钢针自骨骺的外后方刺入，针尖顶住骨骺，向内、上方拨正。应注意避开桡神经，并采用无菌操作。

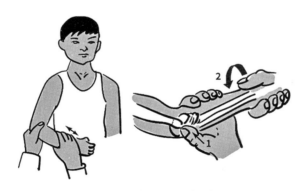

图 6-53 桡骨小头脱位复位

第七章　常用中医正骨手法 ▷▷▷▷

一、肱骨髁上骨折复位

无移位骨折可置患肢于屈肘 90°，用颈腕带悬吊 2～3 周。有移位骨折行手法复位后用夹板固定。手法复位困难者可行尺骨鹰嘴牵引逐步复位。

肱骨髁上骨折整复手法较多，现将临床上常用的整复手法介绍如下。

1. 患者仰卧，两助手分别握住其上臂和前臂，做顺势拔伸牵引。术者两手分别握住远近段，相对挤压，先用端挤手法矫正侧方移位（图 7-1），再纠正前后重叠移位。若远段旋前（或旋后），应首先纠正旋转移位，使前臂旋后（或旋前）。

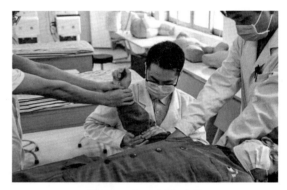

图 7-1　矫正侧方移位

纠正上述移位后，若整复伸直型骨折，术者则以两拇指从肘后推按远端向前，两手其余四指重叠环抱骨折近段向后提拉，并令助手在牵引下徐徐屈曲肘关节，常可感到骨折复位时的骨擦感；整复屈曲型骨折时，手法与上述相反，应在牵引后将远端向背侧压下，并徐徐伸直肘关节。

2. 矫正前后移位：尺偏型骨折容易后遗肘内翻畸形，是由于整复不良或尺侧骨皮质遭受挤压，产生塌陷嵌插。因此，在整复肱骨髁上骨折时，应特别注意矫正尺偏畸形，以防发生肘内翻。

3. 开放性骨折则应在清创后进行手法复位，再缝合伤口。若系粉碎性骨折或软组织肿胀严重，水疱较多而不能手法整复或整复后固定不稳者，可屈肘 45°～90° 行尺骨鹰嘴牵引或皮肤牵引，重量为 1～2kg，一般在 3～7 天后再进行复位。肱骨髁上粉碎性骨折并发血循环障碍者，必须紧急处理，首先应在麻醉下整复移位的骨折断端，并行尺骨鹰嘴牵引，以解除骨折端对血管的压迫，如冰冷的手指温度逐渐转暖，手指可主动伸直，则可继续观察。如经上述处理无效，就必须及时探查肱动脉情况。肱骨髁上骨折所造成的神经损伤一般多为挫伤，在 3 个月左右多能自行恢复，除确诊为神经断裂者外，无须过早地进行手术探查。

二、桡骨远端骨折复位

无移位或不完全骨折，可用掌、背侧夹板固定 2～3 周即可；有移位骨折应复位固定，可根据骨折类型采用不同的复位方法。

1. 伸直型 患者坐位或卧位，前臂中立，屈肘 90°。一助手握住患者上臂，术者两手拇指并列置于骨折远端的背侧，其他四指置于腕掌部，扣紧大小鱼际肌，逆移位方向持续摇摆牵引，感到（或听到）骨擦音，估计骨折重叠、嵌插已牵开时，将远端旋前 10°～15°，迅速尺偏掌屈，骨折即可复位（图 7-2）。

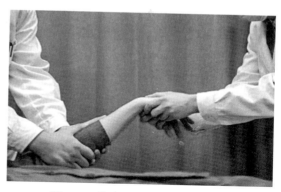

图 7-2 伸直型桡骨远端骨折复位

2. 屈曲型 患者坐位或卧位，患肢前臂旋前，手掌向下。术者一手握患者前臂下段，另一手握腕部，两手沿原来移位方向拔伸牵引 3～5 分钟，待嵌入或重叠移位矫正后，握前臂的拇指置于骨折远端桡侧向尺侧按捺，同时将腕关节尺偏，以矫正其向桡侧移位。然后拇指置于近端背侧用力向下按压，食指置于骨折远端掌侧用力向上端提，同时将患腕背伸，使之复位。

3. 背侧缘型 患者卧位，术者与助手先拔伸牵引，并将腕部轻度屈曲，然后两手相对挤压，在腕背之手用拇指推按背侧缘骨折片，使之复位。

4. 掌侧缘型 患者卧位，前臂中立位。助手握持上臂下段，一助手持握手指，两助手拔伸牵引，并将患肢轻度背伸。术者两手掌基底部在骨折处掌、背侧相对挤按，使掌侧缘骨折片复位。

第八章　骨科经典手术解析 ▷▷▷▷

第一节　椎弓根螺钉内固定

椎弓根螺钉内固定技术最早起源于欧洲，随后逐渐被熟知、成熟且广泛应用于治疗诸如脊柱侧弯矫形、脊柱骨折、椎体肿瘤和结核，以及各种退变性疾病等诸多脊柱外科手术中，极大地推动了脊柱外科的发展。这种由后路进入椎体，以椎弓根作为螺钉进入椎体的路径的固定方式，目前已经成为越来越流行的脊柱内固定方法。

【适应证】

采用椎弓根螺钉矫形，不仅改善了冠状面和矢状面的畸形，还能够使下端融合椎移位到中线，并恢复水平位，进而能够更好地恢复腰椎前凸。椎弓根螺钉能够提高腰椎侧弯的矫正度，还能更好地维持矫正效果，比椎板钩融合固定下方的未融合节段有更好的矫正效果。

【操作】

确定椎弓根和置入椎弓根螺钉的方法有多种，但基本步骤如下：①清除软组织。②通过去除小关节基底部和横突中线交界处的骨皮质来显露椎弓根管的骨松质。③椎弓根开路。④通过球探探查或放射线检查确定椎弓根的四壁。⑤在椎弓根攻丝。⑥拧入螺钉。

1. 体位摆放：安置体位时，躯体应保持平衡，防止旋转和扭曲，这样有利于医生在椎弓根螺钉植入时正确选择置钉方向和路径，避免误伤神经、重要血管等组织。头面部置软枕，双臂向前平放，外展至70°，不超过90°，取前臂稍屈并内旋位，以免臂丛神经受牵拉时间过长或受压迫而损伤。肘部放置棉垫加以保护，防止尺神经受压。胫骨下放一软枕，高度以脚尖能自然悬空为准。另外，腹部悬空很重要，这样能维持正常的呼吸功能，同时减少因腹部受压导致椎管内静脉充血。

2. 消毒，铺单。

3. 以病椎为中心，向上、下各 2 ～ 3 个棘突纵行切开皮肤、皮下及腰背筋膜。

4. 骨膜下分离骶棘肌，于椎板与肌肉间填塞干纱布，显露椎板。

5. 探查、确认有病变的椎间隙。

6.根据 Roy-Camille 法（上、下关节突中央的垂直线交点下 1mm 处垂直进入），在病变椎间隙上、下各一腰椎的两侧椎弓根内放置定位钉。

7.确定椎弓根螺钉的位置、方向、深度，并确定探查、减压、固定椎体节段是否正确。

8.调整位置满意后，准备放椎弓根螺钉。

（1）取出定位钉。

（2）用椎弓根锥沿定位钉的方向在椎弓根处开孔（图 8-1）。

（3）用椎弓根探针测量进入椎体或椎弓根的深度（图 8-2）。

（4）植入 U 形螺钉，至满意的深度（图 8-3）。

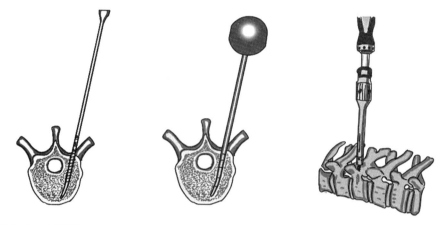

图 8-1　在椎弓根处开孔　　图 8-2　测量椎体深度　　图 8-3　植入 U 形螺钉

（5）同法于另外定位钉的位置，植入"U"形螺钉。但如果发生螺钉位置不良，比如螺钉过长，会穿过椎体前缘皮质，致大血管损伤；如果螺钉位于椎体外侧，固定作用会减弱；如果螺钉角度过大，可能会进入椎管，造成脊髓损伤；如果螺钉位置过低，易损伤神经根；如果螺钉加压过度，会使椎体前凸，椎间孔狭窄，发生神经管受压。

9.准备安装后方固定棍，准备相应的器械。

（1）选择适当长度的固定棍，并预弯成与脊柱前凸一致的弧度。

（2）将固定棍放入螺钉 U 形槽内。

（3）将锁定盖植入固定棍、U 形螺钉间隙处。

（4）初步旋紧锁定盖上的锁固螺钉。

（5）同法于对侧脊柱放入相同的固定棍。

（6）使用撑开钳，调整两椎体间的间隙。

（7）调整满意后，再次锁紧锁固螺钉，以确保牢固。

10.在两棒之间放横联杆，增加内固定的稳定。

11.冲洗、止血、清点器械、放置引流。

12.缝合肌肉及筋膜、皮下、皮肤，对合皮肤。

13. 覆盖切口。

【注意事项】

椎弓根螺钉置入的有关并发症也很少，但在胸椎椎弓根螺钉穿透椎体前方的骨皮质时，更有可能发生的临床问题是螺钉太靠近胸主动脉而引起相应的并发症。在使用椎弓根内固定时，必须对椎弓根的解剖有详细的了解。椎弓根将后部附件与椎体连接起来。椎弓根的内侧是硬膜外间隙、神经根和硬膜囊。椎弓根平面的穿出神经根紧靠椎弓根皮质的内侧和尾侧，紧邻椎弓根皮质的外侧和上面是上一节段的神经根。在第 3 和第 4 腰椎节段，髂总动脉和静脉就在椎弓根的前面，部分大血管及其分支沿骨翼侧面走行。在骶骨中线变异较大的骶正中动脉正位于第 1 骶椎椎体的前面。当螺钉向前穿透椎体时，有可能在 X 线片上显示不清楚，除非拍摄"近观"位 X 线片，才能发现螺钉的穿透。

附："微创"——经皮椎弓根螺钉内固定术

经皮椎弓根螺钉内固定术的主要方法是在椎体节段上、下相邻椎弓根皮肤处做 4 个 1.5cm 纵形切口，C 型臂 X 射线机透视下，钻入椎弓根螺钉，从一端切口纵向将固定棒置入肌纤维间隙内，棒的两端置入上、下两枚椎弓根钉的槽口内，拧入固定螺钉，初步固定，撑开复位并矫正屈曲畸形。

与传统手术对比，传统手术切口长 12 ～ 15cm，手术区肌肉组织剥离损伤严重，创伤较大，出血较多。此技术较传统开放手术方式，具有以下优点：①微创，摒弃传统手术大切口和广泛剥离骶棘肌，对人体创伤小、恢复快。②切口小，仅为数个小切口，术后疼痛轻，有利于术后快速恢复。③可以早期离床活动，早期进行术后功能锻炼，明显缩短术后卧床时间。

第二节　经皮椎体成形术

经皮椎体穿刺注入骨水泥（polymethyl methacrylate，PMMA）首先于 1984 由法国放射医师 Galibert 报道用于治疗椎体血管瘤，后进展成为经皮椎体成形术（percutaneous vertebroplasty，PVP）。该手术是将骨组织或骨水泥注入椎体，从力学上增强其结构强度。随后该技术逐渐被应用于骨质疏松椎体压缩性骨折、椎体骨髓瘤、血管瘤及椎体转移瘤导致的压缩性骨折患者中。由于其具有良好疗效和极低的并发症发生率，很快地获得各相关学科医生的认可，已成为上述疾病的主要治疗方法。

【适应证】

1. 骨质疏松症椎体压缩性骨折

（1）一旦明确诊断为骨质疏松性椎体新鲜压缩性骨折，无须等待保守治疗，可尽早行 PVP 治疗。

（2）骨质疏松椎体压缩性骨折经保守治疗 6 周以上腰背痛仍明显者，经 MRI 及 CT 证实椎体骨折仍未愈合者。

（3）Schmorl 结节（椎体上下终板局限性塌陷导致椎间盘髓核脱入椎体内，边缘形成硬化，是慢性腰痛的常见原因），排除其他原因引起的胸腰背部疼痛。

2. 椎体转移瘤

（1）椎体转移瘤引起局部难以忍受的疼痛，需以止痛剂维持者，或合并有椎体病理性压缩性骨折者。

（2）无症状溶骨型椎体转移肿瘤者，可行 PVP 治疗。

3. 椎体骨髓瘤　适应证选择原则同椎体转移瘤。

4. 椎体血管瘤　适用于进展性椎体血管瘤，适应证选择原则同椎体转移瘤。

【禁忌证】

1. 绝对禁忌证

（1）未纠正的凝血障碍和出血体质。

（2）对手术所需要的任何物品过敏。

（3）椎体结核、细菌感染。

2. 相对禁忌证

（1）椎体后缘骨质破坏广泛、较大范围不完整。

（2）椎体压缩程度超过 75%，预计无穿刺入路。

（3）椎体转移肿瘤为成骨型且合并椎弓根明显成骨硬化，预计穿刺困难。

（4）凝血功能障碍，有出血倾向。

（5）一次同时治疗 3 个或以上节段。

（6）根性的疼痛且明显超过椎体的疼痛，由与椎体塌陷无关的压迫综合征引起。

【操作】

（一）术前准备

1. 骨水泥　PVP 通常选用低黏稠度骨水泥，由于骨水泥粉液调和后在较短时间内发生聚合、凝固，医生须熟悉骨水泥的理化特性。

2. 器械与设备　①C 型臂 X 射线机。②一次性穿刺针：为带芯骨穿针，胸、腰椎用 11～13G。③一次性注射器若干。④外科不锈钢锤。⑤常用介入无菌手术包。

3. 医生准备　医生应通过培训获得相应资质；医生所在单位应具备外科及急诊科支持。医生根据 CT 片明确所治疗的椎体，以便判定进针侧。

4. 患者准备　完善各项实验室检查，包括术前血常规、凝血功能、肝肾功能、电解质、红细胞沉降率及超敏 C 反应蛋白等检查。拍摄脊椎 MRI、CT 及正侧位 X 线片、胸部 X 线片等。MRI 可准确鉴别骨质疏松椎体新旧骨折，显示椎体骨折的部位和压缩程度，可全面、清晰地显示肿瘤转移椎体的数目、部位、压缩程度和硬膜囊是否受压。

CT 检查可了解压缩椎体边缘骨皮质是否完整，椎管内是否有游离骨碎片，可判断椎体转移肿瘤的类型（溶骨、成骨或混合），可判断椎弓根是否完整，椎体后缘骨皮质破坏程度，并可观察穿刺途径的解剖结构等。X 线片可见骨质疏松椎体压缩塌陷形态，但难以鉴别新鲜和陈旧压缩，故难以准确确定骨质疏松多发椎体压缩的疼痛椎体和部位，易造成漏诊和漏治。对于椎体肿瘤，只有在椎体破坏、压缩塌陷很明显时 X 线片才能显示病变。因此，MRI 和 CT 是 PVP 前必须进行的影像检查方法，而脊柱正侧位 X 线片只能作为定位参考。对患者建立静脉通路，术前半小时可用镇静剂。对疼痛剧烈、难以翻身俯卧的患者，术前 10 ～ 20 分钟可用镇痛治疗，或联系麻醉科医师帮助术中止痛以便于安全完成 PVP 治疗。

（二）手术步骤

1. 穿刺路径

（1）多数椎体成形术的经典途径是椎弓根途径，适用于 T8 ～ L5 节段。

（2）椎弓根外途径：在胸椎椎体，对于椎弓根较小者或中部胸椎椎体，椎弓根外侧入路可供选择。

（3）后外侧途径：对于椎弓较窄的腰椎椎体可采用 Ottolenghi 描述的腰椎椎体活检侧后方入路。

（4）前外侧途径：在颈椎，多采用前外侧途径。

2. 定位步骤

（1）患者取俯卧位，透视下确定责任椎体，皮肤上标记出双侧椎弓根投影位置（图 8-4）。

（2）保持上下终板呈"一线影"（图 8-5）。双侧椎弓根投影正位下以棘突对称，侧位下完全重叠。

（3）正位透视下使两侧椎弓根对称显示（图 8-6），选择椎弓根外缘的体表投影外侧 1 ～ 2cm 为穿刺点。

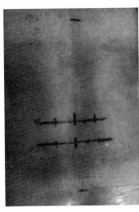 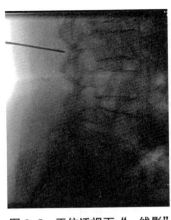 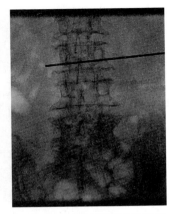

图 8-4　皮肤标记双侧椎　　　图 8-5　正位透视下"一线影"　　　图 8-6　正位透视下使两侧椎
　　　弓根投影位置　　　　　　　　　　　　　　　　　　　　　　　　　　弓根对称显示

3. 胸腰椎成形术椎弓根途径操作过程

（1）患者取俯卧位，常规消毒铺巾。

（2）用 2% 利多卡因在穿刺点皮肤向椎弓根方向做穿刺通道软组织全层浸润麻醉。

（3）穿刺针至椎弓根后缘骨皮质，然后做双向透视，在侧位透视下将穿刺针方向尽量调整至与病变椎体中线一致，侧位透视下用外科锤敲击穿刺针进入椎弓根，反复多次双向定位，当穿刺针头端抵达椎体后缘时，正位透视显示穿刺针正好越过椎弓根内缘，此为较理想的穿刺状态，在侧位透视下将穿刺针敲击推进至椎体前 1/3 交界处，此时正位可见穿刺针头端位于椎体中央。

（4）调制骨水泥，并抽入骨水泥注射器内。

（5）骨水泥呈黏稠状时在侧位透视下缓慢向椎体内注入，如发现明显渗漏则停止注射。

（6）拔出穿刺针时，先置入针芯将残留在穿刺针套管内的骨水泥推入椎体内，旋转穿刺针向后退出。穿刺点局部压迫 3 ～ 5 分钟后进行包扎，手术完毕。

【注意事项】

1. 胸椎穿刺点应选择在椎弓根体表投影偏外侧 1 ～ 2cm，不宜太远，否则可能穿入胸膜腔造成气胸；如采用胸肋关节穿刺，则对于骨质疏松者的操作应轻缓，避免造成肋骨折断而出现新的疼痛。

2. 经椎弓根穿刺应避免损伤椎弓根内侧骨皮质，以防损伤神经根。

3. 椎体穿刺成功后是否需行椎体静脉造影尚存争议，不少医师认为椎体静脉造影无助于预防骨水泥渗漏，反而增加费用及辐射时间。

4. 穿刺不当多在穿刺针进入椎弓根约中后 1/3 处时得出判断，此时可以拔出穿刺针再次穿刺，且注射时穿刺针头端多在椎体前中 1/3 处，骨水泥向后沿第 1 个皮质穿刺孔漏出的可能性极小。为防止渗漏，须在骨水泥黏稠中期再注射。

5. 骨水泥注入量：为获得确切疗效，一般用量为颈椎 1 ～ 2mL、胸椎 3 ～ 5mL、腰椎 4 ～ 6mL。60%～ 65% 的压缩性骨折患者仅从单侧注射就可将对侧充盈，一侧注射不满意者，可行双侧注射。

【术后处理】

患者仰卧 2 ～ 6 小时，6 小时内监测生命体征为每小时 1 次，平稳后可下床轻微活动。术后观察 1 ～ 3 天可出院。如骨质疏松椎体压缩性骨折行 PVP 后背部疼痛缓解 1 ～ 3 天，再发胸腰背部剧烈疼痛，活动时加剧，平卧后可减轻，应高度怀疑新发椎体骨折，首选 MRI 检查，如有其他新发椎体骨折，可即刻行 PVP 治疗。术后还应针对原发疾病进行相应治疗。

【疗效评价】

PVP 的临床疗效评价重点是疼痛缓解和防止椎体塌陷。PVP 对肿瘤及骨质疏松性骨折的止痛效果较理想，多数患者在术后即刻至 72 小时（平均 36 小时）内起效，其中转移性肿瘤和骨髓瘤的疼痛缓解率为 72%～85%、骨质疏松性压缩性骨折的疼痛缓解率达 78%～96%。对椎体转移肿瘤行 PVP 治疗后 3～4 周应辅以化疗或放疗，从而进一步控制肿瘤，延长患者生存期。

疼痛疗效评价可用以下方法。

1. 多采用 WHO 标准，将缓解程度分为 4 级。

（1）完全缓解（CR）：疼痛症状完全消失，生活完全自理。

（2）部分缓解（PR）：疼痛缓解明显，偶有症状，无须使用口服止痛剂，生活大部分能自理。

（3）轻微缓解（MR）：时有疼痛症状，使用口服止痛剂能止痛，生活部分能自理。

（4）无效（NR）：疼痛无缓解，口服止痛剂不能完全止痛，依赖强止痛剂。

CR 和 PR 为治疗有效。

2. 目前也常用疼痛分级法（visual analogue scale，VAS），治疗后 VAS 降低 3 分以上视为有效。VAS 分值 0～3 分为显著缓解（CR）；VAS 分值 4～6 分为部分缓解（PR）；VAS 分值＞7 分或治疗前后 VAS 分值差值＜3 分为无缓解（NR）。

【并发症及处理】

1. 与穿刺相关的并发症

（1）穿刺损伤神经根：穿刺针穿通椎弓根内侧缘经过侧隐窝而损伤神经根，导致神经根受损，临床少见。

（2）椎管内血肿：不常见，多由使用较粗穿刺针撕裂硬脊膜或硬脊膜内静脉丛导致椎管内血肿，甚至可引起急性进行性脊髓或硬膜囊受压，需急诊行外科手术减压。临床表现为术后出现神经根受压进行性加重，甚至脊髓受压平面以下感觉及肌力进行减退，行 MRI 检查可较早发现椎管内血肿。

（3）椎弓根断裂：不常见。椎弓根断裂可增加椎管内血肿及骨水泥渗漏入椎管的危险。

（4）肋骨骨折：严重骨质疏松者行胸椎 PVP 治疗，可发生肋骨骨折，但这种并发症极少发生。理论上采用外科锤敲击推进穿刺针可预防这些骨折的发生。

2. 与骨水泥注射相关的并发症

常见的骨水泥渗漏部位有椎管内硬膜囊外、神经根管、椎旁软组织、相邻椎间盘内及椎旁静脉丛。大多数无临床严重后果。渗漏发生率差异较大，早期 PVP 治疗椎体肿瘤的渗漏率较高，近年 PVP 治疗骨质疏松椎体压缩性骨折的渗漏发生率明显降低为 1%～6%。

（1）骨水泥沿针道渗漏：骨水泥偶尔可沿针道倒流渗漏入椎体周围软组织内，多无临床症状。当针道渗漏至皮下引起疼痛较剧者，需切开取出渗漏的骨水泥。

（2）骨水泥渗漏入椎旁组织：骨水泥通过椎体骨皮质骨折缝隙或肿瘤溶骨性破坏区外渗入椎体周围软组织内，多无症状，无须特殊处理。

（3）骨水泥渗漏入椎管和椎间孔：椎体后缘骨皮质破坏范围较广者易发生。若骨水泥渗漏入椎管内则有导致椎管急性受压阻塞的危险。发生椎管及椎间孔渗漏后常见的临床症状：①神经根痛：由骨水泥渗漏入椎间孔静脉或椎间孔内所致，主要发生在 PVP 治疗椎体恶性肿瘤，比在其他适应证发生率高得多。通常采用口服非类固醇类抗炎药等治疗后即可得到缓解，极少部分患者神经根疼痛十分顽固，用药物治疗难以缓解，而需要外科手术摘除漏入神经孔内的已聚合变硬的骨水泥才能治愈。②椎管受压：骨水泥渗漏入椎管可压迫脊髓或马尾神经导致瘫痪，发生率较低。当椎管内渗漏出现明显脊髓受压症状时，需尽早行外科手术摘除椎管内已聚合变硬的骨水泥才能避免瘫痪的发生。

（4）骨水泥渗漏入相邻椎间盘：在 PVP 治疗中骨水泥扩散渗漏入椎间盘内的发生率高达 5%～25%，绝大多数椎间盘渗漏者无临床症状，但有增加邻近椎体新发骨折的风险。

（5）骨水泥渗漏入椎旁静脉：骨水泥渗漏入椎旁静脉发生率为 5%～16.6%，少量渗漏多无临床严重后果，但较多渗漏可造成肺栓塞或局部疼痛加剧。

（6）肺栓塞：注入骨水泥稀薄且量较大，未能及时发现骨水泥大量渗漏入椎旁静脉而回流至肺动脉分支内，造成肺栓塞。少量肺栓塞无临床症状，多在术后行胸部 CT 检查时发现。大量肺栓塞则可出现休克、血氧饱和度低和肺动脉高压等典型肺栓塞症状，甚至死亡，临床发生率极低。

（7）预防骨水泥渗漏并发症的主要措施：①骨水泥必须在黏稠期注射。②透视实时监视下注射，一旦发现椎旁较多渗漏，应立即停止注射。③注射初期，注射速度应缓慢，随着骨水泥进一步变黏稠再加快注射速度。

3. 脊柱感染 PVP 后脊柱感染罕见。脊柱感染重在预防，主要包括以下措施。

（1）身体健康状况差或免疫功能低下的患者，PVP 术前可预防性使用抗生素。

（2）糖尿病患者应将血糖控制在正常范围内后方可行 PVP 治疗，且术后应坚持控制血糖。

（3）免疫功能抑制者，可以在骨水泥中添加抗生素。

（4）手术器械、手术室需做充分的消毒准备，医生必须严格无菌操作。PVP 极少造成患者死亡，死亡原因主要包括腰椎旁侧穿刺损伤腰动脉导致大出血，1 次手术中行 8 节以上椎体 PVP 及骨水泥大量渗漏栓塞肺动脉等。

第三节 经皮椎体后凸成形术

经皮椎体后凸成形术（percutaneous kyphoplasty，PKP）是在经皮椎体成形术基础上发展而来的新型脊柱微创手术。目前，PKP 主要应用于有症状的骨质疏松性椎体压缩性骨折（VCF）。PKP 治疗骨质疏松性椎体压缩性骨折也具有和 PVP 相当的止痛效果，二者基本操作方法也相同，只是 PKP 在穿刺成功后需扩张穿刺通道，最终置入 8G 工作套管，然后将专用球囊置入病变椎体内扩张恢复其一定高度并于椎体内形成一腔隙，再注入骨水泥。PKP 目前主要用于骨质疏松性椎体压缩性骨折，在椎体良、恶性肿瘤方面则应用较少。

【适应证】

1. 骨质疏松性压缩性骨折引起的疼痛。
2. 骨质疏松性压缩性骨折引起的后凸畸形。
3. 溶解性骨肿瘤引起的骨损伤导致的疼痛。

【禁忌证】

1. 稳定的、治愈的、无疼痛的骨质疏松性压缩性骨折。
2. 内在的或病理性的出血异常（尤其是在椎弓根皮质或椎体后方被穿透时）。
3. 骨质疏松性爆裂骨折。对于只有很少或没有椎管压迫的神经完整的病例，可以考虑行后凸成形术。
4. 椎体完全塌陷。
5. 局部或全身的感染未控制者。
6. 凝血功能明显异常者。
7. 对骨水泥或显影剂成分过敏者。

【操作】

（一）术前准备

1. 骨水泥。
2. 器械与设备：①C 型臂 X 射线机。②一次性穿刺针：为带芯骨穿针，胸、腰椎用 11 ～ 13G、颈椎用 14 ～ 15G。③一次性注射器若干。④扩张套管、套管针、可扩张球囊。⑤外科不锈钢锤。⑥常用介入无菌手术包。
3. 医生准备：同 PVP。

（二）手术步骤

后凸成形术最常用的手术途径是经椎弓根途径，适于 T8 ～ L5 节段。中、上胸椎则宜采用椎弓根外侧途径。后外侧途径后凸成形术可以用在 L2 ～ L4 节段。不必追求两侧同时椎弓根穿刺灌注，应力求单侧手术，减少手术时间及手术风险。应正侧位透视下，确保穿刺位置正位时位于椎体中部、侧位时位于椎体前中部。

1. 定位步骤

（1）患者取俯卧位，透视下确定责任椎体，皮肤上标记双侧椎弓根投影位置。
（2）保持上下终板呈"一线影"。双侧椎弓根投影正位下以棘突对称，侧位下完全重叠。
（3）正位透视下使两侧椎弓根对称显示，选择椎弓根外缘的体表投影外侧 1 ～ 2cm 为穿刺点。

2. 胸腰椎成形术椎弓根途径操作过程

（1）患者取俯卧位，常规消毒铺巾。

（2）用2%利多卡因在穿刺点皮肤向椎弓根方向做穿刺通道软组织全层浸润麻醉。

（3）侧位透视下放入导线，防止穿透前方皮质。

（4）通过扩张器放入一个工作套管，然后取出扩张器与导线。通过工作套管放入手锥，并向前推进直到椎体前方皮质。当穿刺针头端抵达椎体后缘时，正位透视显示穿刺针正好越过椎弓根内缘，此为较理想的穿刺状态，在侧位透视下将穿刺针敲击推进至椎体前1/3交界处。

（5）取出手锥。通过工作套管放入可扩张球囊。侧位透视下，球囊应放置在病椎的前中部，正位透视应位于椎体中部。

（6）扩张球囊时压力不要超过300psi，防止球囊破裂。

（7）缓慢、逐步扩张球囊，每次增加0.5mL，并经常检查球囊内压力是否降低，如果存在骨质疏松，可出现压力迅速下降。

（8）整个扩张过程必须在医生的视觉和双手感觉控制下，在扩张至终点后，记录球囊所用液体量，这个容量可作为注入骨水泥量的估计值。一般每侧约为3mL，总量约为6mL。

3. 骨水泥的配制

（1）聚甲基丙烯酸甲酯（PMMA）仍然是在人类体内唯一可接受的椎体扩张材料。

（2）每40mL一袋的骨水泥中加入6g硫酸盐，将粉剂充分混匀后加入10mL液态单体，直到它们混合成为一体为止。

（3）将骨水泥注入长管状的骨过滤装置，然后将装置放入工作套管中。

（4）当骨水泥从吸管的顶端可以粘成小球时（拔丝期）才可以注入。

4. 骨水泥的注入

（1）球囊被扩张后，骨过滤装置被塞入两个工作套管中。一个中央推进器用来将骨水泥注入骨中，操作中要用C型臂X射线机仔细监测。对不稳定骨折，对侧的球囊可以保持扩张状态，以便在同侧注入骨水泥时保持骨折复位状态。

（2）当出现以下情况时，应立即停止注入骨水泥：①已填满椎体前方。②开始从椎体渗漏。③开始向椎体的后面填入。

（3）根据球囊扩张的程度，每一侧可注入2～6mL骨水泥。

【注意事项】

1.胸椎穿刺点应选择在椎弓根体表投影偏外侧1～2cm，不宜太远，否则可能穿入胸膜腔造成气胸；如采用胸肋关节穿刺，则对于骨质疏松者的操作应轻缓，避免造成肋骨折断而出现新的疼痛。

2.经椎弓根穿刺应避免损伤椎弓根内侧骨皮质，以防损伤神经根。

3.椎体穿刺成功后是否需行椎体静脉造影尚存在争议，不少医生认为椎体静脉造影无助于预防骨水泥渗漏，反而增加费用及辐射时间。

4.穿刺不当多在穿刺针进入椎弓根约中后1/3处时得出判断，此时可以拔出穿刺针再次穿刺，且注射时穿刺针头端多在椎体前中1/3处，骨水泥向后沿第1个皮质穿刺孔漏出的可能性极小。为防止渗漏须在骨水泥黏稠中期再注射。

5.骨水泥注入量：为获得确切疗效，一般用量为颈椎 1 ~ 2mL、胸椎 3 ~ 5mL、腰椎 4 ~ 6mL。60% ~ 65%压缩性骨折患者仅从单侧注射就可将对侧充盈，一侧注射不满意者，可行双侧注射。

【术后处理】

同 PVP。

【疗效评价】

同 PVP。

【并发症及处理】

同 PVP。

附：PVP 与 PKP 比较

1.病例选择　PVP 和 PKP 主要的适应证是骨质疏松性椎体压缩性骨折或椎体肿瘤所致的顽固性椎体源性疼痛。一般来说，新鲜骨折较陈旧性骨折术后疼痛缓解明显，骨质疏松性椎体骨折较椎体肿瘤术后疼痛缓解明显，单个椎体骨折较多发椎体骨折术后疼痛缓解明显，塌陷程度较轻的骨折较严重塌陷的骨折术后疼痛缓解明显。对上胸椎疾患，因为椎弓根小，穿刺有一定难度，风险大；而且胸椎椎管小，一旦渗漏引起脊髓受压，导致截瘫的可能性大。另外，由于胸椎有稳定的胸廓支撑，疼痛不十分严重，慎用该手术。

2.选择 PVP 还是 PKP　PVP 和 PKP 均能确切缓解患者的疼痛症状，骨质疏松患者的疼痛缓解率均超过 90%，而肿瘤患者的疼痛缓解率也在 75% ~ 90% 之间。PVP 费用较低，操作相对简单，骨水泥渗漏发生率较 PKP 高，但很少引起临床症状。PKP 总体的骨水泥渗漏较低，且渗漏较局限，安全性较 PVP 大大提高。对经济条件许可的患者，应优先选择 PKP。

3.单纯穿刺还是双侧穿刺　单侧穿刺创伤小，手术时间短，降低穿刺风险，减少放射暴露和器械费用。双侧穿刺能获得较好的骨水泥填充，且减少每侧骨水泥的注射量，降低渗漏风险。一般推荐单侧穿刺，若病椎呈均匀性的严重塌陷，宜选择双侧穿刺，每侧注入较少量骨水泥就可获得较满意的填充。实际应用中，若医生不能确定单侧还是双侧穿刺，可先对把握较大的一侧穿刺，然后根据此侧骨水泥分布情况再决定是否需要对侧穿刺。骨水泥至少要越过椎体中线，以保证远期效果，否则宜再次对侧穿刺。

4.骨水泥注射量多少为宜　体外生物力学的研究证实，仅 2 ~ 3mL 或约 16.2% 椎体体积百分比的骨水泥量即可恢复椎体的强度，而椎体的刚度恢复则需要 4 ~ 6mL 或 29.8% 椎体体积百分比的骨水泥量。胸椎注射骨水泥 3mL 以内、腰椎注射骨水泥 5mL 以内即可获得满意的效果。对严重塌陷的病椎行 PVP 应选择双侧穿刺，并适当减少骨水泥量，以防渗漏。另外，行 PKP 时，骨水泥的注射量应稍大于骨扩张器的扩张容量，以完全填充椎体内的空腔。

5. PKP 器械的选择，液压扩张还是机械扩张　球囊和 Sky 骨扩张器是目前 PKP 应用最多的骨扩张器。两者均能有效缓解疼痛症状和恢复椎体高度，但 Sky 渗漏率较高，骨水泥注射量较小，多局限于穿刺侧。另外，Sky 骨扩张器操作简单，价格相对低廉，在单节段相对陈旧椎体骨折选用较好，其固定的机械膨胀有增加骨水泥渗漏之虑。球囊系统较为理想，单侧穿刺可获得较满意的骨水泥充填，对多节段相对新鲜的椎体病变更为经济、适用。

6. 填充物的选择　目前常用的填充物有聚甲基丙烯酸甲酯（PMMA）、磷酸钙（CPC）和硫酸钙（CSC）骨水泥。三种骨水泥均能在一定程度上修复病椎的生物力学性能，临床研究也证实 CPC 和 CSC 行 PVP 与 PMMA 一样，是治疗骨质疏松的有效方法。PMMA 可注射性好，聚合时发热，不能降解，用于椎体恶性肿瘤患者较好，并常用于老年性骨质疏松患者。而对年轻椎体骨折患者，宜选用生物相容性好、低热或无热、能在体内降解、具有生物活性的骨水泥，如 CPC 或 CSC 等。

7. 多发性骨折，该治疗哪个（些）椎体　为获得良好的疼痛缓解，手术必须针对疼痛源性椎体。确定致痛椎的方法有以下两种：①脊柱叩痛点与 X 线片上的骨折节段一致。② MRI 的 T2 加权像上的高信号影或骨扫描片上的信号浓集区与 X 线片上的骨折节段一致。上述两点均提示疼痛性椎体的存在，对这些椎体进行成形术后患者的疼痛往往可以得到良好的缓解。对病椎数量较多的患者，宜分次手术，一次手术的椎体以不超过 3 个为宜。

8. 骨水泥渗漏的预防　在 PVP 中，骨水泥渗漏的预防过多依赖手术医生的经验，骨水泥渗漏的发生率较高，因此，有条件者应选择 PKP，而 PKP 宜优先选择球囊骨扩张器。另外在 PKP 中，手术者应把握好骨水泥在黏稠的面团期将其注射进入椎体，骨水泥的注射量只要略多于骨扩张器的扩张。

第四节　经皮椎间孔镜椎间盘切除术

经皮椎间孔镜椎间盘切除术（percutaneous transforaminal endoscopic discectomy, PTED）是治疗腰椎间盘突出症的一项新的微创技术。与传统开放式椎间盘切除术相比，PTED 拥有创伤小、出血少、术后康复快、瘢痕小等优点。但 PTED 的学习曲线陡峭，较开放式椎间盘切除技术（open microdiscectomy, OM）更难掌握。良好的培训和实际指导有助于克服许多困难，从而为腰椎间盘突出症患者提供安全有效的手术治疗。

【适应证】

与传统 OM 手术一样，PTED 的适应证为由腰椎间盘突出导致的坐骨神经痛。即使是复发性椎间盘突出和由突出／脱出的椎间盘碎块导致的椎间孔狭窄也可以做 PTED。但如果是椎间盘组织向头侧或尾侧脱垂，做起来较难。

【禁忌证】

峡部裂性腰椎滑脱或严重的先天性腰椎管狭窄。

【操作】

（一）术前准备

1. 器械准备　主要包括可透射线的手术台、C 型臂 X 射线机、电视监视器、环锯、带工作通道的内镜系统、导丝。

2. 患者体位　俯卧位或侧卧位，各有所长。

（1）俯卧位：减少患者在术中的活动，使摆放更稳定，而且脊柱外科医生通常更加熟悉俯卧位的解剖结构（本文以俯卧位为例）。需要注意的是，要准确摆放患者体位以便术中透视时可以获得标准前后位和侧位透视片，从而避免器械置入位置不佳。

（2）侧卧位：术中可以进行直腿抬高试验；硬脊膜在重力作用下可向对侧偏移，从而可能获得更大的安全区域；侧卧位腹压较低，可能减少术中出血。

3. 麻醉　采用局部麻醉。镇静剂一般选用右美托咪定或异丙酚和瑞芬太尼的混合液，剂量应控制在以患者仍能对神经根刺激产生反应为宜。由于手术在局部麻醉下进行，因此无法进行术中神经功能监测。医生在操作接近神经根时可以通过患者的反应获得直接反馈。

（二）手术步骤

1. 标记（图 8-7）　通过 C 型臂 X 射线机透视，以克氏针确定椎间盘突出节段并标记穿刺方向。穿刺方向由头外侧斜向尾内侧，在正（前后）位上 L5/S1 与上关节突（superior articular processes，SAP）呈 40°～50°，L4/L5 和 L3/L4 则分别呈 30°～40° 和 25°～30°。此外，也可作一条连接 SAP 尖和上终板中点的直线。

2. 皮肤切口（图 8-8）　L5/S1 节段的皮肤切口在距后正中线 12cm 处，L4/L5 或 L3/L4 节段为 10cm 处，而 L2/L3 节段则为 8cm 处。

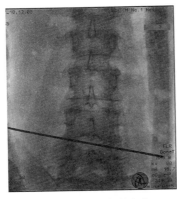

图 8-7　标记穿刺方向

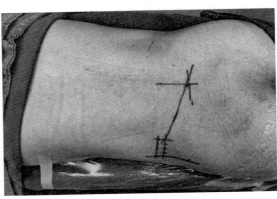

图 8-8　皮肤切口

3. 置入导丝（图 8-9）　穿刺点以 1% 利多卡因 2～3mL 行局部麻醉，然后穿入 18G 穿刺针并以 1% 利多卡因 8～10mL 麻醉穿刺路径。穿刺针在侧位片上，与头尾方向呈 55°～65° 角；在正位片和轴面观（C 型臂 X 射线机无法获得该平面影像）应与后前方向呈 30°～40° 角。

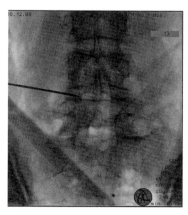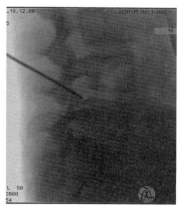

图 8-9　置入导丝影像

穿刺针尖到达上关节突后，用 1% 利多卡因 2～3mL 麻醉关节面（注意利多卡因不要给得太多，否则很可能麻醉神经根，使患者对神经根刺激失去反应）。通过穿刺针置入导丝并移去穿刺针。随后以空心锥形套管将手术入路逐级扩大至 8mm。

操作中须注意避免折弯或意外取出导丝，否则会明显增加手术时间。

4. 置入 Tom Shidi 针　将空心的 Tom Shidi 针通过导丝放置至 SAP 顶部并移去导丝，将尖锐的 Tom Shidi 针小心朝向尾侧敲至 Kambin 区直至内侧椎弓根线，根据敲击声的变化判断是否到位。然后将此尖头针更换为钝头针并继续置入椎管，朝向椎间盘突出的部位。更换导丝并移去 Tom Shidi 针。

5. 以安全钻扩张通道（图 8-10）　首先经导丝置入直径 4mm 的一次性空心钻扩大神经孔，此过程应注意不可弯曲导丝。根据患者自身及解剖学特点将神经孔扩大至 8mm 或 9mm，必要时以 6～9mm 的安全钻调整通道。安全钻应按逆时针方向钻入，以免损伤软组织。

6. 置入工作套管及内镜（图 8-11）　置入 7mm 锥形杆及工作套管，使其尖端朝向后纵韧带以避免刺激神经根。将带生理盐水泵的内镜与冲洗管道连接备用。

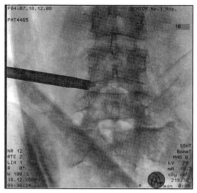

图 8-10　安全钻扩张通道影像

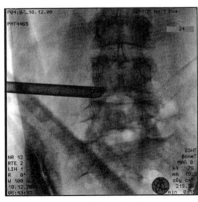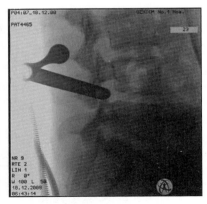

图8-11 置入工作管套及内镜影像

7. 神经根减压 置入内镜后，以咬骨钳清除所有破碎的椎间盘组织。通过调节灌注速度有助于止血，必要时可以用双极电凝来止血。在屏幕上方可见到关节突，其后方可以找到神经根，屏幕下方为后纵韧带，黄色组织为椎间盘。

以咬骨钳缓慢移除突出的椎间盘组织，当椎间盘组织过大时，可连同内镜一起拿出。移除神经根周围的组织可能会诱发放射痛，尤其是在神经孔狭窄时，需要缓慢地逐步移除椎间盘组织。

8. 缝合 在移除工作套管之前，可在神经根周围区域使用适量糖皮质激素以缓解疼痛，但这种做法尚存在争议。移除工作套管后，以可吸收线行皮内缝合关闭伤口。

【术后处理】

术后2小时如患者无并发症出现，则可开始活动甚至出院。部分患者可能出现臀部周围麻木或腰痛。通常可在术后6周时进行常规门诊复查，无须使用支具保护。

【并发症】

1. 硬脊膜意外损伤可能导致术后体位性头痛、恶心、呕吐、畏光和腰痛等。保守治疗通常可有效缓解症状，必要时可留院观察。

2. 神经根及背根神经节损伤，可能导致术后感觉异常。因手术在局麻下进行，这种情况通常不会发生。如术中患者出现持续性腿痛，则需要调整工作通道，如果无法调整，则可能需要转变为开放性手术。

3. 切口感染一般口服抗生素即可治愈。

4. 短暂性麻痹多由局部麻醉所致，通常术后短期内可自行缓解。

5. PTED术中出血很少（1～5mL），故术后出血少见。若出现导致下肢放射性疼痛的大出血（＞500mL）需要立即手术清除血肿。

第五节　颈椎前路减压融合术

颈椎损伤的前路手术（anterior cervical discectomy and fusion，ACDF）是从 Robinson 等报道的前路颈椎椎间盘切除和椎体间植骨融合术引申而来的。颈椎前路减压融合术广泛应用于颈椎间盘退变（椎间盘突出、椎管狭窄）和不稳导致的颈椎退变性疾病，并取得了良好疗效。

【适应证】

1. 颈椎骨折移位，造成不稳，伴有神经症状。
2. 颈椎结核，良性或低度恶性肿瘤椎体被切除后。
3. 软性椎间盘突出或椎间盘骨化导致的脊髓病或持续性神经根病。
4. 颈椎间盘突出且有明显压迫症状者。
5. 颈椎创伤导致的不稳。
6. 进行性加重的颈椎后凸畸形。
7. 需进行稳定的椎间盘炎症性疾病。

【禁忌证】

1. 出血性疾病。
2. 持续的后纵韧带骨化症。
3. 发育性颈椎管狭窄症。
4. 严重骨质疏松症。
5. 来自脊髓后方的神经压迫。
6. 全身基础条件差，无法耐受手术。
7. 颈前术区软组织条件差。

【操作】

1. 评估与处理

（1）病史收集与体格检查：完整而详细的病史询问，完善疼痛及颈椎功能评分量表，如 VAS、JOA 评分等；既往有无颈椎手术史及其他系统疾病；完整而彻底的神经肌肉体格检查；颈椎外形、四肢感觉、运动、反射、病理征等；特殊体征包括神经根紧张体征。

（2）影像学检查：X 线站立位颈椎正侧位、双斜位和颈椎过伸过屈位片，骨折脱位患者禁做过伸过屈位片；MRI 可获得神经和软组织影像信息，明确压迫部位，评价是否存在脊髓软化或水肿；CT 可明确脊椎的形态和结构，了解是否存在椎间盘及韧带骨化。

（3）术前讨论：诊断和手术适应证是否明确；是否存在手术禁忌证；可能影响手

术安全的基础疾病是否已处理及相关专科会诊情况；手术主要风险及术中可能出现的并发症（特别是脊髓损伤、椎动脉损伤、食管气管损伤等严重并发症）风险评估及防治措施；术后可能出现的相关并发症及防范措施；麻醉方式及麻醉风险评估；术前谈话及手术知情同意书签署。

2. 术前准备

（1）对颈椎骨折、脱位引起的不稳，先做颅骨牵引，术前可牵引复位。

（2）用 2 ～ 4 指在切口一侧的内脏鞘与血管神经鞘间隙，持续向非手术侧推移10 ～ 20 秒，训练 3 ～ 5 天。

（3）备皮、备血及心电图、肝肾功能、出凝血时间检查等。

3. 手术步骤

（1）手术入路（图 8-12）：可用横切口。选取切口时尽量沿原有皮纹或顺胸锁乳突肌前缘做斜切口。3 个节段以内的操作一般选用横切口，4 个节段或以上的操作一般选择纵切口。横切口轻微弯曲以适应皮肤皱褶，纵切口建议与胸锁乳突肌内缘平行且在其内侧大约 1cm 处。

（2）确定手术节段：正常情况下，C6 椎体与环状软骨在同一平面。在识别伤椎有困难时，可插针置入椎间隙上方或下方的椎体后，深入 1cm，行术中透视以准确定位。

（3）切开皮肤，分离颈阔肌表面的皮下组织，暴露颈阔肌。切开颈阔肌，松解上下肌层筋膜，触摸颈动脉鞘，使用钝头拉钩牵开颈动脉鞘及颈内脏鞘。为获得更为广泛的暴露可牵拉或切断 C6 水平的肩胛舌骨肌。到达椎前后，手指钝性游离椎间筋膜。

（4）减压（图 8-13）：用甲状腺拉钩或自动牵开器向对侧牵开气管和食管。在中线切开椎前筋膜，用锐利骨膜剥离器或骨刀向双侧做骨膜下剥离，用咬骨钳、枪钳、髓核钳等切除相应椎体、间盘，必要时清除后纵韧带，刮匙清理植骨床。

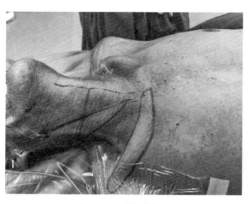
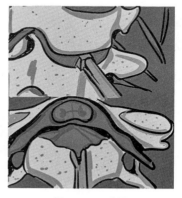

图 8-12　手术入路　　　　　　　　　　图 8-13　减压

（5）植骨（图 8-14）：试模、术中 C 型臂 X 射线机透视植骨效果后取相应骨块植骨。可用髂骨或腓骨段、椎间融合器，融合器填充骨颗粒也可供选择。颈椎前方钛板内固定，再次透视评估效果。

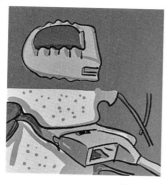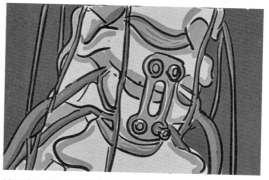

图 8-14　植入椎间融合器及钛板固定

（6）关闭创口：冲洗创口，彻底止血后，椎体前方放置橡皮管引流，逐层缝合切口，覆盖敷料后，外加颈围或石膏围领固定。

【注意事项】

1. 对前脊髓综合征的患者需要清除后纵韧带前方的骨与间盘组织，做到彻底减压。
2. 植骨的前后深度不应超过 1.5cm，避免植骨压迫骨髓。
3. 若椎体间植骨块嵌插得不紧，或颈椎前后柱均有损伤，可加用颈椎钢板固定。
4. 冲洗伤口，只需缝合颈阔肌与皮肤，留置橡皮条或软橡皮管引流 24 小时。

【术后护理】

1. 心电监测：术后 24 小时评估生命体征平稳者停止心电监护。
2. 每 24 小时动态监测引流量及性质变化，术后 24 小时引流量小于 30mL 后拔出引流管，5 ～ 6 天拆线。
3. 吸氧与雾化：间断或持续低流量氧气吸入，氧化雾化吸入，鼓励患者咳嗽咳痰，进行肺功能锻炼。
4. 疼痛评估与管理：常规评估患者疼痛程度，术前给予超前镇痛，术后根据患者疼痛情况给予止痛药物。
5. 手术切口管理：观察手术切口是否清洁干燥，如有渗液，及时换药。如有异常分泌物，及时送检细菌培养。
6. 肢体感觉及运动功能评估：术后密切检测并动态评估患者四肢感觉、肌力变化情况。
7. 抗生素应用：术前 30 分钟常规预防性应用第一、第二代头孢类抗生素，手术时间超过 3 小时，术中应追加一次抗生素，术后预防性应用抗生素一般不超过 48 小时。
8. 术后 1 ～ 3 个月去掉围领，拍摄 X 线片检查，若骨愈合良好，可进行颈部功能练习。

第六节 髓内钉固定

第二次世界大战后，股骨干切开复位内固定开始流行，同时间出现了切开髓内钉术。一位年轻成年患者，股骨干髓腔最狭窄部存在骨折，采用髓内钉固定，并发症少，可作为终极治疗。成功的髓内钉固定术可减少住院时间，快速恢复所有关节活动度，早日恢复行走，相对地减少失能时间（图 8-15）。

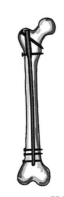

图 8-15 股骨髓内钉固定

【分类】

（一）开放髓内钉固定

股骨开放髓内钉固定是在显露骨折部位后再插钉。主要的适应证为当已经存在内固定时发生骨不连或者再骨折。

1. 优势 与闭合髓内钉固定相比，开放髓内钉固定的益处明显，并发症少。①与闭合插钉相比，所需的昂贵器械较少。②不需特殊的骨折床或手术台。③不需要 X 线影像增强器。④不需要初期牵引使骨折端分离。⑤与闭合方法相比，较容易获得绝对解剖复位。⑥直接观察骨折部位，可发现影像学检查未发现的无移位和被忽视的粉碎性骨折。⑦可做到骨折断端的准确嵌合，增加其旋转稳定性。⑧对于节段性骨折，可以稳定中间的骨折块，避免闭合复位和扩大髓腔时发生扭转和扭曲。⑨对于骨折不愈合者，容易打开硬化的骨折端髓腔。⑩开放复位后，很少出现旋转对线不良。

2. 缺点 ①必须考虑皮肤瘢痕。②清除了与骨折愈合有重要关系的骨折端血肿。③损失了扩髓时产生的骨屑。④感染率增加。⑤骨折愈合率降低。⑥如果使用交锁髓内钉，没有影像增强设备则难以锁钉。

（二）闭合髓内钉固定

1940 年，Kuntscher 首先提出不显露骨折部位而闭合插入髓内钉固定长骨骨干骨折，目前这项技术得到广泛使用。很多报道指出，该固定方法可提高骨折愈合率，利于早期活动，保持髋关节及膝关节的活动度等。

闭合插钉是一种要求严格的手术技术，必须准备全套的髓内钉、髓腔铿、拔出器和其他相关器械及影像增强器，也需合适的可透视骨折床，允许影像增强器的 C 型臂 X 射线机在显示骨折时能随意转动。对极度粉碎性骨折，术前行健侧股骨影像学检查可以估计髓内钉直径、预计扩髓程度、最终的髓钉长度。在行闭合髓内固定之前必须通过牵引获得正确的股骨长度。髓内钉的近端必须位于大粗隆尖端之下，远端位于髌骨上极和远端股骨骨板之间。

（三）股骨顺行髓内钉固定

股骨顺行髓内钉主要用于治疗所有适合于髓内钉固定的下肢长骨骨折。该系统允许标准的交锁模式和呈 130° 的重建交锁模式，后者可用于治疗距离股骨头凹陷 4cm 以远的股骨颈头下型骨折。交锁髓内钉系统（Trigen）由 6AL4V 钛制成，表面有特殊的涂层以减少骨和金属的黏附。该钉采用颜色编码以指导放置位置，共有 10mm、11.5mm、13mm 3 个直径规格。直径为 10mm 和 11.5mm 的髓内钉的近端 7cm 膨大至 13mm，为近端螺钉提供额外的固定强度。近端和远端锁定采用 5mm 全螺纹、自攻、自钻螺钉，允许双皮质固定并能减少螺钉退出。我们推荐在近端和远端均采用静力锁定。也有直径 8.5mm 的髓内钉，有着不同的入钉点、几何锁定角度、交锁钉规格，用于青少年及股骨髓腔很狭小的成年人。如果患者的髓腔直径足够大，无须扩髓即可插入髓内钉。该髓内钉的适应证和禁忌证与其他类型股骨髓内钉相同。该髓内钉系统的手术技术较为特殊，也适用于大部分现代髓内钉。

（四）股骨逆行髓内钉固定

适应证：①肥胖患者，难以获得顺行插入髓内钉入口。②同侧股骨颈和股骨干骨折，便于采用不同的固定器材分别固定股骨干骨折及股骨颈骨折。③浮膝损伤，可经同一个前侧纵向切口固定股骨和胫骨骨折。④多发伤患者，不用骨折床，可减少手术时间，便于同时进行消毒铺巾治疗多种损伤，股骨髁间是较好的插钉入口。⑤孕妇可尽量减少骨盆周围的射线透视量。

髁间入路易于髓内钉的插入。顺行钉固定对股骨干近端骨折的控制较好，而逆行钉固定对股骨干远端骨折的控制更可靠。逆行髓内钉的并发症包括膝部疼痛和二次手术率，除此之外，内外翻畸形愈合常见于关节外进钉者，但髁间进钉者较少见。在一些特殊临床情况下，股骨逆行髓内钉可带来显著益处，而且同顺行髓内钉相比，风险率相当。

【操作】

1. 术前计划与管理

（1）患者体位：股骨髓内钉手术患者可以躺牵引床或标准透视床，用或不用股骨牵开器。置钉可以在侧卧位或仰卧位进行。对于非扩髓型髓内钉，只需要在将髓内钉从近端骨折块穿入远端骨折块这一较短时间内维持准确定位。但是对于扩髓型髓内钉，需要在每次扩髓及最终置入髓内钉时都要维持骨折的复位。对有同侧（或）双侧胫骨和（或）股骨骨折的多发创伤患者，可以在常规手术台上进行手术，而不必更换患者体位和无菌手术单。

（2）多肢体骨折的固定顺序：闭合性骨折治疗的推荐顺序：股骨→胫骨→骨盆或脊柱→上肢。最近的髓内固定技术不再基于手术台，而是宁愿临时用牵开器或手法牵引。这样就可以通过一次性摆放体位和铺单完成多发骨折的固定。

（3）内植物的正确选择：①术前髓内钉长度的选择：术中用特制的标尺在 C 型臂 X 射线机的透视下测量所需髓内钉长度是选择内植物的一个准确方法。选择髓内钉长度的另一种方式是使用无菌笔将坐标绘制到皮肤上并用标尺测量。股骨近端标记是大转子的尖端，通过触诊来定位。远端标记是膝关节外侧间隙和（或）髌骨的上缘。胫骨近端标记是膝关节内侧和外侧关节间隙；远端标记是足背伸时踝关节的前面。②髓内钉直径的选择：用特制的尺子可以测量内植物的直径，或以扩髓钻钻头作为提示。

2. 髓内钉置入技术

（1）手术入路及进针点的准备：让切口与髓腔轴线在一条线上，而且不要太靠近骨骼上选定的进针点。较小的切口可减少失血量及股骨大转子尖异位骨化的风险。

（2）股骨顺行髓内钉入钉点的准备：触摸大转子、股骨外侧髁，如果可能的话，包括股骨干，必要时予以标记。与股骨弧度一致朝近端画一条线。在股骨大转子顶点近侧约 10cm 处做 3 ～ 5cm 的戳创，其方向朝向大转子。入钉点太靠后可能导致复位失败及外展肌无力；入钉点太靠前可能导致股骨近端爆裂。根据髓内钉的设计，推荐不同的进针点（梨状肌窝、大转子尖等）。梨状肌窝的进钉点可能会危及股骨头的血液供应。这促使顺行股骨髓内钉的发明，该髓内钉的近侧有一弯曲，允许从大转子顶点进针。股骨外侧髓内钉具有比大转子尖端更外侧的起始点。更外侧的起始点便于插入髓内钉。可以用第 1 根导针作为参照，使用多孔导针器正确地插入第 2 根导针。

（3）股骨逆行髓内钉入钉点的准备：屈膝大约 30°，使用透视将导针与股骨干远端髓腔的中线对齐。在这条线上做手术切口。在侧位像检查导针的位置。必须注意不要损伤后交叉韧带的起点。侧视图中的重要标志是 Blumensaat 线——一条代表股骨髁间窝穹顶骨皮质的硬化线。

（4）顺行胫骨髓内钉：膝关节完全屈曲，与髓腔成直线，在胫骨上做 15 ～ 20mm 的手术切口。切口从髌骨下极开始，经过髌韧带（或髌韧带内缘）依次将各层切开到骨面。用空心髓腔切割器（"奶酪切割器"）切出圆柱形皮质松质骨，可以用作植骨。经髌韧带入路的替代方法是内侧髌旁入路和髌上入路。髌上入路的优点是可以在半伸直位置进行髓内钉置入，这对胫骨近端骨折和节段性骨折特别有好处。

（5）在计划同时进行股骨逆行和胫骨顺行髓内钉的情况下，髓内钉插入可以通过同一切口进行。在这种情况下，手术医生必须确保切口足够靠近髌骨，以允许股骨逆行髓内钉插入。

（6）扩髓技术：对于新鲜骨折，动力扩髓比手动扩髓更方便、快捷。然而，对于更困难的情况（如髓腔硬化的骨不连），特制的手动扩髓器更安全、有效。一些手术医生建议在扩髓时不要使用止血带，以免发生骨热性坏死。

3. 复位技术

（1）股骨骨折的复位：由于以下原因，股骨骨折比胫骨骨折更难复位。①股骨软组织包膜较厚，直接接触骨的机会较少。②周围肌肉力量的牵拉。③近端的进针点部分隐藏。④如果下肢内收，髂胫束有使骨折短缩的趋势。

（2）胫骨的复位：复位新鲜胫骨骨折最有效和轻柔的工具是双手，通过简单的手法牵引即可置入髓内钉。

（3）复位的辅助方法：在胫骨骨折中，最好使用点状复位钳，因为它们可以经皮或通过开放性伤口应用，而不会带来额外的软组织损伤。使用临时 Schanz 螺钉是直接接触骨折块的有效方法，对于股骨骨折或胫骨陈旧性骨折尤其有用。必须遵守 3 项原则：

尽可能靠近骨折端放置螺钉；近侧骨折端拧入单层皮质，以避免妨碍内植物插入；使用带 T 形手柄的卡盘更容易操作。

使用牵开器复位是大型牵开器的标准应用。前后放置的 Schanz 螺钉在小转子近端、髓腔内侧、内侧皮质的外侧。在横截面中，可以看见该 Schanz 螺钉与股三角内神经血管束间的安全距离。作为替代，两个 Schanz 螺钉都用于外侧。近端 Schanz 螺钉通常会干扰髓内钉的插入手柄，因此必须在完全置入髓内钉之前将牵开器移除。

干骺端骨折髓内钉固定的对线不良率较高。放置在髓内钉附近的螺钉可以防止胫骨和股骨的外移或内移。这些阻挡螺钉，也称为 Poller 螺钉，可以使干骺端髓腔的宽度减小，迫使髓内钉处于髓腔的中心，也因此增加了内固定的机械稳定性。借助 Poller 螺钉可以防止或纠正对线不良，同时增加稳定性。Poller 螺钉作为骨折复位工具时，骨折在外翻位愈合，取出螺钉后发生再骨折。由于原髓内钉的钉道硬化，重新置入的髓内钉会进入原有的钉道，出现同样的畸形。用 Poller 螺钉作复位工具可以解决这个问题：在用手动扩髓器准备新通道的时候，于髓内钉旧通路上安置 Poller 螺钉阻挡它。一旦准备好新的髓内钉通道，就插入新的髓内钉并锁定，而 Poller 螺钉保持在原来的位置上。

对于长斜行和螺旋骨折，尤其是股骨转子下骨折，使骨折间隙精确闭合存在难度。有限切开复位或经皮钢丝或线缆环扎对骨折复位有益。已经表明，只要骨骼没有失活，一根或两根环扎钢丝都是安全的。

（4）锁定顺序：髓内钉置入过程中推挤远端骨折块可能会导致骨折端分离，引起筋膜室内压明显升高和（或）骨折愈合延迟。如果髓内钉采取静态锁定，负重的应力会直接作用在交锁钉上，最终导致失效。因此现在推荐先行远端锁定，这样就有机会进行回抽操作，减小骨折端间隙并加压。如果髓内钉长度选择合适，回抽不会有问题，否则髓内钉近端会突出。

（5）术中控制骨折对线的技术

1）长度：对于股骨骨折，先在透视下将测量装置与股骨头的上缘对齐，然后将对侧股骨的长度用夹子标记在测量装置上。其后透视手术侧膝关节，通过比较股骨外髁和夹子的位置关系来判断肢体长度的差异。可以用锤子在两个方向上调整股骨长度。

2）轴线排列：将透视机对准膝关节，用电线技术可以很容易地在术中判断冠状面对线。可以通过电线的投影确定是否存在内外翻畸形。通过侧位 X 线检查确定矢状面对线。

3）旋转：有几种放射学表现有助于判断股骨的旋转，包括小转子的形状、近端和远端主要骨折块的皮质厚度（骨皮质台阶征）、骨直径的差异。

4. 固定技术 / 锁定

（1）锁钉：对稳定型骨折，可以进行动力锁定。它允许轴向加压，但能防止旋转不稳定。在远端，推荐至少用 2 枚（股骨）或 3 枚（胫骨）锁钉。锁钉的断裂取决于内植物的材料、设计、强度（直径）、表面抛光、载荷的大小和循环的次数。生物力学数据表明，髓内钉结构的疲劳强度与锁钉的直径成正比。增加锁钉的数量及其直径将降低内固定失效的风险。

（2）动力化：髓内钉动力化允许骨折断端在负重情况下进行可控的轴向短缩（压缩），以促进骨折愈合。通过移除静态锁定螺钉（圆孔），而保留椭圆孔内的螺钉来控制力线和旋转，这样可以允许骨折断端有一些压缩。

在股骨，除了横断骨折，静力锁定髓内钉很少需要动力化。在胫骨骨折，对于一些延迟愈合风险很高的骨折类型还是建议动力化联合植骨。最佳时机为初次手术后 2 ～ 3 个月。

自动动力化源自锁定螺钉断裂，小直径锁钉比大直径锁钉更容易失效，特别是在所有可用的锁定孔没被完全使用的情况下。自动动力化可能导致骨折断端的加压和促进愈合，但在某些情况下螺钉的失效会增加内植物的不稳定，并可能降低骨折愈合强度。如果观察到螺钉断裂，应让患者定期复查，因为这可能是演变成骨不连的征象。

第七节　髋关节置换术

髋关节置换是通过手术将人工髋关节假体替换已被疾病破坏的髋关节，从而改善疼痛，重新恢复髋关节功能，提高生活质量。人工髋关节的类型和设计较多，一般包括金属髋臼、内衬、股骨柄和股骨头（图8-16）。

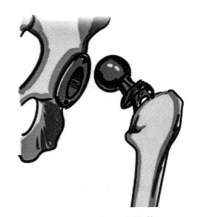

图 8-16　人工髋关节

【适应证】

髋关节置换术一开始主要用于 65 岁以上、髋关节疼痛、非手术疗法不能有效缓解、只能行髋关节切除术的患者，首先用来减轻患者痛苦，其次才是改善髋关节功能。当该手术在类风湿关节炎、退行性关节炎、股骨头缺血性坏死及股骨颈骨折不愈合等患者中取得巨大成功以后，适应证被放宽至其他髋关节疾病。

1. 关节炎　类风湿关节炎、少年型类风湿关节炎、强直性脊柱炎。

2. 退行性关节病（骨性关节炎、肥大性关节炎）　①原发性。②继发性：先天性髋脱位 / 发育不良、扁平髋（Legg-Perthes 病）、创伤性髋关节脱位、股骨头骺滑脱、髋臼骨折、Paget 病、血友病。③缺血性坏死。④特发性：骨折后或脱位后，股骨头骨滑移，激素性、酒精性股骨头坏死，血红蛋白病（镰刀细胞病），肾病性，沉箱病（Caisson 病），红斑狼疮，家族性脾性贫血（Gaucher 病），股骨头骺滑脱。

3. 重建术失败　如截骨术、髋臼成形术、股骨头置换术、截骨矫形（Girdlestone 切除成形术）、表面髋关节置换术失败。

对于年轻的肥大性关节炎患者，若关节无严重不匹配且活动满意，则应考虑采用股骨或髋臼周围截骨术。对于髋关节发育不良行髋臼周围截骨术的患者，日后有必要转为全髋关节置换时可减少髋臼结构性植骨的需要，若截骨能减轻症状 10 年或 10 年以上，然后才需要行髋关节置换，这样患者早期可以从事更多的体力活动，骨质也得以保留，随着年龄的增长，活动量减少，需要使用人工关节的年限也缩短。对特发性股骨头骨坏死患者，尤其在受累范围有限的情况下，应考虑髓芯减压、带血管的非骨移植和截骨术。对于合适的股骨髋臼撞击症患者，应给予处理。对于单侧髋关节患病且精力充沛的年轻患者，特别是患股骨头缺血性坏死或继发于股骨颈骨折或股骨头骨滑移的退行性关节炎患者，关节融合术仍是可行的手术技术，日后如果需要，关节融合术后还可再行全髋关节置换术。

【禁忌证】

髋关节置换的绝对禁忌证包括髋关节或其他区域存在活动性感染，或存在其他任何可增加致死率或致残率的不稳定疾病。其他相对禁忌证包括病态肥胖症、严重的痴呆、香烟成瘾、严重骨质疏松、皮肤存在未处理的疾病如银屑病、外展肌肌力缺失或相对不足。无症状菌尿与手术相关感染无明显关联，不应作为禁忌证。尽管术前血糖控制极为重要，但糖化血红蛋白的水平在预测术后感染时并不可靠。对侧髋关节存在慢性低毒感染也可以行髋关节置换术。

【假体】

（一）股骨假体

股骨假体的主要功能是替换因关节炎或坏死而被切除的股骨头和股骨颈部。最终目标是通过恢复股骨头的旋转中心，获得生物力学上牢固、稳定的髋关节。理想的假体位置取决于三方面因素：垂直高度（垂直偏距）、内侧偏距（水平偏距或称偏距）、股骨颈倾角（前偏距）。

股骨假体有两种主要类型：骨水泥固定型、非骨水泥固定型。

1. 骨水泥固定型　随着 Charnley 低摩擦型人工关节置换术的引入，丙烯酸骨水泥成为股骨假体固定的标准。股骨柄的设计和骨水泥应用方面的进展极大地改善了骨水泥固定假体的长期寿命。尽管骨水泥固定有很多优点，但过去 10 年来骨水泥固定的股骨柄假体的应用却急剧减少，最近骨水泥假体柄的设计也少有革新。然而，根据全世界范围的注册中心数据显示，在 75 岁以上的患者，骨水泥固定股骨假体的效果更为优秀，主要为假体周围骨折风险较低。

2. 非骨水泥固定型　20 世纪 70 年代中期，有关丙烯酸骨水泥固定股骨假体的问题逐渐表现出来。机械性松动和有时伴有骨水泥碎裂的广泛骨丢失是人们最为关注的问题。人们进行了大量实验及临床研究，以尽量减少骨水泥的使用，并提出了股骨假体生物固定的方法。生物固定的两个先决条件是手术时假体获得即刻稳定及假体表面与活性宿主骨的密切接触。为了达到这些要求，所设计的假体必须尽可能紧密地填充股骨近端的髓腔。即使这样也仍需对股骨髓腔做一定程度的修整以精确地适应将要置入的柄。总之，对假体类型和大小的选择，以及手术技术和手术器械操作等，均需比使用骨水泥固定假体时更精确。目前的非骨水泥柄的设计在材料、表面和形状方面均有所不同。非骨水泥柄主要集中使用两种材料：合金制成，可有多种表面；钴铬合金制成，具有烧结的珠粒表面。

（二）髋臼假体

髋臼假体大体上可分为骨水泥型、非骨水泥型。

1. 骨水泥型　最初用于骨水泥固定的髋臼假体为厚壁的聚乙烯帽。其外表面常有垂直和水平的沟槽以增加髋臼在骨水泥套内的稳定性，并在塑料内埋入金属线以便在术后X线片上更好地判断髋臼假体的位置。这些设计中有许多仍在常规使用。最近的设计加入了一些改进，可确保获得更为均匀的骨水泥套。增加 PMMA 小突起，一般高度为3mm，以保证骨水泥套均匀，从而避免白底突入导致骨水泥套薄弱或中断的现象。假体周边增加凸缘，可在将白底挤压至正常位置时对骨水泥产生额外的压力。尽管假体设计有所变化，骨水泥固定髋臼假体的长期使用寿命却并未得到实质性增加，于是临床实践中开始倾向于在大多数患者中采用非骨水泥固定髋臼假体。全聚乙烯假体使用简单、价格低廉，使之在老年人及对活动要求较低的患者中成为较为理想的选择。

骨水泥固定型髋臼假体也可用于一些肿瘤术后重建及术中发现手术部位的情况使骨长入多孔表面不太可能时，如髋臼需要广泛植骨的翻修手术。在这些情况下，金属加强环常与骨水泥固定髋臼假体一同使用。

2. 非骨水泥型　多数非骨水泥固定型髋臼假体整个外表面均为多孔涂层，以利骨长入。置入的假体通常比患者的髋臼直径大 1～2mm，从而实现髋臼假体的压配。经常使用髋臼螺钉固定多孔髋臼外杯，但存在损伤骨盆内血管与脏器的危险，且需万向改锥将螺钉拧入。对翻修取出的多孔表面髋臼假体进行分析，发现在栓或螺钉等固定装置附近的骨长入最确切。据报道，用单枚或多枚螺钉固定的髋臼假体的表面骨长入最为广泛。将设计在髋臼杯外表的栓或棘锤入备好的骨孔在一定程度上可增加旋转稳定性，但仍不如螺钉。随着生产工艺的进步，臼杯表面开始使用高孔隙率的金属涂层，以此可获得更好的初始压配，栓、棘或螺钉等辅助固定器械开始减少。目前尚未能证明无螺钉孔的一体金属臼杯可以避免或减少溶骨现象，在过去十年内，这种臼杯的使用逐步减少。

【操作】

1. 股骨头脱位及股骨颈截骨　经后方入路显露髋关节后，切开或切除后关节囊，将患肢置于最大内收内旋位，在髋关节内旋的同时用骨钩向外牵拉股骨颈，使股骨头后脱位。使用骨钩（或 Hohmann 拉钩）有利于减少股骨干扭转应力，防止股骨骨折和膝关节损伤。将患肢进一步内旋至胫骨垂直于手术台面，以试模确定股骨颈截骨平面，用电刀或骨刀标记截骨线。截骨线一般应位于转子间线的近侧，截骨面内侧一般在小转子上缘以上 0.5～1cm，而股骨颈的外侧部分不应有任何残留。大转子的内面亦应截除一层，这一步十分重要，否则将妨碍髓腔钻与锉插入髓腔，或导致股骨外侧皮质穿破。

2. 髋臼显露与准备　股骨颈截骨后，去除股骨头与颈，需要时进一步切除髋关节前方关节囊。用一钝头 Hohmann 拉钩从残留股骨颈下方插入，拉钩顶端越过髋臼前缘进入骨盆，将拉钩柄撬向前方，股骨近端即被推向前方而显露髋臼前缘。拉钩应紧贴髋臼缘骨皮质，以免损伤股神经、血管。在髋臼横韧带深面放置 Hohmann 拉钩，暴露髋臼下缘。用另一个 Hohmann 拉钩牵开髋臼后方软组织，适度旋转股骨以获得髋臼最佳暴露。如向前牵开股骨困难，首先应彻底松解关节囊，如仍不满意可切断臀大肌的股骨止点。清理髋臼盂唇、臼窝内的软组织及骨赘等，暴露出髋臼的骨性边缘。彻底切除臼窝内软组织有助于显露窝底骨板，后者是估计髋臼内壁厚度的重要标志，髋臼锉扩大髋臼时应深达臼窝底，以清除所有马蹄形软骨，但不超过窝底骨板。磨锉时应从最小号髋臼锉开始，先磨出臼窝中心与深度，再逐步增加髋臼锉直径，按假体植入方向扩大髋臼。

3. 髋臼假体（非骨水泥型）安装　术前以假体试模测量假体的型号及植入方向。一般假体的直径较所用的对应髋臼锉大 1mm，这样可保证假体有较好的初始稳定性。髋臼假体的正确定位为外展 40°±10°、前倾角 15°±10°，直柄假体前倾角宜稍大些。植入假体前将手术床位置归零，并检查患者体位是否仍牢靠地固定于 90° 侧卧位，以获得准确定位。植入过程中，如假体已接触髋臼底，敲击时会有明显的音调变化，此时可经假体底部小孔检查假体与臼底骨面的贴合情况。

螺钉固定：在螺钉固定时需避免伤及周围血管神经。螺钉固定时目前一般采用 Wasielewski 的四象限法，即以髂前上棘和髋臼中点连线及与其垂直的线将髋臼分成前上、前下、后上、后下四象限。前上象限和前下象限应尽量避免安放螺钉，因可能伤及髂外动静脉和闭孔血管、神经。后上象限最安全，如在后下象限钻孔及拧入螺钉，医生以食指插入坐骨大切迹附近，以防伤及坐骨神经和臀上血管。一般采用直径 6.5mm 的自攻螺钉，长度应使用测深器确定，一般安放 2～3 枚螺钉。螺钉头部应完全埋入假体上的螺钉孔，否则可导致聚乙烯内衬安放困难。冲洗后安装聚乙烯内衬。

4. 股骨假体（非骨水泥型）安装（图 8-17）　在近端股骨下面放置一骨撬，将其撬起，牵开臀中小肌，用矩形开口器切除近端松质骨，矩形骨刀放置时应偏向大转子侧，即需凿除部分大转子内壁，使假体入口与髓腔保持同一轴线。直柄假体需在大转子内侧多切除一些骨质，以利于假体的中位植入。

如股骨近端皮质很薄，可在小转子近侧预先绑扎一圈钢丝，以防扩髓和假体植入时造成劈裂骨折。非骨水泥型股骨假体有直柄与解剖柄等不同种类，前者用直的髓腔钻扩大髓腔，后者用软钻以适应股骨干的生理弧度。用柱形髓腔钻进行髓腔扩大，必须按从小到大逐级进行到接近术前模板测量结果。使用软锉扩大髓腔，应使扩出的髓腔较假体大 0.5～2mm，以保证轻度弯曲的解剖柄能顺利植入髓腔。再用锥形髓腔锉扩大修整近端髓腔，从小号到大号逐级替换，髓腔锉击入时应遵循"锉进再击，锉停停击"的原则，不可使用暴力。锉的方向应使拟安装的假体颈与股骨后髁切面一致或前倾 15°～20°，避免颈后倾或柄内翻。

检查髓腔锉是否稳定，透视验证髓腔锉的位置、大小和深度，必要时应做调整。安放股骨头试模，调整试模的颈长，如股骨近段无明显解剖变异，球头的中心应与大转子顶端平齐。轻度屈髋，牵引下复位，牵引时应保持膝关节于屈曲位以减少坐骨神经张力。检查关节稳定性、活动度、下肢长度及极限活动时是否出现撞击。屈曲内旋脱出关节，取出髓腔锉，修整股骨颈截骨面，植入股骨假体及股骨头。如假体柄未能完全植入或假体陷入髓腔数毫米，则应重新调整股骨头高度。

检查假体稳定性，反复冲洗伤口，牵引内旋复位，再次检查关节稳定性及活动度，在关节深处及皮下放置负压引流管，逐层缝合短外旋肌、深筋膜、皮下组织及皮肤。

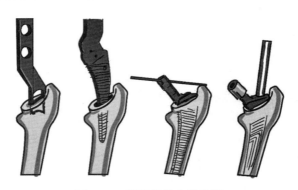

图 8-17　股骨假体安装步骤

【注意事项】

如横韧带肥厚影响髋臼锉的进入，需予以切除。切除时应避免损伤闭孔血管分支，因此处止血困难。磨锉时，股骨颈残端应向前充分牵开，保证髋臼锉插入髋臼时，不会受到股骨颈残端的限制和挤压而偏向后方，以致过多磨锉髋臼后上方的软骨下骨。磨锉过程应反复检查，保持固定的磨锉方向，保证所有软骨均被去除，直达有细小点状出血的软骨下骨板。磨锉后的臼窝最高点应高于髋臼外缘水平。

第八节　椎管内注射药物治疗术 / 选择性神经根阻滞术

1. 患者取俯卧位于 CT 检查床上，腹下垫枕使腰椎生理曲度后凸。CT 扫描确定最佳穿刺层面和入路，定位后常规消毒铺巾，1% 利多卡因局部浸润麻醉，22G 穿刺针按预先计划逐层穿刺至靶神经。

2. CT 扫描：确认针尖位置准确无误后，注射稀释造影剂 1mL 进行选择性神经根造影后观察造影剂包裹神经根情况，如包裹形态差则通过 CT 引导调整进针深度和角度直至满意为止，如包裹形态完好则注入利多卡因与得宝松的混合液 2mL 进行治疗。

3. 对于椎间盘后正中突出的病例随机进行突出节段阻滞（单节段阻滞）和突出节段与其下一节段的联合阻滞（双节段阻滞）。观察 10 分钟后，如果患者无不适主诉，拔除穿刺针，清洁穿刺点后无菌敷料遮盖，手术结束。

所有病例均在术后进行跟踪随访，记录疼痛缓解情况。

妇科篇

第九章　妇科临床检查及操作 ▷▷▷▷

第一节　妇科常规检查

【目的】

1. 观察外阴、阴道、宫颈发育情况及有无异常病变。

2. 通过双合诊、三合诊检查子宫、卵巢、输卵管有无肿物、有无压痛及活动度情况等。

【适应证】

1. 有性生活史的女性可行妇科常规检查（包括双合诊、三合诊）。

2. 无性生活女性可行视诊、外阴触诊、肛诊。

【禁忌证】

1. 无性生活女性一般不进行双合诊、三合诊。

2. 一般情况下，经期不进行妇科常规检查。

3. 患者精神紧张无法配合检查。

【操作】

1. 物品准备：妇检床（图 9-1）、一次性垫巾、一次性无菌手套、无菌棉签、呋喃西林溶液、石蜡油、阴道窥器、标本取样管。

患者准备：着宽松易脱的衣物，检查前排空小便（如需检查有无张力性尿失禁者需适当憋尿）。

2. 医生检查妇检床无异常，铺一次性垫巾，戴无菌手套。患者于妇检床上取截石体位（图 9-2）。

3. 外阴检查：观察外阴发育情况，有无皮损、色素减退、肿物、潮红、溃疡，有无子宫或阴道前后壁脱出等。

4. 放置及取出阴道窥器：根据阴道宽窄选用合适的鸭嘴形阴道窥器。呋喃西林溶液清洗会阴部。放置窥器时，使用棉签或手指将两侧小阴唇分开，另一手将窥器闭合，斜行缓慢插入阴道内，边推进边转正，并逐渐张开两叶以暴露宫颈、阴道穹隆部（图 9-3）。如需取材（白带检查、宫颈分泌物检查、宫颈细胞学检查、人乳头瘤病毒检查、阴道镜及宫颈活检等）可以使用固定旋钮固定窥器。取出时解开固定旋钮，稍后退，旋转窥器，观察阴道各壁，将前后叶合拢后缓慢取出。

5. 双合诊（图 9-4）：医生一手的两指（或一指）放入患者的阴道，另一手在患者的腹部配合检查，称为双合诊。检查内容：①阴道：检查阴道通畅度，有无灼热感、畸形、肿物。②宫颈：检查大小、质地，将阴道内两指放在宫颈后方上抬，以及在宫颈一侧摆动，检查宫颈有无举摆痛。③子宫体：将阴道内两指放在宫颈后方、向上抬举宫颈时，另一手掌心朝下，手指平放在患者的腹部平脐处，往下按压腹壁，并逐渐向耻骨联合部位移动，以扪清子宫位置、大小、质地、有无肿物、活动度及有无压痛。④附件：将阴道内两指由宫颈后方移至侧穹隆部，尽可能往上向盆腔深部扪触，同时另一手从同侧下腹壁平脐水平开始，由上往下按压腹壁，与阴道内手指相互对合，以触摸该侧附件区有无增厚、肿物、压痛；若扪及肿块，应查清其大小、质地、活动度，与子宫的关系及有无压痛等。

6. 肛诊：经直肠、腹部联合检查。医生一手食指或中指放入患者的直肠，另一手在患者的腹部配合检查，检查患者子宫及附件步骤与双合诊相同，一般用于无性生活史的女性。

7. 三合诊：经直肠、阴道、腹部联合检查，是双合诊的补充。双合诊结束后，一手食指放入阴道，中指放入直肠，其余检查步骤与双合诊时相同。通过三合诊可扪清后倾或后屈子宫大小，评估盆腔内病变、恶性肿瘤与盆壁之间关系等。

8. 阴道分泌物检查：放置并固定阴道窥器后，打开标本取样管，将取样管棉签拭子放置于阴道后穹隆或阴道侧壁上段 1/3 处，以棉签拭子轻轻划取阴道分泌物，然后放置取样管内送检。

9. 宫颈分泌物检查：放置阴道窥器后，用无菌棉签轻轻拭去阴道分泌物。打开标本取样管，将取样管棉签拭子放入宫颈管内，深度 1 ～ 2cm，旋转 2 ～ 3 圈划取宫颈分泌物，放置取样管内送检。

10. 记录妇科检查情况。

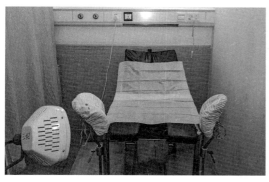

图 9-1　妇检床

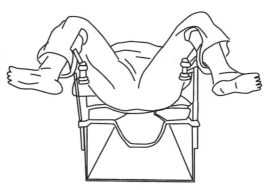

图 9-2　截石体位

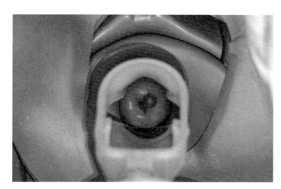

图 9-3　阴道窥器检查

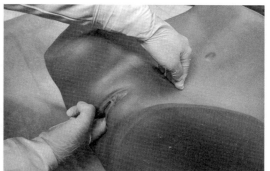

图 9-4　双合诊

【注意事项】

1. 月经期、妊娠早期一般不做妇科检查，但异常阴道流血时需行妇科检查以明确出血部位，需消毒外阴并佩戴无菌手套。

2. 放置阴道窥器可使用石蜡油润滑，如需取材，则改用生理盐水润滑，以免影响取材质量。

3. 检查前再次确认患者有无性生活史，嘱患者排尿，并征得患者同意，注意保护患者的隐私。

第二节　宫颈癌筛查取样

宫颈癌筛查通常包括高危型人乳头瘤病毒（HPV）和液基薄层细胞学检查（TCT）两项内容，是早期筛查宫颈癌及癌前病变的主要检查方式，有着无创、快捷、方便的优点。

【目的】

1. 辅助诊断宫颈有无病变（宫颈癌前病变或宫颈癌），为宫颈癌筛查的重要手段。

2. 宫颈癌前病变或宫颈癌治疗后随访筛查。

【适应证】

1. 25 ～ 65 岁有性生活史的女性需常规筛查。

2. 宫颈癌前病变或宫颈癌治疗后随访筛查。

3. 性交后出血、异常子宫出血者排查宫颈病变。

【禁忌证】

1. 一般阴道流血量多时不宜行宫颈癌筛查取样。

2. 患者精神紧张无法配合检查。

【操作】

1. 物品准备：妇检床、一次性垫巾、无菌手套、无菌棉签、呋喃西林溶液、阴道窥器、TCT 和 HPV 取样管、TCT 和 HPV 标本瓶。

患者准备：着宽松易脱的衣物，检查前排空小便。

2. 检查妇检床无异常，患者取截石体位。

3. 消毒会阴部后放置阴道窥器，充分暴露宫颈、阴道穹隆部后固定窥器。

4. TCT 取样（图 9-5）：将 TCT 取样管刷头三角区放入宫颈管内，确保同时可以取宫颈表面及宫颈管内组织。顺时针旋转 5 ～ 6 圈刷取宫颈组织物，将刷头放入取样瓶中轻轻摆动，推下刷头后送检。

5. HPV 取样（图 9-6）：将 HPV 取样管刷头放入宫颈管内，进入深度约 1cm。顺时针旋转 6 圈刷取宫颈组织物，将刷头放入取样瓶中，折断刷头后送检。

6. 棉签擦拭宫颈后退出阴道窥器。

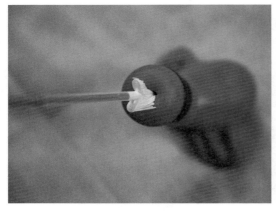
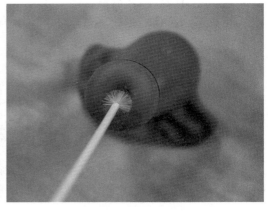

图 9-5　TCT 取样　　　　　　　　　　　图 9-6　HPV 取样

【注意事项】

1. 放置阴道窥器可使用生理盐水润滑，以免影响取材质量。
2. TCT、HPV 取材先后：部分实验室可以只取一份组织同时检测，如需分开取材，建议先取 TCT，再取 HPV。
3. 月经期或阴道流血时不宜检查。
4. 取材前需以大棉签清除干净宫颈分泌物。

第三节 阴道灌洗上药

【目的】

1. 清洁阴道、术前准备。
2. 阴道或宫颈用药治疗阴道炎、宫颈炎。

【适应证】

1. 妇科手术或操作前准备，如输卵管造影检查、人工流产术、宫腔镜检查、阴式手术等各类经阴道操作前的准备。
2. 阴道炎、宫颈炎。

【禁忌证】

1. 月经期或子宫出血时不宜进行阴道灌洗上药。
2. 精神紧张无法配合操作者。
3. 无性生活史的患者。

【操作】

1. 物品准备：妇检床、一次性垫巾、一次性手套、大棉签或无菌棉球、阴道窥器、呋喃西林溶液、灌肠袋。将灌洗液置入灌肠袋中悬挂好，夹闭开关。
   患者准备：着宽松易脱的衣物，检查前排空小便。
2. 医生清洗双手，检查妇检床有无异常，铺一次性垫巾。患者取截石体位。
3. 充分暴露会阴，用大棉签或卵圆钳钳夹棉球蘸取呋喃西林，先由外而内擦洗会阴、大小阴唇，消毒会阴部后放置阴道窥器，充分暴露宫颈，依次擦洗阴道各壁，最后擦洗宫颈，注意动作轻柔，避免造成阴道黏膜损伤。
4. 若需宫颈上药或宫颈用药，以干棉球或棉签擦干阴道各壁后，可用喷粉管将药物喷洒于宫颈表面，若是药片需置于阴道后穹隆处。
5. 退出阴道窥器，擦拭外阴。告知患者注意事项。

【注意事项】

1. 如为蚕豆病患者或对呋喃西林溶液过敏，可改安尔碘黏膜用消毒液灌洗。

2. 注意保暖及保护患者隐私，动作要轻柔。

第四节　后穹隆穿刺术

【目的】

1. 辅助诊断有无异位妊娠等破裂导致的腹腔内出血。

2. 通过穿刺了解盆腔积液性质。

3. 盆腔积脓的引流治疗等。

【适应证】

1. 可疑异位妊娠或黄体破裂等导致腹腔内出血。

2. 可疑盆腔脓肿、卵巢巧克力囊肿破裂等。

3. B 超或 CT 检查提示盆腔大量积液、妇检见后穹隆饱满。

【禁忌证】

1. 一般阴道流血量多时不进行后穹隆穿刺。

2. 急性阴道炎、子宫过度后倾屈、可疑盆腔重度粘连。

3. 精神紧张无法配合检查者。

【操作】

1. 物品准备：妇检床、一次性垫巾、一次性无菌手套、无菌棉签、安尔碘、阴道窥器、一次性 5mL 注射器连接长针头、宫颈钳。

患者准备：着宽松易脱的衣物，检查前排空小便。

2. 检查妇检床有无异常，铺一次性垫巾。患者取截石体位。双合诊探查盆腔情况，初步排除后穹隆穿刺禁忌证。

3. 消毒会阴及阴道后放置阴道窥器，充分暴露宫颈、阴道穹隆部后固定。

4. 安尔碘消毒阴道及后穹隆，以宫颈钳钳夹宫颈后唇，将宫颈轻轻向上拉，暴露阴道后穹隆。

5. 于后穹隆饱满处进针，采用 7 ～ 9 号长针头连接 5mL 注射器，刺入深度 2 ～ 3cm，有突破感后试行抽吸，边抽边退。如有不凝的血液或脓液、渗出液等均可抽出。

6. 棉签按压穿刺点止血后，退出阴道窥器。

【注意事项】

1. 后穹隆穿刺术前需告知患者相关情况，缓解患者紧张的情绪。

2. 第一次穿刺抽液不成功，可以调节针头角度尝试抽液，仍无法抽出液体时，必要时重新穿刺抽液。尝试 2 ～ 3 次仍失败，建议取消操作，必要时在 B 超引导下操作。

第五节　阴道填塞

【目的】

1. 压迫止血：用于宫颈止血或阴道止血。

2. 术前填塞：宫颈癌术前阴道填塞，可托起宫颈，使阴道穹隆部分膨出，方便术中分离足够长度的阴道壁，减少膀胱、直肠损伤。

【适应证】

1. 宫颈、阴道活动性出血。

2. 预防宫颈、阴道手术后出血。

3. 宫颈癌术前准备。

【禁忌证】

1. 阴道贯穿伤未缝合处理者。

2. 子宫出血量多者。

3. 精神紧张无法配合检查者。

【操作】

1. 物品准备：妇检床、一次性垫巾、一次性无菌手套、棉签、呋喃西林溶液或安尔碘、润滑油、阴道窥器、卵圆钳、无菌纱条、线剪。

患者准备：着宽松易脱的衣物，检查前排空小便。

2. 向患者解释操作目的，取得患者的配合，协助患者上检查床，铺治疗巾，取膀胱截石位。

3. 消毒会阴及阴道后放置阴道窥器，充分暴露宫颈、阴道穹隆部后固定，检查阴道、宫颈有无创面，活动性出血等情况。

4. 嘱患者精神放松，深呼吸，勿使用腹压。医生一手持卵圆钳，一手持无菌纱条，以卵圆钳钳夹无菌纱条头部放入患者阴道及穹隆部，由内而外，使纱条以上下左右的顺序均匀密实地填塞于阴道各穹隆及阴道中。

5. 填塞至阴道下段时，卵圆钳抵住纱条，松开阴道窥器固定旋钮，缓慢取出阴道窥器，再用卵圆钳将纱条填充整个阴道，剪断纱条。记录阴道填塞情况。

【注意事项】

1. 如为宫颈止血，填塞纱条时，将纱条起始端按压于宫颈创面；如为阴道止血，填塞纱条时，将纱条起始端按压于阴道创面；如为宫颈癌术前，填塞纱条时，将纱条起始端按压于阴道穹隆部。

2. 填塞纱条需充分按压紧实（除外阴道裂伤较深，为防止填塞后撕裂加重者）。

3. 普通无菌阴道塞纱，在放置后 24 小时取出，一般不超过 48 小时，如填塞碘仿纱条，留置时间不超过 72 小时。

4. 当宫颈或阴道流血量多时，阴道填塞仅为应急处理，待术前准备完毕后取出阴道塞纱后手术止血。

5. 拔除阴纱时，医生在病床边一手分开小阴唇，另一手持露出阴道的尾纱轻轻把整条阴纱拔出即可，并注意观察患者的反应及阴道出血量。必要时在妇检床上拔纱，并直视下观察拔纱后有无再次活动性出血的情况。

第六节　宫颈活检术

【目的】

1. 辅助诊断宫颈病变性质。
2. 去除宫颈病灶。

【适应证】

1. 性质不明的宫颈肿物。
2. 阴道镜下可疑宫颈病变处活检。

【禁忌证】

1. 凝血功能障碍。
2. 急性阴道炎。
3. 精神紧张无法配合检查者。

【操作】

1. 物品准备：妇检床、一次性垫巾、一次性无菌手套、棉签、安尔碘、阴道窥器、宫颈活检钳（图 9-7）、含 10% 福尔马林标本瓶、卵圆钳、无菌纱条、线剪。

患者准备：着宽松易脱的衣物，检查前排空小便。

2. 检查妇检床有无异常，铺一次性垫巾，患者取截石体位。

3. 消毒会阴部后放置阴道窥器，暴露宫颈、阴道穹隆部后固定。

4. 宫颈活检钳钳夹宫颈病灶，大小约 0.5cm³，深度包括上皮全层，轻轻左右摆动后，将钳下的组织放入含福尔马林标本瓶中，送病理检查（图 9-8）。

5. 棉签按压活检处止血，血止后退出阴道窥器。

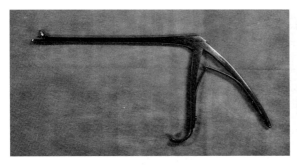

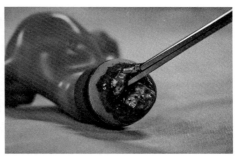

图 9-7　宫颈活检钳　　　　　　　图 9-8　宫颈活检钳夹取病灶组织

【注意事项】

1. 术前需告知患者相关情况，缓解患者紧张的情绪。

2. 宫颈活检后创面经棉签压迫止血，若仍有活动性出血者，需阴道填塞纱条，24 小时后取出。

3. 术后禁止性生活 2 周，口服抗炎止血药物 24 ～ 72 小时。

第十章　临床妇科常用小手术 ▷▷▷▷

第一节　人工流产术、清宫术

【目的】

1. 终止妊娠。

2. 减少不全流产患者的持续性阴道流血。

【适应证】

1. 妊娠在 10 周以内自愿要求终止妊娠而无禁忌证者行人工流产术（负压吸宫术）。

2. 因某种疾病（包括遗传性疾病）不宜继续妊娠者行人工流产术（负压吸宫术）。

3. 胚胎停止发育在 10 周以内的稽留流产或不全流产者行清宫术。

【禁忌证】

1. 各种疾病的急性阶段。

2. 生殖器炎症，如阴道炎、急性或亚急性宫颈炎、急慢性盆腔炎、性传播性疾病等，未经治疗者。

3. 全身健康状况不良不能耐受手术者。

4. 术前 2 次体温在 37.5℃以上者暂缓手术。

【操作】

1. 物品准备：妇检床、人流机（图 10-1）、一次性垫巾、一次性无菌手套、人流包（长镊子、卵圆钳、阴道窥器、宫颈钳、子宫探针、棉签、棉球、纱块、扩宫条、吸引管、刮匙）、硅胶吸引管、聚维酮碘、安尔碘。

患者准备：完善术前检查，排除手术禁忌证，如需麻醉者，术前禁食禁饮，着宽松易脱的衣物，排空小便。

2. 检查妇检床有无异常，铺一次性垫巾，患者取截石体位，常规消毒术区（腹部、外阴、阴道、肛门），铺无菌巾。

3. 双合诊触诊子宫位置、大小、倾屈度及附件情况。

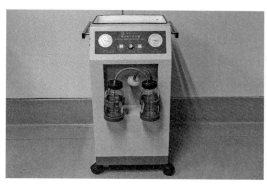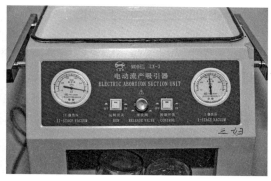

图 10-1 人流机

4. 用阴道窥器暴露阴道，拭净阴道积液，暴露宫颈，以聚维酮碘消毒阴道及宫颈，用宫颈钳钳夹宫颈前唇或后唇。

5. 探针依子宫方向探测宫腔深度及子宫位置。

6. 用宫颈扩张器以执笔式由小到大，逐号轻轻扩张宫颈（至比所用吸管大半号到1号）。

7. 吸管及负压的选择：根据孕周及宫颈口大小，选择适当号的吸管，负压一般在400～600mmHg，不宜超过600mmHg。

8. 将吸管与术前准备好的负压装置连接，试负压，依子宫方向将吸管徐徐送入宫腔，达宫底部后退出少许，寻找胚胎着床处。

9. 开放负压400～600mmHg，将吸管顺时针或逆时针方向转动，并上下移动，吸到胚囊所在部位时吸管常有震动并感到有组织物流向吸管，同时有子宫收缩感和宫壁粗糙感时，可折叠并捏住皮管，取出吸管（注意不要带负压进出宫颈口）。再将负压降低200～300mmHg，继续用吸管按上述方法在宫腔内吸引1～2圈后，取出吸管。如组织物卡在宫颈口，可用卵圆钳将组织取出。

10. 必要时可用小刮匙轻轻地刮宫底及双角，检查是否已吸干净。测量术后宫腔深度。

11. 用纱布拭净阴道，除去宫颈钳，取出阴道窥器。

12. 每例手术结束前，将吸出物过滤，检查吸出胚胎及绒毛组织是否完全。分别测量血及组织物的容量，做好记录。

【注意事项】

1. 供人工流产专用的电动吸引器，必须设有安全阀和负压储备装置，不得直接使用一般的电动吸引器，以防发生意外。

2. 如吸引负压较大，吸管将宫壁吸住，应解除负压（打开吸管的通气孔或将吸管与所连接的负压管分离），也可应用装有减压装置的吸引器。

3. 吸引时先吸孕卵着床部位，可减少出血。

4. 带器妊娠者，应在术前检查节育器情况。人工流产时，应先取出节育器，如节育器取出困难应进一步做定位诊断，可在 B 超引导下操作。

5. 子宫倾屈明显、子宫畸形、宫角妊娠等可在 B 超监导下手术。

6. 人工流产时未吸出绒毛胚囊，应将吸出物送病理检查。动态观察血、尿妊娠试验及行 B 超检查。警惕漏诊异位妊娠、残角子宫妊娠及滋养细胞疾病等。

7. 对高危妊娠孕妇应在病历上标注高危标记。术前向家属及患者说明手术难度及可能发生的并发症。将该手术作为重点手术对待，由有经验的医生操作。

第二节　诊断性刮宫术（含分段诊刮）

【目的】

1. 明确子宫内膜有无病变。

2. 对异常子宫出血患者进行止血治疗。

【适应证】

1. 子宫附件彩超提示子宫内膜回声异常者。

2. 患者异常子宫出血，尤其有高危因素者（有家族史，或年龄＞40 岁、肥胖、高血压、高血糖、服用他莫昔芬等药物者）。

【禁忌证】

1. 各种疾病的急性阶段。

2. 生殖器炎症，如阴道炎、急性或亚急性宫颈炎、急慢性盆腔炎、性传播性疾病等，未经治疗者。

3. 全身健康状况不良不能耐受手术者。

4. 术前 2 次体温在 37.5℃以上者暂缓手术。

【操作】

1. 物品准备：妇检床、一次性垫巾、一次性无菌手套、人流包（长镊子、卵圆钳、阴道窥器、宫颈钳、子宫探针、棉签、棉球、纱块、扩宫条、吸引管、刮匙）、聚维酮碘、安尔碘。

患者准备：完善术前准备，排除手术禁忌证，如需麻醉者，术前禁食禁饮，着宽松易脱的衣物，排空小便。

2. 检查妇检床有无异常，铺一次性垫巾，患者取截石体位，常规消毒术区、铺巾。

3. 双合诊检查子宫位置、大小、倾屈度及附件情况。

4. 阴道窥器扩开阴道，拭净阴道积液，暴露宫颈，聚维酮碘消毒宫颈及宫颈管后，用宫颈钳钳夹宫颈前唇或后唇。

5. 探针依子宫方向探测宫腔深度及子宫位置。

6.用宫颈扩张器以执笔式逐号轻轻扩张宫口（扩大程度比所用刮匙头大半号到1号），宫颈口松可进入刮匙者亦可不必扩张宫颈。

7.将纱块展开放置于阴道后穹隆处，依子宫方向将刮匙徐徐送入宫腔，达宫底部后退出少许，全面搔刮宫腔1～2周及双侧宫角部，直至子宫壁有粗糙感，刮出子宫内膜送病理检查。

【注意事项】

1.术前应探查子宫大小及位置，操作应轻柔，避免子宫穿孔。

2.术后禁止性生活1个月，口服抗炎止血药物24～72小时。

3.嘱患者注意追踪病理结果，妇科门诊复诊。

第三节 上环术

【目的】

1.长期避孕和紧急避孕。

2.治疗子宫内膜增生、子宫内膜息肉等疾病。

【适应证】

1.育龄妇女自愿要求放置宫内节育器（IUD）而无禁忌证。

2.用于紧急避孕，更适于愿意继续以宫内节育器作为避孕方式而无禁忌证者。

【绝对禁忌证】

1.妊娠或可疑妊娠者。

2.生殖器官炎症，如阴道炎、急性或亚急性宫颈炎、急慢性盆腔炎、性传播性疾病等，未经治疗及未治愈者。

3.近3个月以内有月经频发、月经过多，或不规则阴道出血者（放置左炔诺孕酮IUD除外，即曼月乐IUD）。

4.子宫颈内口过松、重度撕裂（固定式含铜IUD除外）及重度狭窄者。

5.子宫脱垂Ⅱ度以上者。

6.生殖器官畸形，如子宫纵隔、双角子宫、双子宫。

7.子宫腔小于5.5cm、大于9cm者（人工流产时、剖宫产后、正常产后和有剖宫产史者放置固定式含铜IUD除外）。

8.人工流产后子宫收缩不良、出血多，有妊娠组织物残留或感染可能者。

9.产时或剖宫产时胎盘娩出后放置，有潜在感染或出血可能者。

10.有各种较严重的全身急、慢性疾患。

11.有铜过敏史者，不能放置含铜节育器。

【相对禁忌证】

1.产后 42 天后，如恶露未净或会阴伤口未愈者，应暂缓放置。

2.葡萄胎史未满 2 年者慎用。

3.有严重痛经者慎用（曼月乐环，或含消炎痛 IUD 除外）。

4.生殖器官肿瘤，如子宫肌瘤、卵巢肿瘤等慎用。

5.中度贫血，Hb < 90g/L 者慎用（曼月乐环，或含消炎痛 IUD 除外）。

6.有异位妊娠史者慎用。

【放置时间】

1.月经期第 3 天起至月经干净后 7 天内均可放置，以月经干净后 3 ～ 7 天最佳。

2.月经延期或哺乳期闭经者，应在排除妊娠后放置。

3.人工流产负压吸宫术和钳刮术后、中期妊娠引产后 24 小时内清宫术后可即时放置。

4.自然流产正常转经后、药物流产 2 次正常月经后放置。

5.产后 42 天恶露已净，会阴伤口已愈合，子宫恢复正常者。

6.剖宫产患者应至少半年后放置。

7.用于紧急避孕，在无保护性性交后 5 天内放置。

【操作】

1.物品准备：妇检床，一次性垫巾，一次性无菌手套，上环包，包含长镊子、卵圆钳、阴道窥器、宫颈钳、子宫探针、棉签、棉球、纱块、扩宫条、上环叉（图 10-2），聚维酮碘，安尔碘。

患者准备：如需麻醉者，术前禁食禁饮，着宽松易脱的衣物，排空小便。

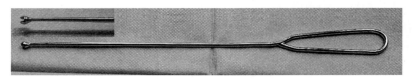

图 10-2　上环叉

2.检查妇检床有无异常，在妇检床上铺一次性垫巾，让患者脱下内裤，体位取截石位，常规消毒术区（腹部、外阴、阴道、肛门），常规铺巾。

3.双合诊检查子宫位置、大小、倾屈度及附件情况。

4.阴道窥器扩开阴道，拭净阴道积液，暴露子宫颈，聚维酮碘消毒宫颈及宫颈管后，用宫颈钳钳夹宫颈前唇或后唇。

5.探针依子宫方向探测宫腔深度及子宫位置。遇有剖宫产史和宫颈管异常时，宜探查宫颈管长度。

6. 根据宫颈口的松紧和选用 IUD 的种类与大小，决定是否扩张宫颈口。

7. 取出选用的 IUD：撕开 IUD 外包装袋，取出 IUD。有尾丝者测量尾丝总长度。

8. 缓缓牵拉宫颈，拉直子宫轴线，置入节育器。距离宫颈 1 ～ 1.5cm 处剪掉尾丝。

9. 消毒阴道，取出阴道窥器。

【注意事项】

1. 严格无菌操作，在放置 IUD 的过程中，避免进入宫腔的器械和 IUD 等与阴道壁接触。

2. 遇宫颈较紧或使用需要扩张宫口的 IUD 时，均须扩张宫口，不能勉强行事。

3. 操作轻柔，以防出现心脑综合反应。对高危的妇女更宜小心，以防子宫损伤。

4. 放置时如感到 IUD 未放至宫腔底部时，应取出重放。

5. 放置环型 IUD 时，上环叉应避开环的接头。

6. 手术过程中，如遇多量出血、器械落空感、宫腔深度异常、患者突感下腹疼痛等，应立即停止操作，进一步检查原因，采取相应措施。

7. 告知患者术后注意事项：①放置后可能有少量阴道出血及下腹不适感为正常现象，如出血多、腹痛、发热、白带异常等，应及时就诊。②放置 IUD 后 3 个月内，在经期及大便后，应注意 IUD 是否脱出。③放置带尾丝 IUD 者，经期不能使用阴道棉塞。④1 周内不做过重的体力劳动。⑤2 周内不宜房事和盆浴，保持外阴清洁。⑥告知放置 IUD 的种类、使用年限、随访时间。

第四节　取环术

【目的】

取出宫内节育器。

【适应证】

1. 因副反应或并发症需取出者。

2. 带器妊娠者（包括带器宫内妊娠或异位妊娠）。

3. 要求改用其他避孕方法或绝育者。

4. 围绝经期月经紊乱、闭经半年以上者。

5. 到期根据实情需要更换者。

6. 计划妊娠或不需继续避孕者。

【禁忌证】

1. 全身情况不良或处于疾病急性期者暂不取环，待好转后再取。

2. 并发生殖道炎症时，需在抗感染治疗后再取环，情况严重者可在积极抗感染的同时取环。

3. 月经期不宜取环。

【取出时间】

1. 以月经干净后 7 天内为宜。

2. 如因异常子宫出血而需取出者，则随时可取，并酌情同时做诊断性刮宫，刮出物应送病理检查，排除内膜病变。术后给予抗生素口服以预防感染。

3. 月经失调者，也可在经前取器，并做诊断性刮宫，同时取内膜送病理检查。

4. 因带器早期妊娠需做人工流产者，应取出 IUD，可根据 IUD 所在部位，先取器后吸宫或先吸宫后取器。带器中、晚期妊娠应在胎儿、胎盘娩出时检查 IUD 是否随之排出，如未排出者，可在产后 3 个月或转经后再取。

5. 带器异位妊娠，应在术后出院前取出 IUD。并发内出血、失血性休克者可在下次转经后取出。

6. 更换 IUD 者，可在取出后立即更换新的 IUD（因症取出除外），或于取出后待正常转经后再放置。

【操作】

1. 物品准备：妇检床，一次性垫巾，一次性无菌手套，取环包，包含长镊子、卵圆钳、阴道窥器、宫颈钳、子宫探针、棉签、棉球、纱块、扩宫条、取环钩（图 10-3）、中弯钳，聚维酮碘，安尔碘。

患者准备：如需麻醉者，术前禁食禁饮，着宽松易脱的衣物，排空小便。

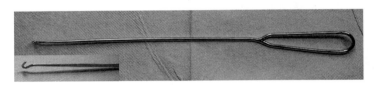

图 10-3　取环钩

2. 检查妇检床有无异常，铺一次性垫巾。患者取截石体位，常规消毒术区（腹部、外阴、阴道、肛门）。常规铺无菌巾。

3. 双合诊检查子宫位置、大小、倾屈度及附件情况。

4. 阴道窥器扩开阴道，拭净阴道积液，暴露宫颈，聚维酮碘消毒宫颈及宫颈管后，用宫颈钳钳夹宫颈前唇或后唇。

5. 探针依子宫方向探测宫腔深度及子宫位置。

6. 视宫口情况和所用 IUD，酌情扩张宫口。

7. 无环尾者用取出器（取环钩或取器钳）勾住 IUD 的下缘或钳住 IUD 的任何部位轻轻拉出。有环尾者用钳或镊子在近宫颈外口处夹住尾丝，轻轻向外牵拉取出 IUD。若带臂 IUD 发生嵌顿宫颈管造成取出困难时，可酌情扩张宫口，用止血钳或填塞钳夹住

IUD 纵臂向宫腔内推入约 1cm，旋转后即可顺利取出。

8. 消毒阴道，取出阴道窥器。

【注意事项】

1. 如遇取环困难，必须扩张宫口，切勿强拉，以免损伤宫壁。环形 IUD 部分嵌顿子宫肌壁内可变形，可牵拉出部分后剪断后取出。注意查看 IUD 的完整性，术后必要时复查盆腔平片了解有无环残留。如 IUD 嵌顿、断裂、残留，可用特殊取出器夹取或在 B 超监导下取出，亦可在宫腔镜下取出。IUD 异位于子宫外，需在腹腔镜下或开腹手术取出，若异位至膀胱，则需膀胱镜协助下取环。

2. 禁性生活及盆浴 2 周。需继续避孕者，应落实避孕措施。

第五节　宫颈息肉摘除术

【目的】

摘除宫颈息肉，明确肿物性质。

【适应证】

1. 检查发现宫颈息肉者。

2. 息肉可来源于宫颈唇或宫颈管。

【禁忌证】

1. 内外生殖器急性炎症或慢性炎症急性发作或亚急性发作者。

2. 月经期或有阴道流血量多者。

3. 无性生活者。

【操作】

1. 物品准备：妇检床、一次性垫巾、一次性无菌手套、宫颈息肉摘除手术包（长镊子、卵圆钳、阴道窥器、宫颈钳、子宫探针、宫颈扩张棒、棉签、棉球、纱块、扩宫条、中弯钳）、聚维酮碘、安尔碘、剪刀、病理标本瓶等。

患者准备：着宽松易脱的衣物，检查前排空小便。

2. 患者取膀胱截石位。医生戴无菌手套，铺无菌巾，对患者外阴、阴道、子宫颈常规消毒。

3. 放置阴道窥器，充分暴露宫颈，再次消毒阴道穹隆部及宫颈，以宫颈钳钳夹宫颈前唇，暴露息肉及其蒂根部。

4. 如息肉较小，蒂部附着于宫颈外口处，可用弯钳或剪刀沿蒂根部摘取。如息肉较大、根部位于宫颈管内或附着部位较高，则先行宫颈扩张，暴露根部，然后用弯钳钳夹根部，扭转 3 ～ 4 圈后可完整摘除，送病理检查。

5. 息肉蒂（根）部有出血者，以纱布填塞压迫或电凝止血。

6. 术毕，再次消毒宫颈、阴道，取出阴道窥器。

【注意事项】

1. 息肉仍有一定的恶变率，切除息肉应常规送病理学检查。

2. 术后 2 周禁盆浴及性生活，酌情给予抗生素预防感染。

第六节　外阴活检术

【目的】

1. 外阴皮肤或黏膜异常表现，明确病变性质。

2. 去除外阴病灶。

【适应证】

外阴皮肤或黏膜异常表现，如肿物、结节、溃疡、色素改变，久治不愈或疑有恶变者。

【禁忌证】

1. 凝血功能障碍。

2. 急性外阴炎、阴道炎。

3. 月经期，或异常子宫出血，阴道流血量多者。

【操作】

1. 物品准备：妇检床、一次性垫巾、一次性手套、棉签、1% 利多卡因、5mL 注射器、小手术包（包括手术刀、弯钳、持针器、剪刀、缝针）、含 10% 福尔马林标本瓶。

患者准备：着宽松易脱的衣物，检查前排空小便，必要时备皮。

2. 检查妇检床有无异常，铺一次性垫巾。患者取截石体位。常规消毒、铺巾。

3. 病灶周围以 1% 利多卡因局部浸润麻醉。

4. 围绕病灶做楔形切口，深达真皮层，将病灶切除取出，放入含 10% 福尔马林标本瓶中，送病理检查。

5. 间断缝合创面止血。

【注意事项】

1. 病灶范围广者，需多点取材，活检组织应包括病变组织及正常组织。

2. 怀疑子宫内膜异位病灶、滋养细胞肿瘤、恶性黑色素瘤者需完整切除。

3.注意嘱咐患者追踪病理结果，门诊复诊。

第七节　前庭大腺脓肿切开引流术

【目的】

1.治疗前庭大腺脓肿，防止疾病进一步发展，甚至发生脓毒血症。
2.减轻患者疼痛。

【适应证】

前庭大腺炎局部已形成脓肿。

【禁忌证】

1.前庭大腺炎未形成脓肿（触之无波动感）。
2.月经期。

【操作】

1.物品准备：妇检床、一次性垫巾、一次性无菌手套、棉签、安尔碘、聚维酮碘、阴道窥器、标本取样管、小手术包（包括手术刀、弯钳、持针器、剪刀、缝针、弯盘）、50mL注射器、1%利多卡因、5mL注射器、生理盐水250mL、甲硝唑溶液100mL。

患者准备：着宽松易脱的衣物，检查前排空小便，必要时备皮。

2.检查妇检床有无异常，铺一次性垫巾，患者取截石体位，常规消毒、铺巾。

3.患者静脉麻醉或使用1%利多卡因局部浸润麻醉。

4.切口选小阴唇内侧近前庭大腺解剖学开口处、脓肿表面波动明显处，一般在皮肤与黏膜交界处纵行切开1.5～2cm，直达脓腔（图10-4）。

5.脓液排出时，取样送细菌培养＋药敏试验检查。

6.用生理盐水及甲硝唑溶液彻底冲洗脓腔。

7.用3-0或4-0可吸收缝线间断缝合脓肿内壁边缘及其对应的皮肤黏膜，以止血并形成新的前庭大腺开口。

8.用无菌手套剪出胶条，放置于脓腔内引流。

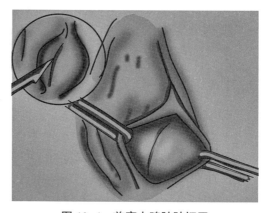

图10-4　前庭大腺脓肿切开

【注意事项】

1. 切口需足够大，其下缘应达脓腔最低点，以便引流。

2. 术中需探查前庭大腺脓肿有无多囊多腔，勿遗漏，术后需加强抗感染治疗，告知患者脓肿复发风险，必要时需再次手术。

3. 引流条需放置于脓腔底部，术后换药需更换引流条。

第八节　宫颈锥切术

【目的】

1. 明确宫颈病变性质。

2. 切除宫颈病变。

【适应证】

1. 宫颈活检提示高度鳞状上皮内病变（HSIL），或宫颈上皮内瘤变2级、3级（CIN2、CIN3）。

2. 宫颈活检为原位癌，临床怀疑有浸润者。

3. 宫颈原位癌、早期浸润癌且患者要求保留生育功能。

4. 重度宫颈柱状上皮异位或反复宫颈上皮内瘤变1级（CIN1），经保守治疗、物理治疗效果不佳者。

5. 宫颈 TCT 检查结果多次异常、阴道镜不满意或宫颈活检未发现病变者。

【禁忌证】

1. 月经期、妊娠期。

2. 内外生殖器急性炎症，或慢性炎症急性发作，或亚急性发作者。

3. 凝血障碍。

【操作】

以宫颈冷刀锥形切除术（CKC）为例。

1. 物品准备：妇检床、一次性垫巾、一次性手套、棉签、安尔碘、聚维酮碘、碘酊、阴道窥器、宫颈钳、子宫探针、持针器、0号微乔线、中弯钳、手术刀、电刀（或LEEP 刀）、吸引管及吸引头、卵圆钳、无菌纱条、剪刀。

患者准备：着宽松易脱的衣物，检查前排空小便。

2. 检查妇检床有无异常，铺一次性垫巾。患者取截石体位。静脉麻醉或腰麻后常规消毒、铺巾。

3. 放置阴道窥器，暴露宫颈、阴道穹隆部后固定。再次消毒阴道及宫颈。

4. 观察宫颈，用碘酊涂抹宫颈表面，观察碘不着色区。

5. 用宫颈钳钳夹宫颈、牵拉宫颈前唇（根据切除部位改对应钳夹部位以暴露术野），距宫颈病灶外 0.5cm 处用手术刀做一环形切口，手术刀自宫颈表面切口切开，以宫颈管为中心轴，楔形切向宫颈内口，宫颈组织呈圆锥形切除（图 10-5）。缝合标记 12 点方向，送病理检查。

6. 电刀电凝宫颈创面以止血，或以 0 号微乔线缝扎止血，可选择 sturmdorf 缝合法重塑宫颈。术后用子宫探针探查宫颈通畅。

7. 如有必要，用碘仿纱阴道填塞，术后 48 ～ 72 小时内取出。留置导尿管接尿袋。

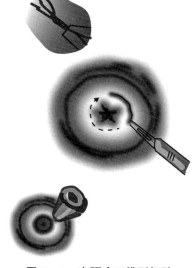

图 10-5　宫颈冷刀锥形切除

附：宫颈环形电切除术（LEEP）

步骤 1 ～ 4 与宫颈冷刀锥形切除术一致。

步骤 5：用宫颈钳钳夹宫颈 11 点方向，使用 LEEP 刀自宫颈 12 点方向切入，锥切深度达 1.5 ～ 2.5cm（根据患者具体情况确定锥切深度），顺时针旋转、电凝切除宫颈组织 1 圈，直至完整锥形切除宫颈病灶，缝合标记 12 点方向，送病理科检查。

步骤 6 ～ 7 与宫颈冷刀锥形切除术一致。

【注意事项】

1. 术后禁止性生活 3 个月，勿剧烈活动 2 周，口服抗炎止血药物 24 ～ 72 小时。

2. 取出阴道塞纱后若仍有阴道流血，必要时需再次阴道填塞。

3. 术后注意观察阴道流血情况，如阴道流血量多，应去妇科就诊，必要时需阴道填塞或手术缝合止血。

第九节　输卵管通液术

【目的】

1. 检查输卵管是否通畅。

2. 对输卵管黏膜轻度粘连有疏通作用。

【适应证】

1. 不孕症，男方精液正常，疑似有输卵管阻塞者。

2. 检验和评价输卵管绝育术、输卵管再通术或输卵管成形术的效果。

【禁忌证】

1. 内外生殖器急性炎症，或慢性炎症急性发作，或亚急性发作者。

2. 月经期或有不规则阴道流血者。

3. 可疑妊娠期者。

4. 严重的全身性疾病如心肺功能异常等，不能耐受手术者。

【操作】

1. 物品准备：妇检床、一次性垫巾、一次性无菌手套、通水包（长镊子、卵圆钳、阴道窥器、宫颈钳、子宫探针、棉签、棉球、纱块、扩宫条、中弯钳）、聚维酮碘、安尔碘、生理盐水或抗生素溶液（庆大霉素 8 万 U+ 地塞米松 5mg+ 注射用水 20 ～ 50mL）、0.5% 利多卡因、宫颈导管（图 10-6）、5mL 注射器、20mL 注射器、压力表、Y 形管等。

2. 患者取膀胱截石位。医生戴无菌手套，铺无菌巾，外阴、阴道、宫颈常规消毒，双合诊了解子宫的位置及大小。

3. 放置阴道窥器，充分暴露宫颈，再次消毒阴道穹隆部及宫颈，以宫颈钳钳夹宫颈前唇。沿宫腔方向置入宫颈导管，并使其与宫颈外口紧密相贴。

4. 用 Y 形管将宫颈导管与压力表、注射器相连，压力表应高于 Y 形管水平，以免液体进入压力表。

5. 将注射器与宫颈导管相连，并使宫颈导管内充满生理盐水，缓慢推注，压力不可超过 160mmHg。注意观察推注时阻力大小、经宫颈注入的液体是否回流、患者下腹是否疼痛。

6. 术毕，取出宫颈导管，再次消毒宫颈、阴道，取出阴道窥器。

7. 结果评定：输卵管通畅者，顺利推注 20mL 生理盐水无阻力，压力维持在 60 ～ 80mmHg，或开始稍有阻力，随后阻力消失，无液体回流，患者无不适感。输卵管阻塞者，勉强注入 5mL 即感觉有阻力，压力表见压力持续上升，患者感觉下腹胀痛，停止推注后液体又回流至注射器内。

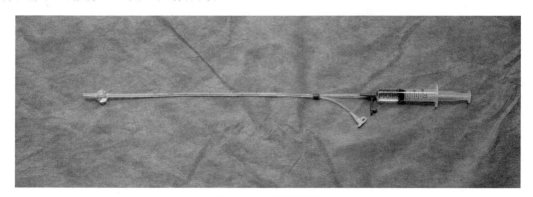

图 10-6　宫颈导管

【注意事项】

1. 所有无菌生理盐水温度以接近体温为宜，以免液体过冷造成输卵管痉挛。

2. 注入液体时必须使宫颈导管紧贴宫颈外口，防止液体外漏。

3. 术后 2 周禁止盆浴及性生活，酌情给予抗生素预防感染。

第十节　子宫输卵管造影

【目的】

1. 了解输卵管是否通畅及阻塞部位。

2. 了解宫腔形态，确定有无子宫畸形及畸形类型，有无宫腔粘连、子宫黏膜下肌瘤、子宫内膜息肉及异物等。

3. 对输卵管黏膜轻度粘连有疏通作用。

【适应证】

1. 内生殖器结核非活动期。

2. 不明原因的习惯性流产，于排卵后行造影了解宫颈内口是否松弛，宫颈及子宫是否畸形。

【禁忌证】

1. 内外生殖器急性或亚急性炎症。

2. 严重的全身性疾病，不能耐受手术者。

3. 妊娠期，月经期，产后、流产后、刮宫术后 6 周内。

4. 碘过敏者。

【操作】

1. 物品准备：妇检床、一次性垫巾、一次性无菌手套、通水包（长镊子、卵圆钳、阴道窥器、宫颈钳、子宫探针、棉签、棉球、纱块、扩宫条、中弯钳）、聚维酮碘、安尔碘、宫颈导管、5mL 注射器、20mL 注射器、X 线放射诊断仪、造影剂（碘普罗胺注射液）。

2. 注射生理盐水检查宫颈导管是否通畅并排出空气，折起导管并盖紧管口，再向球囊内注射生理盐水，检查球囊是否漏气。

3. 患者取膀胱截石位。医生戴无菌手套，铺无菌巾，常规消毒外阴、阴道、子宫颈，双合诊了解子宫的位置及大小。

4. 放置阴道窥器，充分暴露宫颈，再次消毒阴道穹隆部及宫颈，以宫颈钳钳夹宫颈前唇，探查宫腔。

5. 沿宫腔方向置入宫颈导管，进入宫颈内口时有突破感即停止，推注 1.5 ～ 2mL 生理盐水充满球囊以固定，钳闭球囊连接管，检查导管是否固定良好。

6. 连接造影剂，B 超或 X 线透视下嘱患者缓慢注入造影剂，观察造影剂流经宫腔及输卵管情况并摄片。松开球囊连接管，取出导管，行第二次摄盆腔平片以观察腹腔内造影剂弥散情况。

7. 结果评定：①正常子宫、输卵管表现：宫腔呈倒三角形，双侧输卵管显影形态柔软，再次盆腔摄片见盆腔内散在造影剂。②宫腔异常表现：子宫内膜结核者，子宫失去原有的倒三角形态，内膜呈锯齿状；黏膜下肌瘤或子宫内膜息肉时可见宫腔充盈缺损；子宫畸形时有相应显示。③输卵管异常表现：输卵管结核时显示输卵管形态不规则、僵直或呈串珠状，有时可见钙化点；有输卵管积水时输卵管远端呈气囊状扩张；再次盆腔摄片未见盆腔内散在造影剂，说明输卵管不通；输卵管发育异常，可见过长或过短的输卵管、异常扩张的输卵管、输卵管憩室等。

【注意事项】

1. 检查宫颈导管时，必须排尽空气，以免空气进入宫腔造成充盈缺损，引起误诊。

2. 球囊不宜过大，以免阻碍造影剂流通；但也不宜过小，容易造成宫颈导管脱落。

3. 宫颈导管不要插入太深，以免弯折，阻碍造影剂通过。

4. 注入造影剂时用力不可过大，推注不可过快，防止损伤输卵管。

5. 透视下发现造影剂进入异常通道，同时患者出现咳嗽，应警惕发生栓塞，立即停止操作，取头低脚高位，严密观察，积极对症处理。

6. 造影后 2 周禁盆浴及性生活，可酌情给予抗生素预防感染。

7. 有时因输卵管痉挛而造成输卵管不通的假象，必要时重复进行造影。

第十一章　阴道镜检查术 ▷▷▷▷

【目的】

1. 观察宫颈、阴道、外阴，评估有无异型上皮、血管、皮肤。
2. 对可疑病灶进行局部定点活检，提高疾病诊断的准确性。

【适应证】

1. TCT 检查提示低级别鳞状上皮内病变（LISL）或以上者。
2. 意义不明确的非鳞状上皮细胞（ASCUS）伴高危型 HPV 感染。
3. TCT 检查提示非典型腺细胞（AGS）。
4. HPV16 型或 HPV18 型阳性。
5. 宫颈锥切手术前评估，确定手术范围。
6. 妇检可疑有宫颈病变者。
7. 可疑外阴、阴道病变者。
8. 宫颈、阴道、外阴病变治疗后的复查和评估。

【禁忌证】

1. 生殖道急性炎症或感染。
2. 下生殖道挫裂伤。
3. 检查前 48 小时内有性生活、妇科检查、阴道冲洗上药、宫颈刮片或阴道活检。
4. 对 3% 醋酸、复方碘溶液过敏。
5. 过于紧张无法配合者。

【操作】

1. 物品准备：妇检床、一次性垫巾、一次性手套、大棉签、小棉签、阴道窥器、0.9% 氯化钠溶液、活检钳、标本瓶、阴道镜（图 11-1）、3% 醋酸溶液、复方碘溶液。
备用：宫颈钳、卵圆钳、剪刀、刮匙、无菌纱块或纱条。
2. 患者准备：同妇科常规检查。

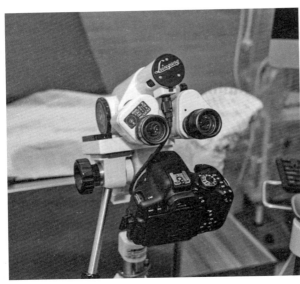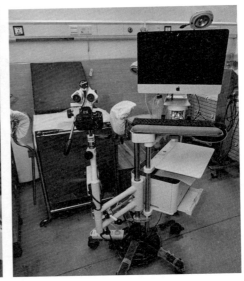

图 11-1　阴道镜设备

3. 用阴道窥器暴露阴道、子宫颈，用氯化钠溶液清理宫颈分泌物。

4. 在低倍镜状态下对焦，移动阴道镜物镜使其距离宫颈约 30cm，并调整物镜位置直至显像清晰。

5. 先后用不同倍数的物镜观察宫颈和阴道，评估有无形态、颜色、血管等异常。

6. 用醋酸浸涂宫颈，观察 3～5 分钟，评估有无醋酸白上皮，记录醋酸白上皮出现与消退的时间、厚重程度（图 11-2）。

7. 使用绿色、红色滤镜，可进一步观察有无异形血管。

8. 用碘溶液浸涂宫颈，观察 2 分钟，查看有无不着色区（图 11-3）。

9. 根据醋酸白试验、碘试验，在可疑病变部位行多点活检。

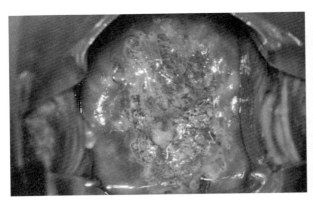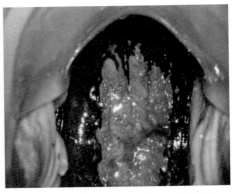

图 11-2　阴道镜下宫颈醋酸白试验　　　　图 11-3　碘溶液浸涂子宫颈不着色区

【注意事项】

1. 避免使用润滑剂。
2. 置入阴道窥器时手法应轻柔，避免损伤宫颈。
3. 尽量充分暴露宫颈管，不要忽略阴道壁及穹隆，避免漏诊。
4. 注意观察和评估转化区。对Ⅱ、Ⅲ型转化区需注明。

第十二章　宫腔镜检查术 ▷▷▷▷

【目的】

1. 明确宫颈、宫腔内情况。

2. 切除宫腔内肿物。

3. 取子宫内膜活检。

4. 宫腔粘连治疗。

【适应证】

1. 异常子宫出血：明确有无子宫内膜病变情况；对月经过多，排除内膜恶变者，还可行宫腔镜下子宫内膜切除或消融术，以减少月经，改善贫血。

2. B 超或影像学检查提示宫腔占位性病变。

3. 不孕症或复发性流产患者，明确宫腔情况。

4. 探查和取出阴道内异物（儿童、阴道狭窄）。

5. 取出 IUD 或妊娠残留物。

6. 宫腔镜术后随访。

7. 诊断及治疗宫腔粘连。

8. 对子宫内膜癌或癌前病变的早期诊断。

【禁忌证】

1. 绝对禁忌证　急性子宫内膜炎、急性附件炎、急性盆腔炎、生殖道活动性肺结核。

2. 相对禁忌证　子宫大量出血、妊娠期、慢性盆腔炎。

【操作】

1. 术前准备

（1）术前全面评估患者病情，包括询问病史、常规身体检查和妇科检查，完善术前检查等，以排除手术禁忌证。

（2）一般在月经干净后 5 ～ 7 天内施行。

（3）宫颈准备：对宫颈萎缩或发育不良者，术前需做宫颈准备。可用物理扩张法或药物软化宫颈法。①物理扩张法：术前一晚提前在宫颈口内放置导尿管、海藻棒等。②药物软化宫颈法：术前一晚放置米索前列醇或者卡孕栓等。对于有用药禁忌患者，可在术前宫颈局部注射利多卡因，或者术中加用间苯三酚注射液等。如患者本身宫颈口松弛，不需再进行宫颈术前准备，以免过度松弛，膨宫液流出过多，影响手术操作。

（4）患者术前排空膀胱，取截石位，常规消毒外阴及阴道。安装宫腔镜设备和器械（图 12-1），排空膨宫管内的空气，设置液体膨宫压力为 10 ～ 15kPa，流速 200 ～ 300mL/min。

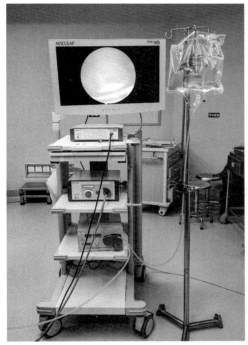

宫腔镜设备

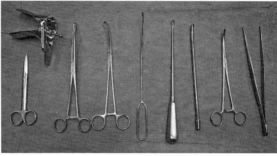

术中所用器械一

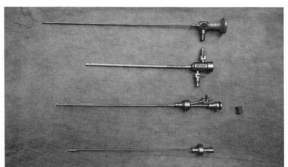

术中所用器械二

图 12-1 宫腔镜设备及术中所用器械

2.导尿后再次消毒阴道及宫颈。用探针探查子宫位置及宫深。必要时扩张宫颈（方法同人工流产术）；用灭菌生理盐水、5% 葡萄糖溶液或 5% 甘露醇液膨宫，打开膨宫液入水口及出水口，在宫腔镜直视下将宫腔镜自宫颈外口置入宫颈管，在膨宫液的灌注下膨胀宫颈管，在宫腔镜下全面观察宫颈管。

3.将宫腔镜沿宫颈管依宫腔方向，继续推行进入宫腔，到达宫底部。转动镜体，调整视野，按宫底—子宫角—宫体—子宫颈的顺序全面观察（图 12-2 ～图 12-6）。有宫腔

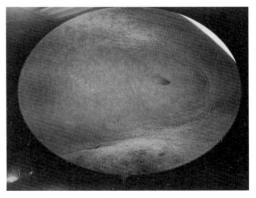

图 12-2 宫腔镜下正常宫腔影像

异常者需重点观察。

4. 检查完毕，将视野置于宫腔正中，缓慢退出镜体，再次详细检查宫腔及宫颈管。

5. 如有宫腔内肿物，可经宫腔操作孔置入剪刀或活检钳，在宫腔镜直视下，剪切或钳夹肿物蒂部，完整摘除肿物后，取出送病理检查。若可疑内膜局部病变，可在宫腔镜直视下钳取局部内膜活检。

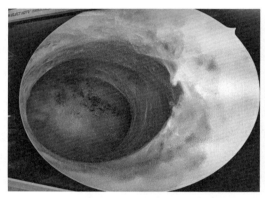
图 12-3　宫腔镜下正常绝经后宫腔影像

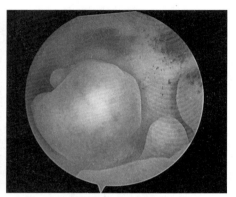
图 12-4　宫腔镜下子宫内膜息肉影像

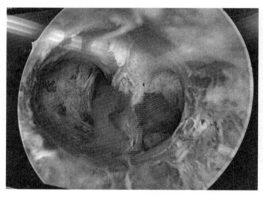
图 12-5　宫腔镜下宫腔粘连影像

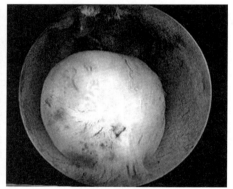
图 12-6　宫腔镜下黏膜下肌瘤影像

【注意事项】

1. 防止并发症。术中并发症有子宫穿孔、宫颈裂伤、气体栓塞、心脑综合征、水中毒等。术后远期并发症有感染、出血等。

2. 避免干扰宫腔镜检查的因素。宫腔内有气泡或出血；宫颈松弛，膨宫液外漏；快速注入过多液体，使内膜水肿，膨宫不全，视野不清；宫颈狭窄或子宫屈度太大等。

3. 术后 1 周内少量出血。术后禁止性生活及盆浴 2 周。术后 24 小时内给予抗生素预防感染。

4. 操作中注意打开出水口，避免宫腔内压力过高，导致水中毒，发生急性肺水肿等并发症。

附：宫腔镜电切术

【适应证】

1. 子宫内膜切除。
2. 子宫黏膜下肌瘤切除。
3. 子宫内膜息肉切除。
4. 子宫纵隔切除。
5. 宫腔粘连分离。

【禁忌证】

1. 绝对禁忌证 急性子宫内膜炎、急性附件炎、急性盆腔炎、生殖道活动性肺结核。

2. 相对禁忌证 子宫大量出血、妊娠期、慢性盆腔炎。

【操作】

1. 术前准备

（1）宫腔镜术前常规准备，宫腔电切镜手术设备和器械准备，术前子宫颈预处理（电切镜镜鞘较粗，一般术前均需做宫颈准备，方法同宫腔镜检查）等。

（2）术前全面评估患者病情，包括询问病史，常规身体检查和妇科检查，完善辅助检查等。

（3）一般在月经干净后施行。

（4）患者术前排空膀胱，取截石位，常规消毒外阴及阴道。安装宫腔镜设备和器械，排空膨宫管内的空气，设置液体膨宫压力为 10 ～ 15kPa，流速为 200 ～ 300mL/min。

2. 导尿后再次消毒阴道及宫颈。用探针探查子宫位置及宫深。必要时扩张宫颈；用灭菌生理盐水、5% 葡萄糖溶液或 5% 甘露醇液膨宫。打开膨宫液入水口，在宫腔镜直视下将宫腔电切镜自宫颈外口置入宫颈管。在膨宫液的灌注下膨胀宫颈管，在宫腔镜下全面观察宫颈管。

3. 将宫腔镜沿宫颈管继续推行进入宫腔，到达宫底部。转动镜体，观察宫腔形态，明确宫腔内膜情况，肿物的部位、大小，蒂的粗细，单发或多发，注意肿物根蒂部和周围组织的关系，从而决定手术方式。

4. 宫腔镜电切术有顺行切除法、逆行切除法、垂直切除法和横行切除法等。

（1）顺行切除法：用宫腔镜单极或双极环形电极由远及近切割，可以避免误切到邻近组织，是最常用的切割手法，适用于子宫内膜切除、子宫黏膜下肌瘤切除、子宫内膜息肉切除等。具体操作方法：将宫腔镜电切镜置于拟切割组织的表面，暴露术野。将环形电极退出镜鞘伸至远处，置于拟切割组织远端的表面。踩踏电极脚踏板通电，将电切环切割组织达到合适的深度，同时缓慢带镜鞘回拉宫腔镜，由远及近地进行平行切割，达到切割组织的边缘。缓慢回拉环形电极回收至镜鞘。停止通电，结束切割。

（2）逆行切除法：即环形电极由近及远地切割。此操作比较困难，仅在需切除的组织较多、无法看清远处边界、顺行切除有困难时，由有经验的医生操作。具体操方法：将宫腔电切镜置于拟切割组织的表面，暴露术野。将环形电极推出镜鞘，置于拟切割组织近端的表面。踩踏电切脚踏板，将环形电极向前推，切割适当深度的组织，由近及远做短距离倒推，到达需切割组织远端边缘时切断组织。

（3）垂直切除法：将环形电极做自上而下的垂直切割，适用于切除较大的肌瘤，注意移动度要小，以将镜鞘适当上下移动为主。

（4）横行切除法：将环形电极做由左向右或由右向左的横行切割，适用于切除子宫底部组织和子宫纵隔，切除时注意以镜鞘适当做横向移动为主。

5. 操作完毕，将视野置于宫腔正中，缓慢退出镜体，再次详细检查宫腔及宫颈管。

【注意事项】

1. 膨宫不良　当膨宫压力低、术中发生子宫穿孔、宫颈机能不全时，都有可能发生膨宫不良。处理方法包括适当加大膨宫压力、用宫颈钳钳夹宫颈前、后唇等。若术中发生子宫穿孔，应马上暂停手术，B超检查子宫周围及腹腔有无游离液体，排除腹腔脏器损伤的可能，确定处理方案，必要时需腹腔镜检查术明确子宫穿孔情况，并予缝合止血。

2. 视野不清　当宫腔内有活动性出血、气泡聚集于宫腔内、切除组织物游离于宫腔时都会导致视野不清晰，容易发生子宫损伤，可以通过电凝出血的血管、适当增加灌流压力及流速、掌握好电切的深度等缓解。

3. 术中出血　可适当调高灌流液压力；联合应用血管收缩药物；用宫腔镜电极电凝出血点；对于手术结束后的较多出血，可考虑使用 cook 球囊或者导尿管压迫止血。

第十三章　腹腔镜探查术 ▷▷▷▷

【目的】

1. 通过腹腔镜探查了解盆腔有无器质性病变。

2. 子宫及附件等盆腔肿物的手术治疗。

3. 盆底功能障碍性疾病的手术治疗。

【适应证】

1. 慢性盆腔痛的诊断和鉴别诊断。

2. 异位妊娠的早期诊断及治疗。

3. 不孕症的病因学探查。

4. 盆腔包块的诊断和鉴别诊断。

5. 计划生育及其合并症的诊断及处理。

6. 腹腔内出血或腹水探查。

7. 腹腔镜监视阴道或宫腔手术操作。

8. 急腹症的诊断和鉴别诊断。

9. 妇科恶性肿瘤的分期、术前评估和药物治疗后疗效评估。

10. 子宫内膜异位症的诊断和治疗。

11. 先天性生殖器官畸形的诊断和术前评估。

【禁忌证】

1. 严重的心血管疾患或肺功能异常不能耐受气腹、特殊体位者。

2. 膈疝或者腹壁疝已有嵌顿者。

3. 急性弥散性腹膜炎。

4. 绞窄性肠梗阻。

5. 严重盆腔、腹腔粘连影响人工气腹。

【操作】

1. 术前准备

（1）详细的病史采集，并进行全面的体格检查及必要的实验室检查，充分评估病情，做好应对预案。

（2）血常规、肝肾功能、血清电解质、凝血功能检查，感染八项、血型、心电图、X线胸片、超声检查。对有心肺基础病或年龄较大者，必要时根据病情加做肺功能检查、血气分析、心脏彩超检查等，排除手术禁忌证。

（3）术前应行阴道分泌物的检查及阴道清洁，有感染者应先行治疗。

（4）皮肤准备有脐部清洁、腹部及外阴皮肤备皮。

（5）肠道准备：术前1天半流饮食，术前晚10点后禁食，考虑存在肠粘连者，术前需喝泻药做肠道准备。

（6）手术前用药：手术前晚口服镇静药。

（7）术前排空膀胱，必要时导尿管导尿或留置导尿管。

2. 操作步骤

（1）患者取膀胱截石位，常规消毒腹部及外阴、阴道，铺无菌手术巾。有性生活者按需放置举宫器。

（2）医生借助皮钳或巾钳等暴露脐孔，用尖刀于脐部正中纵向或其上下缘横向切开皮肤8～10mm（图13-1）。向上提起腹壁，用气腹针（Veress针）垂直穿刺。当气腹针尖端突破筋膜时有突破感，稍向下用力即可穿透腹膜，此时可有第二个突破感。将气腹针以45°角向盆腔中央方向推进2～3cm，确定气腹针已成功进入腹腔，可接上充气管进行充气。

可采用滴水试验或负压试验检测气腹针是否成功进入腹腔。①滴水试验：取装有生理盐水的5mL注射器，接在Veress针上，打开气腹针阀门，抽吸顺畅，且无内容物吸出。②负压试验：将生理盐水滴入气腹针尾部孔内，液体滴入顺利，证明顺利进入腹腔。未成功进入腹腔后勿充气，避免造成皮下气肿。

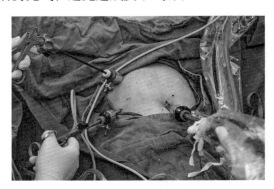

图 13-1　传统多孔腹腔镜穿刺孔位置

（3）充气时应再一次观察气腹机上腹腔内压力，刚开始充气时腹腔内压力应为负值或不超过5mmHg，否则应考虑气腹针位置是否正确。注气结束后将患者体位改为头低臀高位、倾斜15°～30°。

（4）套管针（图13-2）穿刺进入腹腔时有突破感，取出针芯时活塞同时打开。穿刺时用两把巾钳钳夹切口两边皮肤或以左手尽可能提高腹壁，使重要脏器及血管远离腹前壁。右手持套管针以 45° 角进入切口，遇明显阻力时（腹直肌前鞘）将穿刺导管转成与腹壁垂直的方向，继续旋转用力，平稳推进套管针，一旦感觉阻力减小或消失，应立即将套管针转回到与腹壁成 45° 角，然后轻轻推进 20 ～ 30mm。抽出针芯，可以放入腹腔镜确认套管鞘已在腹腔正确位置后接上气腹管并打开充气阀门以维持腹腔内气压。

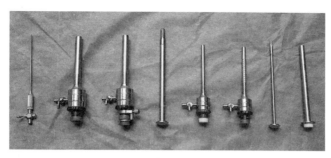

图 13-2　腹腔镜下穿刺器

（5）对腹腔脏器进行一次全方位的快速探查。重点检查应放在盆腔，观察盆腔全貌，然后推进腹腔镜并按需要改变方向，在举宫器的配合下摆动子宫位置，暴露子宫直肠陷凹及盆腔各部位。对盆腔各脏器和病变进行全面而系统的检查，着重了解子宫、输卵管和卵巢的形态、大小，与周围组织有无粘连，直肠窝有无子宫内膜异位病灶，以及有无盆腔静脉曲张等（图 13-3 ～图 13-7）。如需活检或因粘连、病变等原因导致暴露困难或检查不满意，必要时可引入辅助器械协助检查，如腹腔镜用输卵管钳、抓钳、分离钳、线剪、弯剪、勺钳、冲洗器、持针器、电凝钩、电凝针、卵巢穿刺针（图 13-8）。

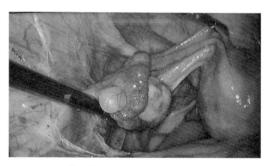

图 13-3　腹腔镜下左卵巢、输卵管及子宫影像

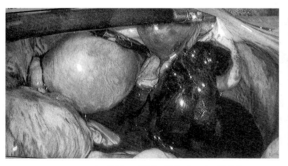

图 13-4　腹腔镜下输卵管妊娠破裂影像

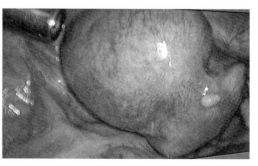

图 13-5　腹腔镜下子宫平滑肌瘤影像

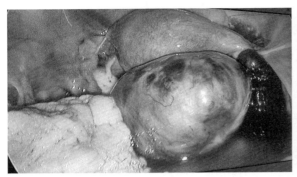

图 13-6　腹腔镜下右侧卵巢囊肿蒂扭转影像

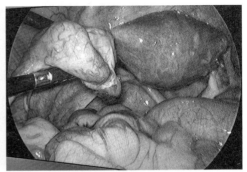

图 13-7　腹腔镜下行输卵管美兰通液术

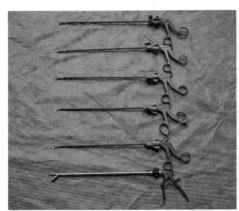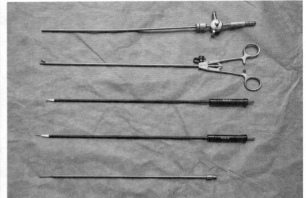

图 13-8　腹腔镜检查术常用辅助器械

（6）操作完毕后，首先在腹腔镜直视下拔出所有的辅助器械，将患者转为平卧位，尽量放净腹腔内 CO_2 气体。左手提起腹壁，右手将腹腔镜连同导管鞘一并退出腹膜外，确定肠管退回腹腔后连同导管鞘一同拔出。最后对腹壁上 10mm 以上的穿刺孔行皮内缝合，结束手术。

【注意事项】

1. 对腹腔脏器进行全方位的快速扫描检查，重点排除穿刺过程中对大网膜、腹腔内脏器和后腹壁大血管的损伤。

2. 如发现异常病变，应注意病变的部位、大小、性质及其与周围脏器的关系，必要时行镜下活检或吸取腹腔液进行检查。

3. 如盆腔、腹腔存在病变，可腹腔镜直视下手术治疗。

附1：经脐单孔腹腔镜手术

【适应证】

1. 子宫肌瘤剔除术。
2. 子宫全切术。
3. 卵巢囊肿剥除术。
4. 输卵管或附件切除手术。
5. 盆腔粘连松解术。
6. 子宫内膜癌前哨淋巴结切除术。
7. 早期卵巢癌细胞减灭术。
8. 早期宫颈癌广泛子宫切除术。

【禁忌证】

1. 晚期恶性肿瘤。
2. 全身情况不能耐受麻醉。
3. 凝血功能障碍。
4. 巨大盆腔肿物：实性肿物不建议用单孔腹腔镜进行手术，囊性肿物可结合具体情况来判断。
5. 腹腔严重感染。
6. 脐部发育异常，避免疝的发生概率增加。

【操作】

1. 患者取膀胱截石位，局部消毒，使用 Allis 钳或血管钳将脐中心点提起，依据患者脐部形态选择脐正中纵行切口、Y 形切口或 Ω 形切口，临床以纵行切口为多，长 2～3.5cm。打开腹膜后用 0 号微乔线，提吊头尾两侧腹膜，各一针，不打结，以避免限制孔道的容量，放置 port 进行手术，术后取出 port 后进行缝合，切口需彻底缝合，避免留死腔，还需注意美学原则。

2. 医生站位有两种方式：一种为医生站于患者左侧，扶镜者站于患者头端；另一种为医生站于患者头端，扶镜者站于患者右侧。具体采用何种站位方式可以根据个人习惯而定。

3. 其余步骤详见腹腔镜探查术。

【注意事项】

1. 注意脐部并发症：脐部切口疝、切口血肿、切口感染、切口愈合不良等，注意切口缝合，可采用关小明教授"桃心缝合法"。脐部发育异常要注意慎重考虑该手术方式。

2. 避免脐部切口出血，尽快寻找出血原因，针对性采取电凝、缝合止血。如止血困难，可改为多孔腹腔镜或开腹手术。

3. 术中分清解剖结构，避免误伤输尿管、膀胱等，一旦发生需要及时修补。

附 2：经阴道单孔腹腔镜手术

该术式是一种通过身体的自然腔道（阴道）进入腹腔进行手术的外科技术，结合了腹腔镜和阴道妇科手术的优点。

【适应证】

1. 卵巢良性囊肿。

2. 输卵管疾患。

3. 单发子宫肌瘤 3 ～ 7 型、肌瘤直径＜ 10cm、希望保留子宫者。

4. 因子宫肌瘤、子宫腺肌病、子宫内膜癌前病变、子宫颈癌前病变等需要全子宫切除的患者。

【禁忌证】

1. 无性生活史者。

2. 子宫直肠陷凹封闭、盆腔广泛粘连。

3. 阴道极度狭窄。

4. 盆腔恶性肿瘤（相对禁忌证）。

5. 子宫超过孕 20 周大小（相对禁忌证）。

【操作】

1. 患者取头低足高、膀胱截石位，阴道用碘伏纱球消毒后，用两把小 S 拉钩下拉暴露宫颈，宫颈钳钳夹宫颈后，电刀沿宫颈阴道皱褶下方约 1cm 处横行切开长 2 ～ 2.5cm 的切口，下推直肠，进入腹腔，经后穹隆切口置入切口保护套，盆腔内的硅胶圈紧贴子宫后壁及子宫直肠陷凹，卷边后，将 Port 上盖置于切口保护套。建立气腹后推荐置入直径 5mm、30° 腹腔镜镜头及长短腹腔镜器械，气腹压力为 13kPa。

（1）卵巢囊肿切除术：沿卵巢囊肿最大径线剪开卵巢皮质，分离卵巢皮质与囊肿，尽量完整剥除囊肿，用标本袋装好取出。囊腔用 2-0 或 3-0 可吸收线连续缝合，也可双极电凝剥离面出血点再缝合；如囊肿较大，可以为了降低手术难度而将卵巢皮质拉至阴道口进行阴式缝合。注意术中尽量减少电凝对卵巢组织的损伤。

（2）附件切除术：上提附件，将卵巢与输卵管充分暴露，由下至上，逐步电凝并切断卵巢固有韧带、输卵管根部、骨盆漏斗韧带及输卵管系膜和输卵管伞端；也可从输卵管伞端与骨盆漏斗韧带开始手术，具体根据术中视野暴露情况决定手术步骤。必要时可以先切除卵巢再切除输卵管。

（3）子宫肌瘤剔除术：充分暴露子宫肌瘤，子宫体注射 20U 缩宫素后使用超声刀或剪刀切开肌瘤表面浆肌层，用肌瘤钻或抓钳上提瘤体，分离钳及超声刀钝性、锐性分离瘤体。缩小瘤体经阴道取出。腹腔镜下用 1–0 可吸收线连续或 8 字缝合关闭瘤腔。如肌瘤腔内剥出困难则可去除 Port 上盖，经阴道分离瘤体与子宫间隙，剔除肌瘤；如瘤腔较深，可阴式缝合关闭瘤腔后再经阴道腹腔镜下加固缝合子宫。

2. 术毕用生理盐水冲洗净盆腔、腹腔，吸净腹腔内气体后，将子宫后壁腹膜与阴道切口前缘缝合，切口后缘缝合同前，1–0 可吸收线连续或锁边缝合阴道切口。阴道留置碘伏纱布 1 块，24 小时取出。

【注意事项】

1. 注意入路相关并发症　如阴道切口出血、延期愈合、阴道壁血肿及盆腔感染、直肠和膀胱损伤等，其中阴道切口及周围出血最为常见。手术前应掌握解剖结构，避开血管区域，放置切口保护套尽量轻柔。出血则一般可采用缝合或者电凝止血，如有活动性出血时，必须缝合止血；术后可能发生阴道切口感染、愈合不良，一般保守治疗后多会自行愈合；如果切口较大或反复感染，应于病情控制后行二次缝合。

2. 注意出血　术中及时止血，同时注意避免热损伤。若止血困难，应及时变更手术方式。大血管损伤一般较少出现，一旦出现大血管损伤、血压急剧下降时建议即刻开腹手术，找到出血点，迅速止血。

3. 注意邻近器官损伤　泌尿系统较多见，多为机械性损伤或者热损伤。术中的能量器械热传导容易导致输尿管、膀胱损伤。预防输尿管损伤需要医生熟悉输尿管的解剖，距输尿管较近时，应注意避免热传导。必要时术前双 J 管置入，术后酌情拔除。

第十四章　开腹探查术 ▷▷▷▷

第一节　腹式子宫内肌瘤剔除术

【目的】

剔除子宫肌瘤，一般用于肌瘤较大或数目较多，或考虑盆腔存在重度粘连，腹腔镜微创操作困难者。

【适应证】

1. 有生育要求，期望切除肌瘤改善生育功能者。
2. 肌瘤过大或过多，或合并重度盆腔粘连，腹腔镜下剔除困难者。
3. 由于肌瘤导致异常子宫出血、压迫症状、肌瘤生长迅速有恶变风险者。
4. 特殊部位的肌瘤，如宫颈肌瘤、阔韧带肌瘤、黏膜下肌瘤大部分存在肌层者。

【禁忌证】

1. 存在肌瘤恶性病变或盆腔器官恶性病变可能者（需按恶性肿瘤根治术，不建议保留子宫）。
2. 存在子宫内膜恶性变或宫颈恶性变者。
3. 合并急性期盆腔感染者，应控制炎症后择期行手术治疗。
4. 严重的心肺功能不全、代谢性疾病等无法耐受手术，凝血功能障碍，麻醉药品过敏，严重精神障碍，认知障碍者。

【操作】

1. 物品准备：通用手术包、橡皮止血带。
2. 操作步骤

（1）麻醉成功，患者取水平仰卧位，消毒腹部术野，铺无菌巾，做下腹部切口，逐层开腹，缝吊腹膜。

（2）无高血压患者，子宫肌层注射稀释后垂体后叶素以减少术中出血。

（3）充分暴露术野，子宫下段放置胶管止血带，以电刀切开子宫肿物表面浆肌层达肿物包膜处，钝性、锐性分离肿物与包膜之间隙，将肿物完整剔除，子宫切口连续锁边缝合关闭瘤腔，连续缝合浆肌层，切缘对合良好，查创面无渗血。

（4）台下剖视标本并送冰冻病理检查。

（5）彻底冲洗盆腔、腹腔，查无明显渗血，清点器械及敷料对数，逐层关腹。

3.详细记录手术过程。

【注意事项】

1.术后必要时静脉给予缩宫、止血药物。

2.根据手术范围，术后严格避孕一段时间。

第二节　腹式全子宫切除术

【目的】

切除具有良性病变、存在早期或癌前病变、已经发生生殖系统恶性肿瘤的子宫。

【适应证】

1.子宫良性病变经治疗无效、患者同意切除子宫者。

2.子宫内膜非典型增生、宫颈上皮内肿瘤Ⅲ级或原位癌等癌前病变。

3.生殖道恶性肿瘤。

【禁忌证】

1.存在盆腔器官恶性病变可能者。

2.合并急性期盆腔感染者，应控制炎症后择期行手术治疗。

3.严重的心肺功能不全、代谢性疾病等无法耐受手术、凝血功能障碍、麻醉药品过敏、严重精神障碍、认知障碍者。

【操作】

1.物品准备：通用手术包。

2.操作步骤：以腹式全子宫切除术＋双侧附件切除术为例。

（1）患者取水平仰卧位，全麻成功后，常规消毒腹部术野，铺无菌巾，做下腹正中切口，逐层开腹，探查盆腔、子宫、附件情况。缝吊腹膜，排垫肠管，暴露术野。

（2）钝性、锐性分离盆腔、腹腔粘连后，将子宫肿物挽出盆腔，以两把大弯钳分别钳夹两侧输卵管、卵巢固有韧带和子宫圆韧带宫角部，以提吊子宫。打开右侧骨盆漏斗韧带内外侧腹膜，向宫角方向分离游离卵巢、输卵管后，以弯钳双重钳夹右侧骨盆漏斗韧带，切断后以7号丝线贯穿缝扎后切断，查无活动性渗血，同法处理左侧，双侧卵巢、输卵管系于双侧大弯钳。

（3）靠近子宫分别离断右侧子宫圆韧带，断端 7 号丝线贯穿缝扎。同法处理左侧。

（4）分别向下剪开双侧子宫阔韧带前叶直达膀胱子宫陷凹，并下推膀胱达宫颈外口水平下约 2cm。向下分别剪开双侧子宫阔韧带后叶达双侧子宫骶韧带外侧缘。

（5）分离宫旁组织，双重钳夹右侧子宫动、静脉，切断后以 7 号丝线缝扎止血，查无活动性渗血，同法处理左侧。

（6）进一步下推膀胱，并紧贴宫颈向下逐步离断子宫主韧带、子宫骶韧带，断端以 7 号丝线缝扎止血，直达宫颈外口下 1cm 水平。同法处理左侧子宫主韧带、子宫骶韧带。

（7）沿阴道穹隆顶端离断子宫，环切阴道穹隆，直至完整切除全子宫。

（8）台下剖视离体标本，并送冰冻病理检查。

（9）消毒阴道残端及阴道上段，0 号微乔线连续扣锁缝合阴道残端，查无渗血。

（10）充分冲洗盆腔、腹腔，查术野无活动性渗血，探查双侧输尿管蠕动良好，清点器械及敷料对数，逐层关腹，术毕。

3. 详细记录手术过程。

【注意事项】

1. 术中充分游离输尿管，避免损伤。
2. 术后观察阴道残端愈合情况。
3. 术后 3 个月禁止性生活及盆浴。

第十五章　妇科阴式手术 ▷▷▷

第一节　阴式全子宫切除术

【目的】

经阴道切除子宫。

【适应证】

1. 需要子宫切除而无阴道禁忌证者。

2. 腹壁肥厚、子宫脱垂伴有阴道前后壁膨出、膀胱或直肠膨出、压力性尿失禁者。

【禁忌证】

1. 阴道明显畸形、狭窄，无法进行阴式手术者。

2. 子宫增大或超过孕 3 个月者。

3. 附件存在较大肿物者。

4. 盆腔广泛粘连者。

5. 盆腔器官存在恶性病变者。

6. 严重的心肺功能不全、代谢性疾病等无法耐受手术，凝血功能障碍，麻醉药品过敏，严重精神障碍，认知障碍者。

【操作】

1. 物品准备：阴式手术包、会阴手术台。

2. 操作步骤

（1）麻醉成功后，患者取膀胱截石位，常规消毒术野，铺无菌巾，再次消毒外阴及阴道，探查子宫、阴道情况。

（2）缝吊两侧小阴唇于两侧皮肤，金属导尿管导尿并探查确定膀胱底的位置。以两把皮钳分别钳夹宫颈前、后唇，向外牵拉。以缩宫素稀释液注入膀胱宫颈间隙及直肠宫颈间隙以水压分离，在膀胱底下缘 0.5cm 处环切子宫颈至间隙处，向前及向后分别锐性、钝性分离膀胱和直肠，直达膀胱腹膜反折。

（3）分别双重钳夹、切断双侧子宫骶韧带和子宫主韧带，7 号丝线贯穿缝扎断端。

（4）分别双重钳夹双侧子宫动、静脉，切断，7 号丝线贯穿缝扎残端，再以 7 号丝线加固。

（5）分别打开前后腹膜，并向两侧延长切口，进入腹腔。

（6）探查双侧附件，未见明显异常。双重钳夹左侧子宫圆韧带、左输卵管峡部及左卵巢固有韧带，切断，10 号丝线贯穿缝扎残端，留线。同法处理对侧。将子宫完整切除，送冰冻病理检查。检查各残端无活动性出血。

（7）子宫圆韧带、子宫主韧带和子宫骶韧带留线分别对绑。查创面无活动性渗血，清点器械及敷料对数，逐层关腹，术毕。

3. 详细记录手术过程。

【注意事项】

1. 术前充分评估手术适应证。

2. 术中避免膀胱、输尿管及直肠损伤。

第二节　阴道前后壁修补术

【目的】

对子宫脱垂伴有膀胱、直肠膨出者进行回纳修补。

【适应证】

1. 子宫脱垂伴有膀胱、直肠膨出者。

2. 严重的膀胱膨出引起尿潴留或引起反复泌尿系感染者。

【禁忌证】

1. 泌尿系感染、阴道炎症者应控制感染后择期手术治疗。

2. 严重的心肺功能不全、代谢性疾病等无法耐受手术，凝血功能障碍，麻醉药品过敏，严重精神障碍，认知障碍者。

【操作】

1. 物品准备：阴式手术包、会阴手术台。

2. 操作步骤

（1）麻醉成功后，患者取膀胱截石位，常规消毒术野，铺无菌巾，再次消毒外阴及阴道，探查阴道前后壁情况。

（2）缝吊两侧小阴唇于两侧皮肤，金属导尿管导尿并探查确定膀胱底的位置，在膀胱阴道间隙注入生理盐水以水压分离，向前纵向打开阴道前壁至尿道下沟，向两侧钝性、锐性分离阴道壁与膀胱之间隙。以 4 号丝线荷包缝合 2 周，回纳膀胱，分别剪除两侧多余的阴道壁。以 2-0 号肌腱线连续扣锁缝合阴道前壁切缘，查无活动性出血。

（3）以皮钳钳夹小阴唇下方，沿皮肤与黏膜间横向切开，向上分离阴道后壁与直肠间隙，并向上纵向剪开阴道后壁筋膜至原阴道残端下 1cm，锐性、钝性分离阴道与直肠间隙，以 2-0 号肌腱线间断缝合两侧肛提肌，加固肛提肌，以 2-0 号肌腱线连续扣锁缝合阴道后壁残端。

（4）术后见阴道壁紧张度尚可，阴道口可容两指通过。肛查直肠黏膜未触及缝线。

（5）留置导尿管，接尿袋，观察尿液情况。阴道内填塞安尔碘纱条 1 条，术毕。

3. 详细记录手术过程。

【注意事项】

1. 术中避免膀胱、输尿管及直肠损伤。

2. 术后必要时留置导尿管，预防性使用抗生素及保持外阴清洁。

第十六章 中医特色技术在妇科的应用 ▷▷▷▷

第一节 皮下埋针

【适应证】

本法适用于减轻各种疾病及术后所致的疼痛、失眠、焦虑、耳鸣耳聋、眩晕、呕吐、便秘、腹泻、各种急慢性炎症等症状。

【评估】

1. 主要症状、既往史，是否妊娠。

2. 对疼痛的耐受程度。

3. 有无对胶布、不锈钢及金属等过敏情况。

4. 局部皮肤情况。

【操作】

1. 物品准备 治疗盘、各种型号揿针、75% 酒精、棉签、弯盘等。

2. 操作步骤

（1）核对医嘱，评估患者，向患者做好解释。

（2）备齐用物，携至床旁。

（3）协助患者取合理、舒适体位。

（4）遵照医嘱，确定治疗所需穴位，确定贴压部位。

（5）75% 酒精消毒施术部位 2 次。

（6）根据治疗穴位及体型胖瘦，选用适配型号的揿针。将针直接应用在已消毒的皮肤上，按压黏附扎好，除去剥离纸，将胶布压好以确保黏附稳妥。

（7）观察患者局部皮肤，询问有无不适感。

【注意事项】

1. 老人、儿童、孕妇、体弱者宜选取卧位。

2. 使用前检查针体，如有弯曲和损伤时，不要使用。

3. 关节和颜面部慎用。

4. 局部皮肤有感染、瘢痕或破损，应避开瘢痕和破损贴针。

5. 孕妇、需要急救或手术的患者、恶性肿瘤患者、出血性疾病患者及高度水肿者禁用。

6. 严格执行三查七对及无菌操作规程。

7. 埋针部位持续疼痛时，应调整针的深度、方向，调整后仍疼痛，应出针。

8. 揿针所用材料不能耐受高温，贴针状态下不要施灸，勿应用电疗。

第二节　中药烫熨

【适应证】

1. 慢性虚弱性病症，如虚寒性腹痛、胃脘痛、尿潴留等。

2. 术后调理，促进胃肠蠕动、减轻腹胀痛等。

【评估】

1. 病室环境安静，室温适宜。

2. 当前主要症状、临床表现、既往史及过敏史。

3. 患者对热的敏感性和耐受性，有无感觉迟钝、障碍。

4. 局部皮肤情况。

【操作】

1. 物品准备　药包、治疗盘。

2. 操作步骤

（1）备齐用物（药包加热），携至床旁。向患者做好解释，核对医嘱。

（2）协助患者取合适体位，松解衣着，暴露局部皮肤，注意保暖。

（3）药包套上一次性外套，先轻提药袋，使其间断接触皮肤，至温度适宜时将药袋均匀热敷于患处，药包与皮肤充分接触。

（4）随时询问患者感受，必要时打开药包观察局部皮肤情况，防止烫伤。治疗时间为30分钟。

（5）治疗完毕，取下药包，观察局部皮肤情况。

（6）协助患者整理衣着，安置舒适体位，整理床单位。清理用物，做好记录并签名。

【注意事项】

1. 操作前了解病情，皮肤对该药物过敏、局部皮肤病、皮肤破损者禁用；妊娠期禁用，哺乳期、经期慎用；有不明肿块、出血倾向者禁用；部分感染性疾病者，诊断不明的急性脊柱损伤、急腹症者禁用。

2. 药包加热时，微波炉温度不宜过高，加热时间不宜过长，防止药包烤焦。

3. 药包与皮肤必须充分接触，温度适宜，防止烫伤。

4. 如局部皮肤出现红疹、瘙痒、水疱等立刻停止治疗，做好相应处理。

第三节　中药熏洗

中药熏洗是用中药煎汤后于患处熏蒸、淋洗和浸浴，利用药物加热后的热能及药物本身的作用，使药物经过皮肤、孔窍、经穴直接吸收至腠理、血管等，达到温经散寒、疏经通络、祛风除湿、杀虫止痒、活血消肿止痛等作用的一种外治方法。中药熏洗具有疗效好、无副作用、方法简便、易于掌握、经济实用等优点。

【适应证】

本法临床适应证广，多种病症均可选用，适用妇科疾病引起的疼痛、炎症、水肿、瘙痒等症状。

【评估】

1. 病室环境、温度适宜，保护隐私情况。

2. 患者的病情及药物过敏史。

3. 妇科患者的胎、产、经、带情况。

4. 患者体质及局部皮肤情况。

5. 患者心理状态，对操作的认识及进餐情况。

【操作】

1. 物品准备　治疗盘、药液、中单、容器（根据熏蒸部位的不同选用）、水温计、治疗巾或浴巾，必要时备屏风、支架及其他专科用具。

2. 操作步骤

（1）核对医嘱，评估患者，向患者做好解释，调节室内温度。

（2）备齐用物，携至床旁。协助患者取合理、舒适体位，暴露熏洗部位。

（3）将合适温度的药液倒入容器内，对准熏蒸部位。熏蒸一般温度以 50 ～ 70℃为宜；浸泡时，一般温度控制在 38 ～ 41℃。

（4）随时观察患者病情及局部皮肤变化情况，询问患者感受并及时调整药液温度。

（5）治疗结束后观察并清洁擦干患者皮肤，协助患者整理衣着，取舒适体位，整理床单位，清理用物。

【注意事项】

1. 熏洗过程注意室内避风，冬季注意保暖，熏洗完毕应及时擦干药液和汗液，暴露部位尽量加盖衣被。

2. 煎好的药液用干净纱布过滤，以免药中杂质在熏洗时刺激皮肤。熏洗药液温度适宜，以防烫伤。操作中应随时询问患者的感觉，老年人、小儿熏洗的温度宜稍低。

3. 操作中根据不同部位辨证用药，如头面部及某些敏感部位，不宜选用刺激性太强的药物，孕妇忌用麝香等药物，以免引起流产等后果。

4. 局部熏蒸时，局部应与药液保持适当的距离，以温热舒适、不烫伤皮肤为度；颜面部熏蒸后 30 分钟才可外出，以防感冒；局部有伤口者，按无菌操作进行；包扎部位熏洗时，应揭去敷料，熏洗完毕后，更换消毒敷料。

5. 患者出现心慌、气促、面色赤热或苍白、出大汗等情况，应立即停止该操作，并做相应的处理。

6. 保护患者，必要时进行遮挡。所用物品需清洁消毒，用具一人一份一消毒，避免交叉感染。治疗中如发现患者有过敏现象或治疗无效时，应及时调整治疗方案。

7. 孕妇及妇女经期不宜坐浴和阴道熏洗。

第四节　中药保留灌肠

【适应证】

1. 急性盆腔炎、慢性盆腔痛所致的腹痛、发热、带下等症状。
2. 恶性肿瘤肠梗阻所致的腹痛、便秘等症状。

【评估】

1. 病室环境，温度适宜。
2. 主要症状、既往史、排便情况，有无大便失禁，是否妊娠。
3. 肛周皮肤情况。
4. 有无药物过敏史。
5. 心理状况，合作程度。

【操作】

1. 物品准备　治疗盘、弯盘、煎煮好的药液、一次性灌肠袋、水温计、纱布、一次性手套、垫枕、中单、石蜡油、棉签等，必要时备便盆、屏风。

2. 操作步骤

（1）核对医嘱，评估患者，向患者做好解释，调节室温。嘱患者排空二便。

（2）备齐用物，携至床旁。

（3）关闭门窗，用隔帘或屏风遮挡。

（4）协助患者取左侧卧位（必要时根据病情选择右侧卧位），充分暴露肛门，垫中单于臀下，置垫枕以抬高臀部 10cm。

（5）测量药液温度（39～41℃），液面距离肛门不超过30cm，用石蜡油润滑肛管前端。插肛管时，可嘱患者张口呼吸以使肛门松弛，便于肛管顺利插入。插入10～15cm缓慢滴入药液（滴入的速度视病情而定），滴注时间15～20分钟。滴入过程中随时观察询问患者耐受情况，如有不适或便意，及时调节滴入速度，必要时终止滴入。中药灌肠药量不宜超过200mL。

（6）药液滴完，夹紧并拔除肛管，协助患者擦干肛周皮肤，用纱布轻揉肛门处。协助患者取舒适卧位，抬高臀部。

【注意事项】

1.肛门、直肠、结肠术后，大便失禁，急腹症和下消化道出血患者及孕妇禁用。

2.慢性痢疾，病变多在直肠和乙状结肠，宜采取左侧卧位，插入深度以15～20cm为宜；溃疡性结肠炎病变多在乙状结肠或降结肠，插入深度为18～25cm；阿米巴痢疾病变多在回盲部，应取右侧卧位。

3.当患者出现脉搏细速、面色苍白、出冷汗、剧烈腹痛、心慌等，应立即停止灌肠并做相应处理。

4.灌肠液温度应在床旁使用水温计测量。

第五节　耳穴压豆

【适应证】

减轻妇科疾病及术后所致的疼痛、失眠、焦虑、眩晕、便秘、腹泻等症状。

【评估】

1.主要症状、既往史，是否妊娠。

2.对疼痛的耐受程度。

3.有无对胶布、药物等过敏情况。

4.耳部皮肤情况。

【操作】

1.物品准备　治疗盘、王不留行子或莱菔子等丸状物、胶布、75%酒精、棉签、探棒、止血钳或镊子、弯盘、污物碗，必要时可备耳穴模型。

2.操作步骤

（1）核对医嘱，评估患者，向患者做好解释。

（2）备齐用物，携至床旁。

（3）协助患者取合理、舒适体位。

（4）遵照医嘱，探查耳穴敏感点，确定贴压部位。

（5）用 75% 酒精自上而下、由内到外、从前到后消毒耳部皮肤。

（6）选用质硬而光滑的王不留行子或莱菔子等丸状物黏附在 0.7cm×0.7cm 大小的胶布中央，用止血钳或镊子夹住胶布并贴敷于选好耳穴，给予适当按压（揉），使患者有热、麻、胀、痛感觉，即"得气"。

（7）观察患者局部皮肤，询问有无不适感。

（8）操作完毕，安排舒适体位，整理床单位。

3. 常用按压手法

（1）对压法：用食指和拇指的指腹置于患者耳郭的正面和背面，相对按压，至出现热、麻、胀、痛等感觉，食指和拇指可边压边左右移动，或做圆形移动，一旦找到敏感点，则持续对压 20 ～ 30 秒。对内脏痉挛性疼痛、躯体疼痛有较好的镇痛作用。

（2）直压法：用指尖垂直按压耳穴，至患者产生胀痛感，持续按压 20 ～ 30 秒，间隔少许，重复按压，每次按压 3 ～ 5 分钟。

（3）点压法：用指尖一压一松地按压耳穴，每次间隔 0.5 秒。本法以患者感到胀而略沉重刺痛为宜，用力不宜过重。一般每次每穴可按压 27 下，具体可视病情而定。

【注意事项】

1. 耳郭局部有炎症、冻疮或表面皮肤有溃破者，有习惯性流产史的孕妇不宜施行。

2. 耳穴贴压每次选择一侧耳穴，双侧耳穴轮流使用。夏季易出汗，留置时间为 1 ～ 3 天，冬季留置时间为 3 ～ 7 天。

3. 观察患者耳部皮肤情况，留置期间应防止胶布脱落或污染；对普通胶布过敏者改用脱敏胶布。

4. 患者侧卧位耳部感觉不适时，可适当调整体位。

第六节　子午流注开穴法

【适应证】

各种妇科疾病的对症治疗。

【评估】

1. 病室环境，温度适宜。

2. 患者病情、主要症状、既往史。

3. 穴位贴片处皮肤情况及感觉情况。

4. 患者配合程度、心理状态。

【操作】

1. 物品准备 ZWLZ 型子午流注低频治疗仪、治疗盘、电极输出线、穴位贴片、纱块、胶布（必要时），必要时备屏风、毛毯。

2. 操作步骤

（1）核对医嘱，评估患者，向患者做好解释。

（2）备齐用物，携至床旁。接通电源，开机，选择"治疗方案"。

（3）患者取舒适体位，暴露所取穴位皮肤，正确选取穴位，必要时屏风遮挡，注意保暖；纱块清洁穴位处皮肤；粘贴穴位贴片。

（4）将电极输出线与穴位贴片连接；打开电极开关，调整电流频率和强度。

（5）观察患者局部电刺激反应，及时调整电流频率和强度。

（6）治疗完毕后，将电极输出线与穴位贴片分离，取下穴位贴片，清洁皮肤，观察皮肤情况。

（7）关机。协助患者整理衣着，取舒适体位。

【注意事项】

1. 急性病患者、恶性肿瘤患者、感染性疾病患者、孕妇、心脏病患者、高热患者、皮肤知觉障碍或皮肤异常患者、体内被植入金属支架者、严重肝肾功能不全者，以及饥饿、过劳、情绪不稳定者禁用本法。

2. 本法勿在心脏附近、颈部上方、头部、眼睛、口腔或阴部、皮肤疾患等部位使用。

3. 绝对不要与以下的医用电子器械同时使用：①心脏起搏器等体内植入型医用电子器械。②人工心肺等维持生命用医用电子器械。③心电图仪等医用电子器械。④在短波或微波治疗设备附近使用治疗仪时，输出可能不稳定。

4. 治疗前应检查机器、电源线、穴位电极贴片、电极输出线是否完好，是否能正常运转，切忌拉扯、扭曲各条电路线。

5. 保持穴位贴片的干洁、完整、黏性好，保持粘贴面紧密平整、无褶皱，均匀接触皮肤。不可用手指接触粘贴面，黏性下降及时更换。

6. 穴位呈左右对称分布，则一路电极的两个贴片贴于两侧穴位；穴位非对称分布，则一路电极中一个贴片贴于该穴，另一个贴片可紧贴于其下侧。

7. 注意输出频率和强度应与治疗部位耐受程度相适应，避免输出过弱影响疗效，同时避免输出过强引起不适。频率最大值为 15，一般取 9 ～ 10，强度最大值为 99，一般取最大安全强度为 50。

8. 告知患者治疗过程中应有的电流刺激感觉，如有灼痛等不适情况，要及时告知医护人员及时处理。

第七节　灸　法

一、艾条灸

以艾绒为主要成分卷成的圆柱形长条称为艾条。点燃艾条施灸的方法称为艾条灸。

【适应证】

慢性久病及阳气不足的疾病，如久泻、久痢、久疟、痰饮、水肿、腹痛、胃痛、妇女气虚血崩、老人阳虚多尿，以及虚脱急救等。

【评估】

1. 病室环境：无易燃物品，温度适宜。
2. 患者当前主要症状、临床表现、既往史、药物过敏史、体质辨证情况。
3. 有无感觉迟钝 / 障碍，对热的敏感度和耐受程度。
4. 施灸部位的皮肤情况。
5. 心理状态。

【操作】

1. 物品准备　治疗盘、艾灸箱、艾条、纱块、打火机、小口瓶、弯盘，必要时备浴巾及屏风。

2. 操作步骤

（1）核对医嘱，评估患者，向患者做好解释。

（2）备齐用物，携至床旁。再次核对患者姓名、年龄、施灸穴位、方法，取合理体位，暴露施灸部位，注意保暖，保护隐私。

（3）定穴：遵医嘱确定施灸腧穴，以指痕做标志。

（4）施灸：将纱块放置于施灸部位上。点燃艾条，将其置于艾灸箱中，然后对准施灸穴位放置，妥善固定，使局部皮肤有温热感而无灼痛为宜。灸至皮肤红晕，每处10 ～ 15 分钟。

（5）观察：施灸过程中随时观察局部皮肤及病情变化，询问患者有无不适，防止艾灰脱落及艾灸箱固定不牢脱落，造成皮肤烫伤或毁坏衣物。

（6）灸毕，取下艾灸箱，熄灭艾火。清洁局部皮肤，观察皮肤情况，协助患者整理衣着，整理床单位。询问患者对操作的感受，告知注意事项。

（7）清理物品，洗手。

【注意事项】

1. 凡属实热证或阴虚发热者不宜施灸，颜面部、大血管处、孕妇腹部及腰骶部不宜施灸。

2.施灸过程中，随时询问患者有无灼痛感，以便调整距离，如局部皮肤产生烧灼、热烫的感觉，应立即停止治疗。

3.艾灸箱固定松紧适宜，防止艾灰脱落及固定不牢导致脱落，烫伤皮肤或毁坏衣物。

4.施灸后皮肤出现微红灼热，属于正常现象。如局部出现小水疱，无须处理，可自行吸收。如水疱较大，消毒局部皮肤后，用无菌注射器吸出液体，覆盖消毒敷料，保持干燥，防止感染。

5.艾条应彻底熄灭，以防复燃发生火灾。

二、雷火灸

雷火灸是在艾绒中加上中药粉末制成艾条，施灸于穴位的一种灸法。历代医家之中药配方记载有所不同，一般处方为沉香、木香、乳香、茵陈、羌活、干姜、炮甲、少许人工麝香。严格意义来说，雷火灸属于艾条灸的一种，由于其加入中药粉末，具有温经通络、疏风散寒、活血化瘀、消肿止痛、扶正祛邪等作用，对一些妇科病症的疗效更佳，故在这里单独介绍。

【适应证】

中医辨证为虚寒证、寒湿证的诸多疾病。

1.上焦虚寒、寒湿之证　如过敏性鼻炎、近视、干眼症、耳聋、耳鸣等。

2.中焦虚寒、寒湿之证　如慢性胃炎、慢性肠炎等。

3.下焦虚寒、寒湿之证　筋骨方面的疾病，如颈椎病、肩周炎、腰腿痛、关节炎等；妇科疾病，如宫寒不孕、痛经、月经不调、乳腺增生、盆腔炎等。

4.其他　如肥胖等。

【评估】

1.病室环境及温度。

2.主要症状、既往史及是否妊娠。

3.有无出血病史或出血倾向、哮喘病史或艾绒过敏史。

4.对热、气味的耐受程度。

5.施灸部位皮肤情况。

【操作】

1.物品准备　雷火灸条、雷火灸盒、打火机、酒精灯或酒精棉球、弯盘、刮灰匙，必要时备屏风、手柄、大毛巾、计时器、万花油。

2.操作步骤

（1）核对医嘱，评估患者，向患者做好解释。

（2）备齐用物，携用物至床旁。

（3）核对患者信息，协助患者取合理、舒适体位。

（4）遵照医嘱确定施灸部位，充分暴露施灸部位，注意保护隐私及保暖。

（5）点燃灸条：截取大小适中的雷火灸条，用酒精灯或酒精棉球点燃灸条一端。

（6）施灸：将点燃的雷火灸条投入灸盒中，放在相应的施灸部位；或用点燃的雷火灸条在施灸部位进行手法施灸。

（7）及时将艾灰弹掉，防止灼伤皮肤。

（8）施灸结束，立即熄灭灸火。

（9）施灸过程中询问患者有无不适，观察患者皮肤情况，如有艾灰，用纱布清洁，并协助患者穿衣，取舒适卧位。

（10）酌情开窗通风，注意保暖，避免对流风。

【注意事项】

1. 大血管处，孕妇腹部和腰骶部，皮肤感染、溃疡、瘢痕处，以及有出血倾向者不宜施灸。空腹或餐后 1 小时左右不宜施灸，饥饿者应先进食或喝些糖水。

2. 一般情况下，施灸顺序自上而下，先头身，后四肢。

3. 施灸时防止艾灰脱落烧伤皮肤或衣物。

4. 注意观察皮肤情况，对糖尿病、肢体麻木及感觉迟钝的患者，尤应注意防止烧伤。

5. 如局部出现小水泡，无须处理，可自行吸收；水疱较大者，可用无菌注射器抽吸疱液，用无菌纱布覆盖。

6. 对体质虚弱、神经衰弱者，治疗时火力宜小，精神紧张者应消除其思想顾虑。

三、隔物灸

用药物或其他材料将艾炷与施灸穴位皮肤之间隔开而施灸的方法，称为隔物灸。间隔所用药物或其他材料因病症而异，据此可分为隔姜灸、隔蒜灸、隔盐灸、隔附子饼灸等。

【适应证】

1. 隔姜灸　适用于缓解因寒凉所致的呕吐、腹泻、腹痛、肢体麻木酸痛、痿软无力等症状。

2. 隔蒜灸　适用于缓解急性化脓性疾病所致的肌肤浅表部位红、肿、热、痛，如疖、痈等。

3. 隔盐灸　适用于缓解急性虚寒性腹痛、腰酸、吐泻、小便不利等症状。

4. 隔附子饼灸　适用于缓解各种虚寒性疾病所致的腰膝冷痛、指端麻木、下腹疼痛及疮疡久溃不敛等症状。

【评估】

1. 病室环境及温度。

2. 主要症状、既往史及是否妊娠。

3. 有无出血病史或出血倾向、哮喘病史或艾绒过敏史。

4. 对热、气味的耐受程度。

5. 施灸部位皮肤情况。

【操作】

1. 物品准备 艾炷、治疗盘、间隔物、打火机、镊子、弯盘（广口瓶）、纱布，必要时准备浴巾、屏风。

2. 操作步骤

（1）核对医嘱，评估患者，嘱患者排空二便，向患者做好解释工作。

（2）备齐用物，携至床旁。

（3）协助患者取合理、舒适体位。

（4）遵照医嘱确定施灸部位，充分暴露施灸部位，注意保护患者的隐私及保暖。

（5）在施灸部位放置间隔物，点燃艾炷，进行施灸。

（6）常用施灸方法

①隔姜灸：取直径 2～3cm、厚 0.2～0.3cm 的姜片，在其上用针点刺若干小孔，放在施灸的部位，将艾炷放置在姜片上，从顶端点燃艾炷，待燃尽时接续一个艾炷，一般灸 5～10 壮。

②隔蒜灸：用厚度 0.2～0.3cm 的蒜片，在其上用针点刺若干小孔，将艾炷放置在蒜片上，从顶端点燃艾炷，待燃尽时接续一个艾炷，一般灸 5～7 壮。

③隔盐灸：用于神阙穴灸，用干燥的食盐填平肚脐，上放艾炷，从顶端点燃艾炷，待燃尽时接续一个艾炷，一般灸 3～9 壮。

④隔附子饼灸：取底面直径约 2cm、厚度 0.2～0.5cm 的附子饼，用针刺若干小孔，将艾炷放置在药饼上，从顶端点燃艾炷，待燃尽时接续一个艾炷，一般灸 5～7 壮。

（7）施灸过程中询问患者有无不适。

（8）施灸完毕，观察患者的皮肤情况，如有艾灰，用纱布清洁局部皮肤。协助患者着衣，取舒适卧位。

（9）开窗通风，注意保暖，避免对流风。

【注意事项】

1. 大血管处、孕妇腹部和腰骶部，以及有出血倾向者不宜施灸。

2. 一般情况下，施灸顺序自上而下，先头身，后四肢。

3. 防止艾灰脱落烧伤皮肤或衣物。

4. 注意皮肤情况，对糖尿病、肢体感觉障碍的患者，需谨慎控制施灸强度，防止烧伤。

5.施灸后，局部出现小水疱，无须处理，可自行吸收；如水疱较大，用无菌注射器抽出疱液，并以无菌纱布覆盖。

第八节　穴位注射

【适应证】

多种慢性疾病引起的如眩晕、呃逆、腹胀、尿潴留、疼痛等症状。

【评估】

1.主要症状、既往史、药物过敏史、是否妊娠。

2.注射部位局部皮肤情况。

3.对疼痛的耐受程度及合作程度。

【操作】

1.物品准备　治疗盘、药物、一次性注射器、无菌棉签、皮肤消毒剂、污物碗、利器盒。

2.操作步骤

（1）核对医嘱，评估患者，向患者做好解释，嘱患者排空二便。

（2）配制药液。

（3）备齐用物，携至床旁。

（4）协助患者取舒适体位，暴露局部皮肤，注意保暖。

（5）遵医嘱取穴，通过询问患者感受确定穴位的准确位置。

（6）常规消毒皮肤。

（7）再次核对医嘱，用一次性注射器抽吸药液备用。

（8）一手绷紧皮肤，另一只手持注射器，对准穴位快速刺入皮下，然后用针刺手法将针身推至一定深度，上下提插至患者有酸胀等"得气"感应后，回抽无回血，即可将药物缓慢推入。

（9）注射完毕后拔针，用无菌棉签按压针孔片刻。

（10）观察患者用药后症状改善情况，并安置舒适体位。

【注意事项】

1.局部皮肤有感染、瘢痕，有出血倾向及高度水肿者不宜进行注射。

2.孕妇下腹部及腰骶部不宜进行注射。

3.严格执行三查七对及无菌操作规程。

4.遵医嘱配置药物剂量，注意配伍禁忌。

5.注意针刺角度，观察有无回血。避开血管丰富部位，避免药液注入血管内，患者有触电感时针体往外退出少许后再进行注射。

6.患者如出现不适症状时，应立即停止注射并观察病情变化。

第九节　穴位贴敷

【适应证】

恶性肿瘤、术后引起的疼痛；消化系统疾病引起的腹胀、腹泻、便秘；女性虚寒证引起的小腹冷痛等症状。

【评估】

1.病室环境，温度是否适宜。

2.主要症状、既往史、药物及敷料过敏史，是否妊娠。

3.敷药部位的皮肤情况。

【操作】

1. 物品准备　治疗盘、绵纸或薄胶纸、遵医嘱配制的药物、压舌板、无菌棉垫或纱布、胶布或绷带、生理盐水棉球，必要时备屏风、毛毯。

2. 操作步骤

（1）核对医嘱，评估患者，向患者做好解释，注意保暖。

（2）备齐用物，携至床旁。根据敷药部位，协助患者取适宜的体位，充分暴露要贴敷的穴位，必要时以屏风遮挡，保护患者的隐私。

（3）根据敷药面积，取大小合适的绵纸或薄胶纸，用压舌板将所需药物均匀地涂抹于绵纸上或薄胶纸上，厚薄适中。

（4）将药物敷贴于穴位上，做好固定。为避免药物受热溢出而污染衣物，可加敷料或棉垫覆盖，以胶布或绷带固定，松紧适宜，温度以患者能耐受为宜。观察患者局部皮肤，询问有无不适感。

（5）操作完毕后擦净局部皮肤，协助患者着衣，安置舒适体位。

（6）更换敷料时，以生理盐水或温水擦洗皮肤的药渍，观察创面情况及敷药效果。

【注意事项】

1.孕妇的脐部、腹部、腰骶部及某些敏感穴位，如合谷、三阴交等处不宜敷贴，以免局部刺激而引起流产。

2.药物应均匀涂抹于绵纸中央，厚薄一般以 0.2～0.5cm 为宜，覆盖敷料大小适宜。

3.敷贴部位应交替使用，不宜单个部位连续敷贴。

4.除拔毒膏外，患处有红肿及溃烂时不宜敷贴药物，以免发生化脓性感染。

5.对于残留在皮肤上的药物不宜用肥皂或刺激性物品擦洗。

6.敷药后，如出现红疹、瘙痒、水疱等过敏现象，应暂停使用。情况严重者，进行相应处理。

第十节 中药外敷

【适应证】

1.双柏散外敷 盆腔炎、异位妊娠等引起的下腹痛，下肢静脉血栓引起的下肢肿痛。

2.温经消肿方外敷 恶性肿瘤术后引起的下肢淋巴水肿。

3.温阳防栓方外敷 恶性肿瘤术后预防下肢静脉血栓形成。

【评估】

1.病室环境，温度是否适宜。

2.主要症状、既往史、药物及敷料过敏史，是否妊娠。

3.敷药部位的皮肤情况。

【操作】

1.物品准备 治疗盘、绵纸或薄胶纸、遵医嘱配制的药物、压舌板、无菌棉垫或纱布、胶布或绷带、生理盐水棉球，必要时备屏风、毛毯。

2.操作步骤

（1）核对医嘱，评估患者，向患者做好解释，注意保暖。

（2）备齐用物，携至床旁。根据敷药部位，协助患者取适宜体位，充分暴露需要贴敷的部位，必要时以屏风遮挡，保护患者的隐私。

（3）根据敷药面积，取大小合适的绵纸或薄胶纸，用压舌板将所需药物均匀地涂抹于绵纸上或薄胶纸上，厚薄适中。

（4）将药物敷贴于相应部位，做好固定。为避免药物受热溢出而污染衣物，可加敷料或棉垫覆盖。以胶布或绷带固定，松紧适宜，温度以患者能耐受为宜。观察患者局部皮肤，询问有无不适感。

（5）操作完毕后擦净局部皮肤，协助患者着衣，安置舒适体位。

（6）更换敷料时，以生理盐水或温水擦洗皮肤的药渍，观察创面情况及敷药效果。

【注意事项】

1.孕妇的脐部、腹部、腰骶部不宜敷贴，以免局部刺激引起流产。

2.药物应均匀涂抹于绵纸中央，厚薄一般以 0.2～0.5cm 为宜，覆盖敷料大小适宜。

3.敷贴部位应交替使用，不宜单个部位连续敷贴。

4. 患处有红肿及溃烂时不宜敷贴药物，以免发生化脓性感染。

5. 对于残留在皮肤上的药物不宜用肥皂或刺激性物品擦洗。

6. 敷药后，如出现红疹、瘙痒、水疱等过敏现象，应暂停使用。情况严重者，进行相应处理。

耳鼻喉科篇

第十七章 耳的检查与主要技术操作 ▷▷▷▷

第一节 耳的一般检查

一、耳郭及耳周检查

注意双侧耳郭是否对称，有无畸形、肿物、裂伤、瘘管，局部皮肤有无红肿、增厚、渗液、脱屑、结痂、疱疹等。牵拉耳郭或压迫耳屏有无疼痛。触摸耳周有无压痛和肿大的淋巴结。

二、外耳道及鼓膜检查

一般采用电耳镜检查（图 17-1）：患者坐于椅上，面向一侧。医生检查成人时，应将其耳郭向后上方牵拉，检查儿童或婴幼儿时，则将其耳郭向后下外方牵拉，以使其外耳道变直，方便观察。

注意外耳道有无闭锁、狭窄、红肿、异物、肿物、耵聍、分泌物等，如有分泌物，应观察其颜色、性状和量。

注意鼓膜正常标志是否改变，有无充血、穿孔（注意穿孔的位置、大小及有无胆脂瘤上皮）、内陷、外凸、积液征、疱疹、肉芽、钙化灶或增厚、菲薄

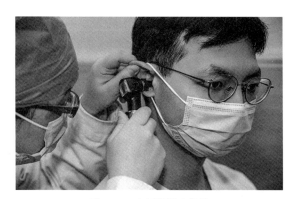

图 17-1　电耳镜检查操作

等，活动度是否有异常。当外耳道有耵聍、分泌物、异物等遮挡鼓膜时，应于清除后再观察（图 17-2）。

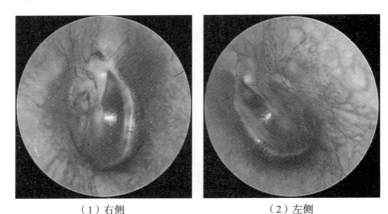

（1）右侧　　　　　　　　　　　　　（2）左侧

图 17-2　正常耳道及鼓膜

第二节　咽鼓管功能检查

一、捏鼻闭口鼓气法

患者用拇指和食指将自己的鼻翼向内压紧，同时紧闭口唇，用力屏气。咽鼓管通畅者，此时气体可经鼻咽部沿咽鼓管冲入鼓室，医生可通过电耳镜观察到患者的鼓膜向外鼓动；患者自己亦可感到鼓膜向外膨出。而咽鼓管不通畅者，则无上述现象。

二、导管吹张法（鼻中隔法）

操作前，患者先清除鼻腔内及鼻咽部的分泌物，用 0.1% 肾上腺素和 2% 利多卡因混合液收缩、麻醉鼻腔黏膜 15 分钟。医生以右手持咽鼓管导管尾端，前端开口朝下，插入患者的前鼻孔，沿鼻底缓缓伸达鼻咽部后壁，将导管向对侧耳的方向旋转 90°，慢慢退出至有阻力感，即达鼻中隔后缘，然后再将导管向下、向受检侧旋转 180°，导管前端即进入咽鼓管咽口。医生换用左手固定导管，右手拿橡皮球对准导管尾端开口打气吹张数次。吹张完毕，将导管前端向下旋转，缓缓退出鼻腔。打气时要注意力度，避免压力过大将鼓膜爆破。

第三节　听功能检查

一、音叉试验

常用频率为 256Hz 或 512Hz 的音叉。

1. 林纳试验（Rinne test，RT） 又称气骨导比较试验，是通过比较患者气导和骨导时间的长短，来区别耳聋的类型。

具体操作：将振动的音叉臂置于患者外耳道口约 1cm 处以检查气导，至患者不能听到声音后，立即移动音叉，使音叉柄接触耳后乳突部或鼓窦区以检查骨导，如果此时患者仍能听到声音，则表示骨导大于气导（BC > AC），称为林纳试验阴性，用 "（-）" 表示。重新振动音叉，并检查骨导，至患者不能听到声音后，立即移动音叉至外耳道口 1cm 处检查气导，若此时患者仍能听到声音，则表示气导大于骨导（AC > BC），称为林纳试验阳性，用 "（+）" 表示。若气导与骨导时间相等（AC=BC），则用 "（±）" 表示。

正常人的气导大于骨导；传导性聋的骨导大于气导；感音神经性聋的气导大于骨导，但气导、骨导时间均较正常者缩短。

2. 施瓦巴赫试验（Schwabach test，ST） 又称骨导比较试验，是通过比较患者和正常人骨导时间的长短，来区别耳聋的类型。

具体操作：把振动音叉的柄部放在患者的乳突部或鼓窦区，至听不到声音时，立即移至医生的鼓窦区（检查者的听力必须正常）。若此时医生仍能听到，则表示患者的骨导比正常人缩短，用 "（-）" 表示，反之则为延长，用 "（+）" 表示。

正常听力：患者与医生骨导时间相等。

传导性聋：患者骨导时间延长。

感音神经性聋：患者骨导时间缩短。

3. 韦伯试验（Weber test，WT） 又称骨导偏向试验，是比较患者两耳的骨传导时间，来区别耳聋的类型。

具体操作：把振动音叉的柄部放在患者颅骨的中线上，并询问患者何侧听到声音，用 "→病耳" 或 "→健耳" 表示。

正常人：两耳听到音叉声音是相等的。

传导性聋：声音偏向患侧或耳聋较重侧。

感音神经性聋：声音偏向健侧或耳聋较轻侧。

以上 3 种音叉试验的结果比较见表 17-1。

表 17-1　3 种音叉试验结果比较

音叉试验	传导性聋	感音神经性聋
林纳试验（RT）	（-），（±）	（+）
施瓦巴赫试验（ST）	（+）	（-）
韦伯试验（WT）	→病耳	→健耳

4. 盖莱试验（Gelle test，GT） 用于检查患者镫骨底板是否活动的试验。

具体操作：将鼓气耳镜置于患者外耳道内，在橡皮球向外耳道内交替加、减压力的同时，将振动音叉的柄部置于患者的鼓窦区，以观察患者闻及的音叉声是否有强弱变化。镫骨活动正常时，患者可感觉到随耳道压力变化一致的音叉声强弱变化，为阳性，用"（+）"表示，反之为阴性，用"（-）"表示。

耳硬化症或听骨链固定者，盖莱试验阴性。

二、纯音听阈测试

测试应在隔音室内进行，使用纯音听力计进行检查。检查包括气导和骨导听阈测试两种，一般是先测气导，再测骨导。检查从 1kHz 开始，按 2kHz、4kHz、6kHz、8kHz、250Hz、500Hz 的顺序进行，最后 1kHz 再复查 1 次。先用 1kHz 40dB 测试声刺激，若能听到声音，则每 5dB 一档递减直到阈值；再降低 5dB，确定患者听不到后仍以阈值声强重复确认。如果 40dB 处听不见声音，递增声强直至阈值。测试骨导时，将骨导耳机置于受试耳乳突区，对侧加噪音，测试步骤和方法同气导测试。将各频率的听阈在听力坐标图上连线，即得到听力曲线。正常听力曲线见图 17-3。

在测试纯音听阈时，应注意采用掩蔽。掩蔽噪声的声强一般为对侧阈上 40dB 左右，可根据实际情况调整。掩蔽的噪声有白噪声和窄频带噪声两种，常采用以测试声音频为中心的窄频带噪声。

根据纯音听力曲线的不同特点，可判断耳聋的性质。

1. 传导性聋　各频率骨导听阈正常，气导听阈提高，气骨导间距大于 10dB，最大不超过 60dB（图 17-4）。

2. 感音神经性聋　气、骨导听力曲线呈一致性下降（图 17-5）。

3. 混合性聋　兼有传导性聋和感音神经性聋听力曲线的特点，即气导和骨导听阈都提高，但有气、骨导差存在（图 17-6）。

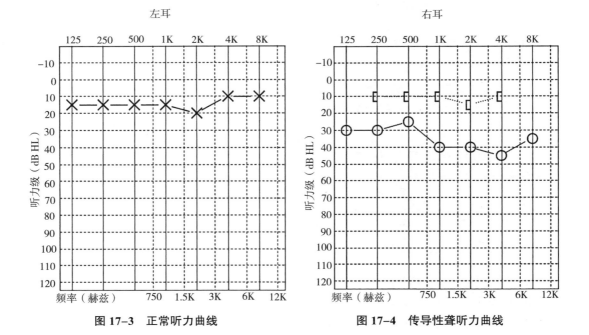

图 17-3　正常听力曲线　　　　　　　　图 17-4　传导性聋听力曲线

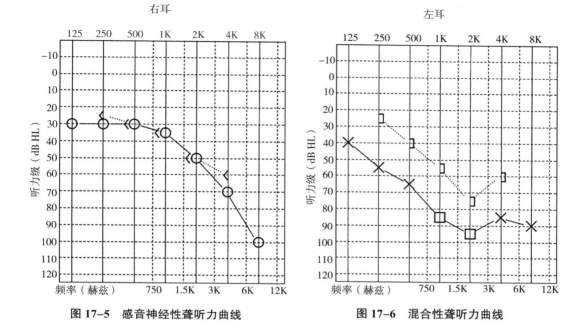

图 17-5　感音神经性聋听力曲线　　　　图 17-6　混合性聋听力曲线

三、声导抗测试

声导抗测试为临床上常用的客观听力检测方法之一，使用声阻抗仪进行检查。该仪器是根据等效容积工作原理，由导抗桥和刺激信号两大部分组成。导抗桥有 3 个小管被耳塞引入密封的外耳道内：上管发出 226Hz 85dB 的探测音，以观察鼓膜在压力变化时的导抗动态变化，并以强度为 40 ～ 125dB，频率为 250Hz、500Hz、1kHz、2kHz、4kHz 的纯音、白噪声及窄频噪声，测试同侧或对侧的镫骨肌声反射；下管将鼓膜反射到外耳道的声能引入微音器，同时转换成电信号，放大后输入电桥并由平衡计显示；中管与气泵相连，使外耳道气压由 +2kPa 连续向 -4kPa 或 -6kPa 变化。

1. 鼓室声导抗图　随着外耳道压力由正压向负压连续变化，鼓膜先被压向内，然后逐渐恢复到自然位置，再向外突出。此时产生的声顺动态变化，以压力声顺函数曲线形式记录下来，形成鼓室功能曲线。曲线形状、声顺峰在压力轴的对应位置、峰的高度，以及曲线的坡度、光滑度，能较客观地反映鼓室内病变的情况。

（1）A 型图：多见于中耳功能正常（图 17-7），病变图型则分为两种：① As 型图（图 17-8）：提示中耳传音系统活动度受限，如耳硬化症、听骨固定和鼓膜明显增厚等。② Ad 型图（图 17-9）：提示鼓膜活动度增高，如听骨链中断、鼓膜萎缩和咽鼓管异常开放时。

（2）B 型图（图 17-10）：提示鼓室积液和中耳明显粘连，鼓膜穿孔时也可出现。

（3）C 型图（图 17-11）：提示咽鼓管功能障碍。

2. 镫骨肌声反射　是声刺激在内耳转为听神经冲动后，经蜗神经传到脑干耳蜗腹侧核，经同侧或交叉后经对侧上橄榄核传向两侧的面神经核，再经面神经引起所支配的镫骨肌收缩，使鼓膜顺应性发生变化，由声导抗仪记录下来。正常人的左右耳分别可引出对侧与同侧两种反射。

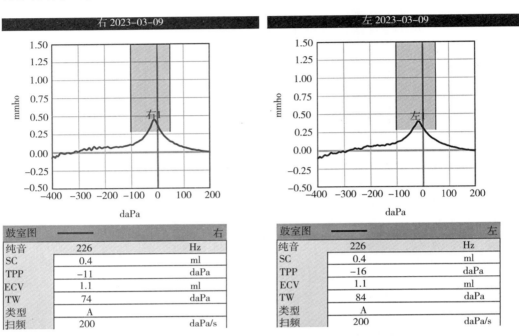

鼓室图		右
纯音	226	Hz
SC	0.4	ml
TPP	−11	daPa
ECV	1.1	ml
TW	74	daPa
类型	A	
扫频	200	daPa/s

鼓室图		左
纯音	226	Hz
SC	0.4	ml
TPP	−16	daPa
ECV	1.1	ml
TW	84	daPa
类型	A	
扫频	200	daPa/s

图 17-7　中耳功能正常 A 型图

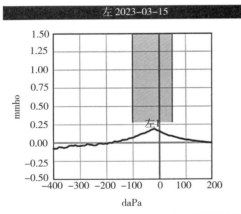

鼓室图		左
纯音	226	Hz
SC	0.2	ml
TPP	−18	daPa
ECV	0.7	ml
TW	122	daPa
类型	As	
扫频	200	daPa/s

鼓室图		左
纯音	226	Hz
SC	3.3	ml
TPP	19	daPa
ECV	1.1	ml
TW	19	daPa
类型	Ad	
扫频	200	daPa/s

图 17-8　As 型图　　　　　　　　　　图 17-9　Ad 型图

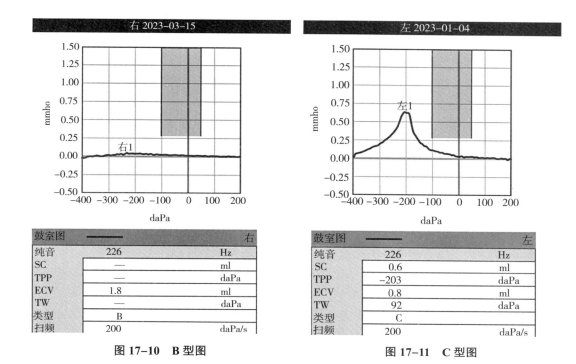

图 17-10　B 型图　　　　　　　　　图 17-11　C 型图

第四节　前庭功能检查

一、平衡功能检查

1. 过指试验　医生与患者对坐，各自伸一只手臂，手握拳，食指伸直。然后患者上臂垂直上举，随后迅速向下以食指尖接触医生的食指尖，反复进行。先睁眼检查，后闭眼检查，两臂分别检查。

2. 闭目直立试验　患者直立，双脚并拢，两手指互握于胸前，向两侧轻拉。睁眼时，正常者可出现轻微摇晃，为生理性姿势摇摆；闭眼时，若出现向某一方向大幅度摆动，为可疑阳性，若出现偏倒，则为阳性。

3. 行走试验　患者闭眼，向正前方走 5 步，继而后退 5 步，前后行走 5 次，观察其步态有无摇摆或偏斜，计算起点与终点之间的偏差角。偏差角＞ 90° 者，提示两侧前庭功能有显著差异。

4. 原地踏步试验　患者闭眼，两臂向前平举，两腿抬高，使大腿与地面平行，做原地踏步动作，踏步 50 次（速度为 100 步 / 分），踏步结束后原地不动。根据身体偏离原始位置的距离及旋转的角度判断结果，如移位 50cm 以上、角度旋转 30° 以上，为异常。

二、协调功能检查

协调功能检查为测试小脑功能的试验。

1. 指鼻试验　患者坐位，上臂侧平举，握拳，食指伸直，然后迅速用食指触摸自己的鼻尖。先睁眼检查，后闭眼检查，两上臂分别进行。

2. 指－鼻－指试验　医生坐于患者对面，伸出食指指尖，患者食指先触摸自己的鼻尖后，随之触摸医生的食指尖，反复进行，双臂分别检查。测试时，医生手指可向不同方向移动。

3. 跟－膝－胫试验　患者坐位或平卧位，用一脚之脚跟触另一侧之膝部，沿胫骨自上而下移动，再回至膝部，反复进行，双下肢分别测试。

4. 轮替运动　患者双手手背及手心快速交换，轻击自己的大腿。

5. 对指运动　患者一手各手指轮流与该手之拇指做指尖接触。

三、眼震检查

1. 自发性眼震　裸眼观察，患者头部保持端正，不要转动。医生伸出食指，距离患者眼睛 30cm，然后要求患者的被检眼随着医生的食指向不同方向移动，先正中，后向左、右、上、下方向，两眼分别进行检查。注意医生的食指尖偏离中线的角度不要超过 45°。

2. 诱发性眼震

（1）位置性眼震：又称头位性眼震，指头部处于某一特定位置时出现的眼震。检查室为暗室，患者戴 Frenzel 眼镜，始终保持睁眼并直视前方。先坐位观察，扭转头向左、右、前俯、后仰各 45°～60°；其次为仰卧位检查，头向左、右扭转；最后仰卧悬头位检查，头向左、右扭转。注意变换位置时均应缓慢进行，每一个头位观察 30 秒。

（2）变位性眼震：指迅速改变头位及体位时激发的短暂眼震。

① Dix-Hallpike 试验：为后半规管耳石症的常规检查方法。操作方法：患者端坐于检查床上，头向右侧转 45°。医生位于患者后方，双手扶患者的头，迅速移动患者至仰卧侧悬头位，头应保持与矢状面成 45°，观察 30 秒或至眼震停止后，头部和上身恢复至端坐位。然后患者向左侧转头 45°，同法进行左侧的仰卧侧悬头位检查。检查中注意观察眼震的方向。

② Roll 试验：为水平半规管耳石症的常规检查方法。操作方法：患者呈仰卧位，医生立于患者头顶部，双手扶其头，使头部快速右转 90°，观察 30 秒或至眼震停止。然后患者的头部回到仰卧位，待所有眼震消退后，头部快速左转 90°，同法观察有无眼震及眼震的方向。

第五节　鼓膜穿刺术

鼓膜穿刺术即刺穿鼓膜以抽取鼓室积液，并可向鼓室腔内注入药液，用于诊断和治疗分泌性中耳炎、突发性聋、梅尼埃病等内耳疾病的重要手段。

【适应证】

分泌性中耳炎、突发性聋或梅尼埃病需行鼓室内注射者。

【禁忌证】

1. 颈静脉球体瘤（鼓室型）。
2. 严重心脏病或血液病者。

【操作】

1. 术前准备

（1）向患者或家属解释鼓膜穿刺术的目的和可能发生的问题，得到同意和配合。

（2）准备无菌消毒的穿刺针头。

（3）外耳道和鼓膜表面用 75% 医用酒精消毒。

2. 麻醉　成人采用表面麻醉：用含 2% 丁卡因的棉片在鼓膜表面麻醉 10 ~ 15 分钟。无法配合治疗者（如儿童），可采用全身麻醉。

3. 操作步骤　在无菌操作下，穿刺针从鼓膜前下方刺入鼓室，固定针头，用注射器抽吸鼓室内的积液。亦可在耳内镜下进行穿刺，并借助负压吸引器将鼓室积液吸出。

对于突发性聋或梅尼埃病者，穿刺针在鼓膜后下象限刺入鼓膜，进入鼓室，固定后用适宜浓度和剂量的激素或庆大霉素缓慢分次注入鼓室，可通过鼓膜观察到液体平面。若观察液体平面消失，可于 15 分钟后再次补充注射。整个过程叮嘱患者避免吞咽动作。

【注意事项】

1. 术中严格遵循无菌操作原则。

2. 记录抽吸液体总量和性状，必要时送实验室检查。

3. 穿刺点不能超过后上象限和后下象限的交界处，针头要与鼓膜垂直，不能向后上倾斜，避免损伤听小骨、圆窗或前庭窗。

4. 吸引的压力不能过大，以防损伤鼓室黏膜，或者因强噪声损伤内耳。

5. 鼓室内冲洗或注射后数小时内，患者可能因为鼓室内残留药液而出现耳闷胀感、听力下降等，需术前向患者交代清楚。

第十八章　鼻的检查与主要技术操作 ▷▷▷

第一节　外鼻及鼻腔的一般检查

一、外鼻检查

外鼻检查主要观察外鼻有无形态改变（鼻背有无塌陷、鼻梁有无歪斜）、皮肤色泽改变及损伤，有无充血肿胀、肿物；触诊可检查局部有无压痛、皮肤增厚变硬、骨擦音等。

二、鼻腔检查

1. 鼻前庭检查法　患者头稍后仰，医生用拇指推起患者的鼻尖并左右轻轻移动，观察鼻前庭皮肤有无充血、肿胀、隆起、溃疡、渗液、结痂、皲裂、肿物等。

2. 前鼻镜检查法　医生左手持前鼻镜，拇指放在两叶的交叉点上，一柄置于掌内，另一柄由其余四指扶持。先将前鼻镜的两叶合拢，与鼻腔底平行地置入患者的鼻前庭（勿超过鼻阈以免引起疼痛），然后将两叶轻轻上下张开，以方便检查。退出前鼻镜时，勿将两叶完全合拢，以免夹住鼻毛引起疼痛。

鼻腔的检查一般按由下向上、由前向后、由内向外的顺序进行。患者头部略向前低时（第一位置，图 18-1），可见鼻底、鼻中隔前部和下部、下鼻甲、下鼻道；然后头向后仰约 30°（第二位置，图 18-2），可见鼻中隔中段、中鼻甲、中鼻道、嗅裂的一部分；再继续头后仰至约 60°（第三位置，图 18-3），可见到鼻中隔上部、鼻丘部、中鼻甲前端、嗅裂、中鼻道的前下部，少数人可看到上鼻道。如果鼻腔黏膜肿胀，可先用 1% 麻黄素液喷鼻使黏膜收缩后再检查。

正常鼻黏膜呈淡红色、光滑，鼻甲无肿大，鼻底及各鼻道无分泌物。检查时，应注意观察鼻腔黏膜颜色；鼻中隔有无偏曲、嵴突或棘突、黏膜糜烂、血管扩张、出血点，有无穿孔；鼻甲有无肿大、息肉样改变、干燥或萎缩；各鼻道有无分泌物，有分泌物时，其性状、色、量如何；鼻腔有无粘连、异物、息肉和肿瘤等。

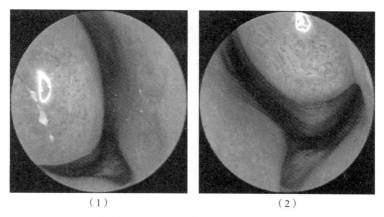

（1）　　　　　　　　（2）

图 18-1　前鼻镜检查第一位置图像

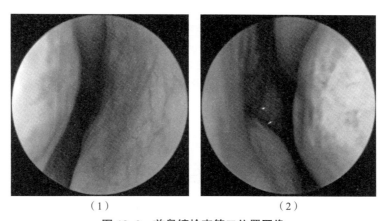

（1）　　　　　　　　（2）

图 18-2　前鼻镜检查第二位置图像

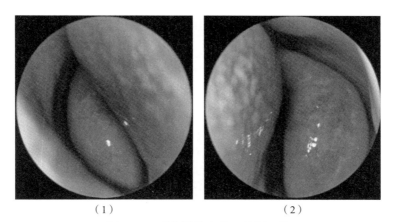

（1）　　　　　　　　（2）

图 18-3　前鼻镜检查第三位置图像

第二节　鼻窦一般检查

一、视、触、叩诊

观察面颊部、目内眦及眉根部附近有无皮肤红肿、局部隆起、眼球移位或运动障碍，面颊部及眶内上角部位有无压痛，额窦前壁有无叩击痛。

二、上颌窦穿刺冲洗法

上颌窦穿刺冲洗法是门诊常用的检查诊断和治疗方法。

操作方法：患者头部保持正中位，先用浸有利多卡因＋肾上腺素溶液的棉签置于下鼻道前端顶部，15 分钟后取出。医生左手持前鼻镜扩鼻，右手持上颌窦穿刺针由前鼻孔置入下鼻道，针尖落于距下鼻甲前端 1.5cm 处，紧靠下鼻甲根部，方向向外、向上，稍向后。医生左手放下前鼻镜，固定患者枕部，右手拇指和食指捏紧针管的后 2/3 处，针柄抵住掌心，将针慢慢刺穿骨壁进入窦腔，有落空感即可，以防刺入过深。拔出针芯，嘱患者取头低位，张口徐徐呼吸，先回抽检查有无空气、脓液或回血，再以温热的无菌生理盐水冲洗。洗出液澄清后，可缓缓注入空气，将上颌窦腔内剩余的盐水冲出。冲洗完毕后，放回针芯，拔出穿刺针，下鼻道用浸有利多卡因＋肾上腺素溶液的棉片压迫止血。

第三节　鼻功能检查

一、呼吸功能检查——鼻测压法

鼻测压计系能同时记录鼻气道压和流速变化的仪器，使用它来测量鼻阻力的方法称为鼻测压法。它反映的是一定时间内鼻气道内压力和通气量与时间之间的关系，可客观显示鼻气道的通气情况。常用的方法有 3 种，这里主要介绍前鼻测压法。

前鼻测压法：首先将压力传导管与非测试侧的前鼻孔连接，周围可用胶布密封，使该前鼻孔内的压力近似于鼻咽部的压力，压力传导管将此处的压力传到测压计，就可以测出大气压与鼻咽部之间的压差。该方法一次只能测一侧的鼻阻力，鼻腔总阻力需要分别测出双侧鼻腔阻力后再用公式计算。

鼻阻力的记录方式：测得的鼻压和呼吸流速可用坐标图表示，X 轴表示经鼻压差，Y 轴表示呼吸流速，然后把不同压差下的呼吸流速画成坐标连接起来。正常情况下，随着鼻压差的增加，呼吸流量也会增加，但当鼻压差增加至临界点时，呼吸流量就不再明显增加，这是因为鼻前庭软骨穹隆部有节制气流的瓣膜作用。将各坐标连接起来后，即得到一条 S 形的压力 – 流速曲线。

二、嗅觉检查

1. 简单测试法　主要用于体检。用大小样式一样、色深不透明的小瓶分装各种能产生气味的嗅素，如醋、酒精、香水、酱油、麻油、柠檬汁等。以水为对照物，医生手持小瓶，嘱患者用手指按闭一侧鼻孔，用另一侧鼻孔嗅之，并说出各瓶中气味，然后同法检测对侧。若患者一次答错，可换其他小瓶重测 1 次，以判断是否有嗅觉不良。另外需注意嗅觉容易发生疲劳，检查中要有适当的时间间隔。

2. Sniffin'Sticks 嗅棒测试　是目前国际上广泛使用的一种主观嗅觉功能检测法，由气味察觉阈测试、气味辨别能力测试和气味识别能力测试三部分组成。

（1）气味察觉阈测试：用正丁醇或苯乙醇作为嗅素，使用共 16 组不同浓度的嗅棒对患者依次由低浓度到高浓度的顺序进行检测，每组包含 2 支空白对照和 1 支不同浓度的嗅棒，最低浓度能察觉者为 16 分，最高浓度而不能察觉者为 1 分，以此类推。

（2）气味辨别能力测试：共包含 16 组，每组 3 支嗅棒。患者须从 3 支嗅棒中，分辨出与其他两支气味不同的嗅棒，所有组均能辨别者为 16 分，均不能辨别者为 0 分，以此类推。

（3）气味识别能力测试：包含 16 种不同气味的嗅棒，患者闻完每支嗅棒后，从给出的 4 个选项中，选择 1 个其认为最接近所闻到气味之选项，选对 1 种得 1 分。

气味察觉阈值（T）、气味辨别能力（D）和气味识别能力（I）三项测试的得分相加，即为 TDI 总分，用来评估嗅觉功能，总分为 48 分。青年人 > 30.12 分为正常，≤ 30.12 分为嗅觉障碍，其中 16 ～ 30 分为嗅觉下降，< 16 分为失嗅。

第四节　鼻内镜检查

鼻内镜检查是鼻科的常规检查方法，主要用于鼻腔、鼻咽部疾病的诊断及相关手术后的复查随访。

1. 检查前准备

（1）向患者做好解释工作，消除恐惧心理。

（2）镜子的选择：鼻内镜是一种光学硬管镜，镜长 20 ～ 23cm，直径规格有 2.7mm 和 4mm 两种，有 0°、30°、70° 等不同的视角。门诊检查多采用 0° 视角，一般情况下，成人采用 4mm 规格，儿童采用 2.7mm，也可根据临床需要调整。

（3）防雾：鼻内镜置入鼻腔后，由于患者呼出的湿气在前端镜片表面遇冷，凝集成微水滴而形成气雾，影响观察。此时，可嘱患者用口呼吸，同时将鼻内镜前端插入热水（50 ～ 55℃）中停留片刻，适当加温后再进行检查；或用含碘的消毒剂擦拭前端镜片，也有助于防雾。

（4）持镜手法：一般多用左手持鼻内镜，右手轻扶镜体前端以协助调整鼻内镜的方向、角度和深度。

（5）表面麻醉：清除患者鼻腔内分泌物后，以 2% 利多卡因（可加适量的肾上腺素）棉片或棉签行鼻腔表面麻醉和收缩鼻黏膜。

2. 检查步骤

（1）患者取坐位或仰卧位，头略偏向医生。

（2）检查顺序：鼻内镜自前鼻孔进入鼻腔，先检查下鼻甲的前端，然后沿鼻底向后，自下而上观察鼻腔内各鼻道及嗅裂，注意黏膜的色泽和形态，有无新生物及其形态特点，有无分泌物及其定位、颜色、性状，有无解剖变异等。若有分泌物，则必须用吸引器清除分泌物后探查其来源。

①下鼻甲及下鼻道检查：观察下鼻甲前端（图 18-4），同时观察鼻中隔状况，部分患者可经下鼻道看到鼻泪管的开口（图 18-5）。下鼻道后部侧底壁可见老年人鼻出血的好发部位 Woodruff 静脉丛。

②中鼻道检查：将鼻内镜插入鼻腔后，先检查中鼻道前端的鼻丘和中鼻甲的形态（图 18-6），然后从中鼻道前端伸入中鼻道，观察钩突、半月裂、筛泡前壁。

③鼻腔后部的检查：重点检查蝶筛隐窝、上鼻甲、上鼻道和嗅裂（图 18-7）。

④鼻咽部检查：观察后鼻孔、鼻咽顶后壁及双侧咽隐窝等（图 18-8）。

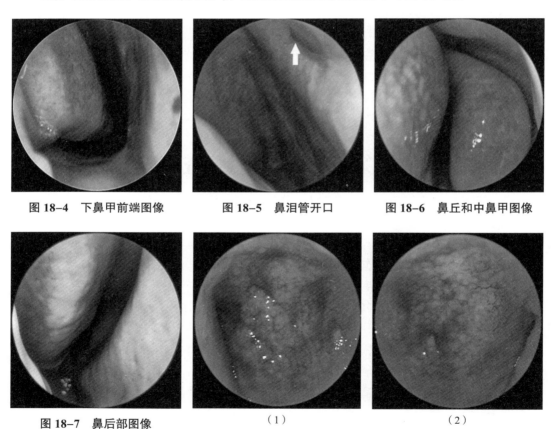

图 18-4　下鼻甲前端图像　　　　图 18-5　鼻泪管开口　　　　图 18-6　鼻丘和中鼻甲图像

图 18-7　鼻后部图像　　　　　　（1）　　　　　　　　　　（2）

图 18-8　鼻咽部图像

第五节 蝶腭神经节针刺术

本方法系原首都医科大学附属北京同仁医院耳鼻喉科李新吾教授带领专家团队，结合中西医理论，总结多年医学实践，提出的治疗鼻病的特色方法。

【适应证】

鼻炎（特别是过敏性鼻炎）、鼻窦炎、面肌痉挛、面瘫、耳鸣、干眼症等。

【操作】

1. 患者取侧坐位，头位略高或等高于医生，偏向对侧，稍后仰，保持头部不动。

2. 医生位于患者针刺侧的稍后方。以眶下孔（四白穴）为起点，向后经颧骨弓表面，到同侧外耳道孔的中央画一条横线，即外平行线，其中点即是蝶腭神经节的体表投影位置，用来计算毫针经进针点刺入皮肤后应对准的方向。内平行线将其虚设在 55mm 深处，以蝶腭神经节为中心，向其前后延伸，与外平行线等高、等距、等长，用以确定穴位所在的位置。蝶腭神经节的取穴位置在颧骨弓的下缘与冠突之间的缝隙中，相当于颞骨颧突和颧骨颞突合缝线部位稍显膨大处（图 18-9）。医生以左手食指在该膨大处的稍后方向上轻轻按压，可触摸到颧骨弓弯向前上方的最高点（此凹陷处为弓形切迹），左手食指尖的宽度正好与弓形切迹的宽度大致相同，只要将指尖对准并压满弓形切迹，并轻轻将该处皮肤向下按压 1 ~ 2mm，使其离开颧骨弓下沿，即可露出进针的缝隙。

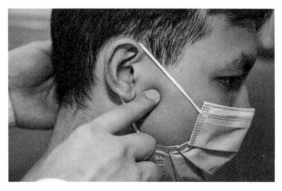

图 18-9 蝶腭神经节的取穴位置

3. 选用细而坚硬、稍有弹性，直径 0.35mm、针身长度 55mm 的一次性不锈钢毫针，医生右手拇、食指持针，把针尖放在弓形切迹骨缘下方中央最高点处，瞄准前上方蝶腭神经节所在的位置（图 18-10），徐徐送入，进针方向是向内、上、前方，使长 55mm 的针身完全没入皮内，仅留针柄在外，而且连续向深部刺动，针尖毫无阻力，患者立感面部麻胀或出现放电感时，即证明刺在翼腭窝内。

4. 出针时，可按毫针出针法将针拔出，并立即令患者用棉球压紧针眼 2～3 分钟，以免局部出血。

疗程：每周针 1 次，每次针一侧即可。

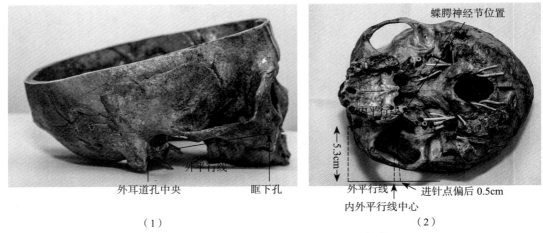

（1）　　　　　　　　　　　　（2）

图 18-10　蝶腭神经节的骨性标志及进针点

第十九章 咽的检查与主要技术操作 ▷▷▷▷

一、一般望诊

1. 面容与表情 检查时，要求患者摆正头位，处于松弛状态，然后观察患者的面容和表情。某些咽部疾病有其特征性的面容与表情，认识这些表现，有助于尽快准确地做出诊断。

（1）面部表情痛苦，颈项僵直，头部倾向患侧，口微张而流涎，张口受阻，常用手托住患侧脸部，语音含糊不清，似口中含物，多为扁桃体周脓肿。

（2）患儿重病面容，头颈僵直，头偏向一侧，说话及哭声含糊不清，烦躁，拒食或吸奶时吐奶或奶汁反流入鼻腔，多为咽后脓肿。

（3）儿童张口呼吸，缺乏表情，上颌骨变长，腭骨高拱，牙列不齐，上切牙突出，说话带闭塞性鼻音，伴阵发性干咳，咽扁桃体肥大（腺样体肥大）可能性大。

（4）进行性消瘦，面色苍白，虚弱，口内有恶臭，呈恶病质，多为咽部或口腔恶性肿瘤。

（5）面色苍白而发青，一般情况衰弱，双侧下颌或颈部淋巴结肿大，声音嘶哑甚至伴有吸气性呼吸困难的儿童，应怀疑白喉，目前较少见。

（6）口角有瘢痕，切牙呈锯齿状，或有间质性角膜炎者，多为先天性梅毒，极少见。

2. 口咽部检查 医生应按顺序检查患者的口腔及口咽部：先观察牙、牙龈、硬腭、舌及口底有无出血、溃疡及肿块，然后用压舌板轻压患者舌前2/3处，使舌背低下，观察咽部的形态变化和黏膜色泽。注意有无充血、肿胀、隆起、干燥、脓痂、溃疡、假膜或异物等病变，并观察以下部位。

（1）软腭：观察软腭有无瘫痪，可嘱患者发"啊"声，一侧瘫痪者，健侧向上运动正常，患侧不能运动或下垂。另外应观察软腭上有无充血、溃疡、缺损、膨隆及新生物等。

（2）悬雍垂：观察有无水肿、过长。前者多为急性咽炎的表现，后者可见于慢性咽炎。

（3）腭扁桃体：观察腭舌弓及腭咽弓有无充血，其间有无瘢痕和粘连，扁桃体是否肿大或萎缩，隐窝口处有无脓液或豆渣样物栓塞，有无溃疡、刺状角化物或新生物。对隐藏在腭舌弓后的扁桃体，需将腭舌弓拉开，检查有无病变，或用压舌板深压舌根部，使患者出现恶心感，趁扁桃体被挤出扁桃体窝时进行查看。

（4）后壁：正常咽后壁黏膜呈淡红色，较光滑、湿润，有散在的小淋巴滤泡，若见多个较大淋巴滤泡，或较多淋巴滤泡融合成片状，则为慢性咽炎之体征。若一侧咽后壁肿胀、隆起，应考虑咽后脓肿或咽后间隙肿瘤的可能。体位不正，可使一侧颈椎横突向前突起，造成一侧咽后壁隆起，应注意排除此种假象。若黏膜表面干燥、菲薄，多为干燥性咽炎的表现。咽后壁黏膜上有较多脓液或黏液，多为鼻腔或鼻窦的脓性分泌物流下所致。

二、间接鼻咽镜检查

患者正坐，头稍前倾，用鼻轻轻呼吸。医生左手持压舌板，压舌前2/3，右手持加温而不烫的间接鼻咽镜，镜面向上，由张口之一角送入，置于软腭与咽后壁之间（图 19-1）。应避免接触咽后壁或舌根引起恶心而影响检查。检查时应通过转动镜面，按顺序观察软腭背面、鼻中隔后缘、后鼻孔、各鼻道及鼻甲后端、右侧咽鼓管咽口、圆枕、咽隐窝、鼻咽顶部及腺样体、左侧咽鼓管咽口、圆枕、咽隐窝等结构。观察有无黏膜充

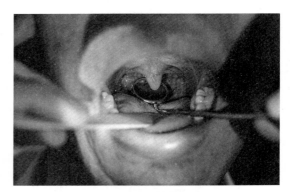

图 19-1　间接鼻咽镜检查

血、粗糙、出血、浸润、溃疡、新生物等。咽隐窝是鼻咽癌的好发部位，检查时应注意两侧对比，咽隐窝饱满常是鼻咽癌早期特征之一。

咽反射敏感致检查不能合作者，可先行表面麻醉，待数分钟后再检查。如仍不成功，可用细导尿管插入前鼻孔（两侧或一侧均可），其前端由口拉出，后端留于前鼻孔之外，将两端系紧、固定，则软腭被拉向前，可充分显露鼻咽，并可进行活检。

三、咽部触诊检查

1. 鼻咽指诊　患者正坐，头稍前倾（如为儿童，应由助手抱好固定）。医生位于患者的右后方，左手食指紧压患者颊部以防止咬伤医生右手指，并用右手食指经口腔伸入鼻咽，触诊鼻中隔后缘、后鼻孔、下鼻甲后端及鼻咽后壁，注意后鼻孔有无闭锁及腺样体大小，有无肿块及其大小、硬度如何，以及病变与周围的关系。当撤出手指时，注意指端有无脓液或血迹。此项检查对患者有一定的痛苦感，事先应解释清楚，操作时动作宜轻柔、迅速而准确。该方法现一般较少采用，而改为电子鼻咽镜检查。

2. 口咽部触诊　是临床上常用的检查方法，尤其对咽部肿块的触诊较视诊更为重要，通过触诊可对肿块的范围、大小、硬度、活动度获得认识，有利于作出诊断。方法是患者端坐，医生立于患者右侧，右手戴手套或指套，用食指沿患者的右侧口角伸入咽部。对扁桃体窝、舌根及咽侧壁的触诊有助于这些部位肿瘤的诊断。此外，咽部触诊对

茎突过长症、咽异常感觉的定位均有诊断意义。

四、扁桃体周脓肿穿刺抽脓 / 切开排脓术

适应证：扁桃体周脓肿经穿刺抽到脓液后，可做切开排脓术。

操作方法：前上型在脓肿最突起处切开，或常规定位点切开，即从腭垂根部做一假想水平线，从腭舌弓游离线下端做一假想垂直线，二线交点的外侧即为适宜的切开点。切开黏膜和浅层组织后，用血管钳插入切开处，扩开脓腔，充分排脓。以后每日用血管钳扩张 1 次，至无脓为止。后上型在腭咽弓处切开排脓，次日复查，必要时可再次撑开排脓。

注意事项：切开黏膜和浅层组织不宜过深，以免损伤大血管。

五、扁桃体啄烙技术

扁桃体啄烙技术是中医外治的一种方法，近几年，扁桃体灼烙法不断改进，已成为国家中医药管理局适宜技术推广项目，其保留扁桃体功能的同时减少扁桃体反复炎症发作，也可在一定程度上缩小扁桃体并改善免疫功能，所以在临床上配合治疗慢性扁桃体炎已经获得初步成效。

1. 扁桃体啄治法 用特制的扁桃体弯刀在扁桃体表面及隐窝口浅浅做雀啄动作，啄治数下，开放隐窝口，减少扁桃体局部压力，可 3 天一次。此方法不用麻药，因基本无痛苦，患儿配合度尚可，但治疗次数稍多（图 19-2）。

2. 扁桃体烙治法 用特制的烙铁在酒精灯上加热后，蘸取麻油，压舌后在扁桃体局部迅速烙下，听到"啪"的一声立即取出，扁桃体表面会有一处发白的烙印。经过数次扁桃体表面均匀烙治，3 ~ 7 天形成白膜并逐渐脱落，可进行第二次治疗。此方法不用麻药，需要患儿自行高度配合，医生沟通和手法经验也很重要（图 19-3）。

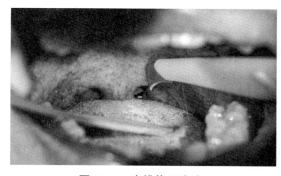 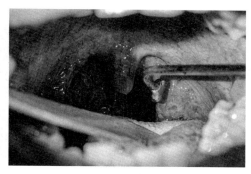

图 19-2　扁桃体啄治法　　　　　图 19-3　扁桃体烙治法

第二十章　喉的检查 ▷▷▷▷

第一节　喉的外部检查

一、视诊

喉外视诊时，嘱患者露出颈部，头稍上抬，光线从正面或旁边照射，观察患者喉部外形、轮廓和位置是否正常，有无炎性肿胀、肿瘤、甲状腺肿大和呼吸困难的征象。注意患者说话、吞咽或咳嗽时，喉及气管运动是否正常。应注意观察喉部两侧是否对称，有无外形改变、移位及先天畸形等现象。如喉部有先天性发育异常，或受肿瘤压迫，喉结偏离中线，两侧不对称，此时喉腔内构造如声带、喉室带等也常不对称。恶性肿瘤侵犯喉软骨时，喉外形膨大，皮肤可能红肿或破溃，颈前、颈侧都可能出现淋巴结转移。也应注意观察喉的运动，平静呼吸时，喉部无移动；深呼吸或有呼吸困难时，喉部则在吸气时下降，呼气时上升；发高音或吞咽时喉也随之上升。喉病引起呼吸困难者，患者于吸气时头向后仰，也可听到喘鸣音。

当甲状软骨上角和颈椎接触时，推喉向左右移动，可听见和触到一种特殊的声音和摩擦的感觉，老年人则响声更显著，常为此引起不安，或被误诊为喉部骨折，尤其是过去有外伤史者。若将喉提起，使甲状软骨上角不与颈椎接触，移动喉部，正常者此种声音消失，而有骨折者则声音仍存在。患喉癌者，如病变向后或向环杓关节周围浸润，此种摩擦感及响声可消失。下呼吸道异物若随呼出气流有拍击声带者，可发生拍击声和撞击感，以手指置环甲膜处多可触及，对于确定诊断和选择异物取出方法，非常有帮助。

二、触诊

触诊时需将患者的衣领解开，患者正坐，医生立于患者后方，沿中线扪查颈前面，再用双手同时扪患者喉部前方及两侧做比较，从颏下起到胸骨上窝止。扪浅部时，患者头后仰以使喉部突出，但当触诊深部时则头宜微前屈，使颈前肌肉松弛，用双手指尖触扪喉的各部。

检查时应注意以下几点。

1.颏下、下颌下、舌骨下、环甲膜、胸骨上窝及双侧胸锁乳突肌的前后缘等处浅层淋巴结有无肿大、粘连，硬度及移动度如何。

2. 甲状腺是否肿大，有无结节性肿块。

3. 甲状软骨和环状软骨的位置、轮廓和表面的形态。

4. 喉软骨的弹性和硬度：青年人喉软骨较软而弹性强，老年人的软骨逐渐骨化，弹性较差。

5. 喉部的活动度和摩擦音：正常喉可稍向两侧活动，吞咽时能上下活动。用手指捏住患者的甲状软骨两侧向左右摆动，即可检查出其活动度，并稍向后压使其与颈椎摩擦，以检查摩擦音。

6. 压痛：软骨骨折时有压痛；患会厌炎时，以指压甲状舌骨膜可有压痛；杓部炎症患者，向后压喉抵颈椎前面时可有压痛；环甲关节炎或环杓关节炎、喉结核、急性喉水肿或脓肿、喉上神经痛等都可有压痛。

7. 搏动：主动脉横跨气管分支处前方，主动脉瘤或主动脉瓣关闭不全，在喉部常可扪到搏动；用手指在胸骨上窝向后、向下压，胸腺肥大者可扪到柔软搏动的团块。

8. 声音震颤：用双手手指或掌轻贴于喉外，可以感觉到发音或喉鸣时两侧声颤。一侧声带瘫痪或有肿瘤，该侧声颤减弱；喉喘鸣或气管狭窄时声颤明显；带蒂的息肉或气管内活动异物等冲击声门也可借触诊感觉出来。

三、听诊

听诊可用普通听诊器或特殊的双头听诊器进行，后者便于比较喉两侧声音的差异。正常人在甲状软骨两侧可听见柔和而明显的呼吸音，其音调在吸气时较呼气时高。呼吸道阻塞时呼吸音调较高。一般认为，呼气音调升高时可能为气管阻塞，而吸气音调升高时可能是喉部阻塞。

音质的改变：喉内肌瘫痪时声门增大，声带震颤不全，患侧的呼吸音较粗糙而尖锐；声带带蒂的息肉或声门下有活动的异物、痂皮或假膜，可听到扑击声；如下呼吸道分泌物潴留时可闻及痰鸣音。

第二节　间接喉镜检查

施行间接喉镜检查时，患者直坐，上身微向前倾，医生坐其对面，彼此间距离以额镜反光焦点能集中于悬雍垂为准。患者口张大，舌尽量外伸。用无菌纱布块将舌前 1/3 包裹，医生用左手拇指及中指夹持舌部，食指将上唇推开，无名指和小指托于颏部轻轻加压，轻轻将舌向外牵拉，注意避免下切牙擦伤舌系带。患者头部徐徐前屈或后仰，直至额镜的反光焦点清楚照射至悬雍垂时为止。若有活动的义齿，应先取出。医生用右手持镜柄如握铅笔状，镜面与舌背平行放入口腔。患者此时应保持安静，呼吸较平时稍加深但勿中断，并发"唉"或"依"音（图 20-1）。

间接喉镜是一个有柄的圆形平面镜，镜面与镜柄相交成120°。镜面的直径有各种大小，国产者的直径有 10mm、12mm、14mm、18mm、22mm、26mm 6 种。检查儿童时，常用 10 ～ 12mm 的镜面，成人则用 18 ～ 22mm 的镜面。放入口腔前，先将镜面加热至镜面上水气消散为止。加热时温度不可过高，以免烧坏镜面。加热后医生应先用手背试镜背温度，须微温不烫方可使用，以免烫伤黏膜。也可将镜子在温水中加温或浸入肥皂液内取出后用纱布擦净，或用酒精擦拭镜面，也可保持镜面清晰，不受水气附着。

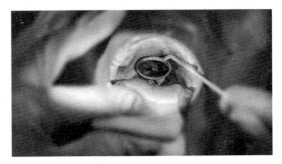

图 20-1　间接喉镜检查法

在放入间接喉镜时，需将镜面向下，迅速而稳妥地与水平面成 45° 贴放在软腭部，而不接触舌、硬腭及腭扁桃体处，以免引起恶心反射而妨碍检查。如患者不能配合，恶心较剧，可喷少许 2% 利多卡因液于咽部再进行检查。检查时可将喉镜左右转动，以便看到喉全部。用右手持镜者，镜柄偏置于患者左口角，以免镜柄和右手遮挡镜野。镜背紧贴软腭，将悬雍垂向后轻压。镜面尽量选大号，不仅观察面积大，而且可防止检查时喉镜滑到软腭之后，影响观察。

因镜面向前下倾斜 45°，故镜内所见的喉部影像与真实的喉部位置为前后倒置而左右不变。

喉镜因受镜面大小的限制，不能同时看到喉的全部，故应将镜面贴在软腭上缓缓转动，逐区检查，以窥全貌。若欲检查喉腔前部，可将镜柄上抬，使镜面向垂直方向转动，即可看到会厌舌面及根部，但会厌喉面及声带前联合有时仍不易看到，此时可嘱患者头微后仰，同时发"依"音，或嘱患者取坐位，医生取立位，以便观察。有时因会厌遮盖喉入口，不能观察到声带前联合，须让患者做深呼吸数次，待会厌竖起，声门裂开大，方能看清。对较敏感者，可于表面麻醉下将双叉形的会厌牵引钩伸于会厌谷内向前下方轻压，间接施力于会厌，使其竖起；或将牵引钩伸于会厌的喉面，轻轻向前牵开会厌，即可看到声带前联合。

检查喉的后部，需将镜柄下落，使镜面向水平方向转动，则杓状会厌襞、杓状软骨间切迹、梨状隐窝均可窥及。或嘱患者取立位，医生取坐位检查。镜像中声带呈白色，位于其上的室带呈红色。因喉镜检查系单眼观察，故镜中所见室带位于声带的两侧，发声时声带紧张，两侧声带向中线靠拢，呼吸时彼此分开。间接喉镜检查常不能看清声门下腔全部，但有时可见上段气管环的前壁。

间接喉镜检查常因患者精神紧张或咽部敏感而发生困难，故检查前须将检查的目的、操作方法，以及患者合作方法（如体位、呼吸方法、发声方法等）讲清楚。对于幼儿，此种检查方法常不能成功。局部解剖异常，如舌短而厚、舌系带过短、会厌过长、婴儿型较小的会厌等，也可造成检查困难，此时可用会厌牵引钩帮助检查。扁桃体过度肥大者须用较小的镜面，悬雍垂过长者可用较大的镜面。有咽后壁前凸（如咽后脓肿、脊椎前凸、肿瘤等）或口底蜂窝织炎者，间接喉镜检查很难成功。

进行间接喉镜检查应注意养成良好的习惯，喉部各处，即后、前、左、右、上、下各个方位应依次检查，列为常规，方不致遗漏。须仔细观察喉咽及喉部有无异常，如充血、肿胀、增生、溃疡及声带运动有无障碍等；某些病变虽不能在镜像中直接看见，但可通过一些不正常迹象，加以推知。例如：声带运动的障碍，可发生于隐蔽在喉室、声门下区的肿瘤、环杓关节疾病或声带麻痹。梨状隐窝的唾液潴留，可能是环后肿瘤、食管上段异物或咽肌瘫痪所引起。对于疑有喉结核的患者，检查杓状软骨间切迹有无浅表溃疡或肉芽甚为重要。

第三节　电子喉镜检查

电子喉镜检查是咽喉疾病最常用的辅助检查方法之一，其优点是可弯曲，视野清晰，可对鼻咽、喉咽及喉腔进行详细检查，还可进行活检、息肉摘除、异物取出等操作。

患者取坐位或卧位，检查前可在鼻、咽喉处行表面麻醉后，医生左手握镜柄的操纵体，右手持镜于远端，轻轻送入患者的鼻腔，沿鼻底经鼻咽部进入口咽，依次观察舌根、会厌谷、会厌（图 20-2）、杓状会厌襞、梨状隐窝（图 20-3）、室带、喉室、声带（图 20-4）、前联合、后联合和声门下区的情况。在检查运动时，可嘱患者发"咿"的声音，以观察声带运动、闭合的情况。

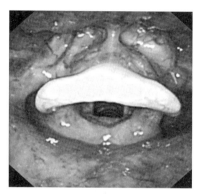

图 20-2　电子喉镜检查会厌图像

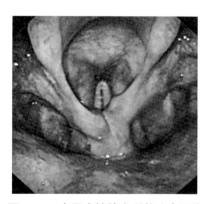

图 20-3　电子喉镜检查梨状隐窝图像

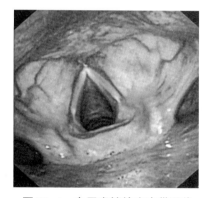

图 20-4　电子喉镜检查声带图像

第二十一章 颈部的检查 ▷▷▷

颈部的检查，患者一般采取坐位，必要时可取卧位。患者解开衣领，充分暴露颈及上胸部，并在良好的照明下进行，按视、触、听的顺序仔细检查。

一、视诊

应注意颈部位置有无异常歪斜、强直，有无活动受限；注意胸锁乳突肌的外形，颈部各三角区的正常标志和界线是否清楚；颈部双侧是否对称，有无局限性或弥漫性皮肤充血、肿胀、溃疡、皮疹、瘢痕及瘘管，甲状腺、腮腺和下颌下腺是否肿大，双侧是否对称；还应注意颈部有无静脉充盈及异常搏动；观察颈部有无包块隆起，以及包块的部位、形态、大小，表面皮肤的颜色，包块的活动度，是否可随吞咽上下移动等。

二、触诊

触诊是颈部重要的检查方法，要按常规顺序对每个区域系统地进行触诊，看正常标志有无改变，正常结构是否清楚，是否有局部肿胀、硬结、压痛、肌紧张感、条索状瘘道、捻发音、波动感、动脉异常搏动、淋巴结肿大或其他肿块等。

1. 颈部淋巴结触诊 检查时使患者头微低、放松，医生站在患者的前方或后方，以双手或单手指尖触诊，一般按下列顺序进行。

（1）颏下和下颌下淋巴结触诊：医生站在患者前面，一手放在患者的枕部，协助其转动头部，一手于颏下或下颌下部直达下颌骨内面，向上触诊。

（2）颈前三角区的淋巴结触诊：患者头稍前倾，医生一手扶其头，一手进行触诊，指尖深入胸锁乳突肌前缘深面，向下触摸至胸骨，分别检查颈深上、中、下淋巴结。

（3）颈后三角区的淋巴结触诊：患者的头部向检查侧倾斜，以检查耳后、枕后和副神经周围的淋巴结。

（4）锁骨上淋巴结触诊：医生站在患者后面，拇指放在其肩上，另外四指紧贴颈根部在锁骨上窝内进行滑动触诊。

2. 甲状腺触诊 在甲状腺触诊时应使患者端坐椅上，医生站在其后面，一手食、中指施压于患者的一侧甲状软骨，将气管推向对侧，另一手拇指在其对侧胸锁乳突肌后缘向前推挤甲状腺，食、中指在其前缘触诊甲状腺。或医生站在患者前方，一只手的拇指将其甲状软骨推向检查侧，使检查侧的甲状腺叶突出，另一手食、中指分别在检查侧的胸锁乳突肌后缘推挤甲状腺，拇指在胸锁乳突肌前缘触诊；也可用一手从后面将患者的头托住，用另一只手从两侧触及甲状腺。

　　不论采取何种方法，都要有次序地进行触诊。先在颈前正中线确定气管，看其有无偏斜，偏斜提示甲状腺肿块已将气管推向对侧。继而分别在正常头位、前倾位和后仰位以手指进行触诊，确定两侧叶的下缘，查出甲状腺的轮廓，比较两叶大小、形状、质地和表面光滑度。嘱患者做吞咽动作，使腺体在医生的手指间上下滑动，重复检查。

三、听诊

　　甲亢患者因腺体内血运增加，可在整个甲状腺区听到持续性的静脉"嗡鸣"音，心收缩期加重，但须注意与在正常颈部血管区听到的收缩期杂音及在锁骨上区听到的生理性静脉杂音相鉴别。颈动脉球体瘤在颈动脉三角区除有传导性搏动外，常可听到明显的收缩期血管杂音。咽或颈段食管憩室患者，可于吞咽时在颈部的相应部位听到气过声。喉阻塞患者可听到喉鸣音。

第二十二章 气管切开术 ▷▷▷▷

....

气管切开术系切开颈段气管，放入（金属或塑料）气管套管，以解除喉源性呼吸困难、呼吸功能失常、下呼吸道分泌物潴留或防止误吸的一种常用手术。

【分类及解剖】

1. 外科气管切开术分类 常规气管切开术、紧急气管切开术、环甲膜切开术、环甲膜穿刺术。

2. 应用解剖 颈段气管位于颈部正中，上接环状软骨，下至胸骨上窝，前覆有皮肤和筋膜，两侧胸骨舌骨肌及胸骨甲状肌的内侧缘在颈中线衔接，形成白色筋膜线（又称颈白线），沿此线向深部分离，较易暴露气管。颈段气管仅有 7 ～ 8 个气管环，甲状腺峡部一般位于第 2 ～ 4 气管环，气管切口一般选择在峡部下缘处进行，以避免损伤甲状腺引起出血。无名动脉、静脉位于 7 ～ 8 气管环前壁，故切口亦不宜太低。气管后壁无软骨，与食管前壁相接，切开气管时，不可切入过深，以免损伤食管壁。

【适应证】

1. 各种原因的喉梗阻（Ⅲ～Ⅳ度喉梗阻）和颈段气管阻塞。
2. 各种原因的下呼吸道分泌物阻塞。
3. 口腔、颌面、咽、喉、颈部手术的前驱手术。
4. 各种原因造成的呼吸功能障碍，特殊气管异物。

【呼吸困难的程度分型】

Ⅰ度呼吸困难：安静时无呼吸困难，活动时有轻度呼吸困难，如鼻翼扇动、胸骨上窝及锁骨上窝轻度内陷。

Ⅱ度呼吸困难：安静时有轻度吸入性呼吸困难，活动时加剧，但无躁动不安的表现。

Ⅲ度呼吸困难：安静时即有明显的吸入性呼吸困难，烦躁不安，出汗，轻度发绀。

Ⅳ度呼吸困难：呼吸困难的最后阶段，呼吸困难严重，面色青灰，口唇发绀，窒息，昏迷，呼吸、心跳停止。

【操作】

1. 术前准备

（1）详细了解病情。

（2）检查颈部，了解气管位置及颈部情况。

（3）准确判定病变部位，而且在气管切开前必须了解下呼吸道情况。

（4）术前必须由医生直接向患者和家属讲明手术的目的、可能出现的并发症及其他问题，并请患者或家属签署知情同意书。

（5）器械准备，包括气管切开包、气管套管、照明头灯等。

2. 体位 一般选择仰卧位，肩下垫枕，尽量使头部后仰，充分显露颈部。

3. 麻醉 一般采用局部浸润麻醉。对于昏迷、危重或窒息患者，若患者已无知觉可不予麻醉。耳鼻喉科通常采用1%利多卡因10mL+0.1%肾上腺素3滴作为局麻用药，同时有止血的作用。

4. 切口 皮肤切口可有纵、横两种。纵切口为最传统方式，为颈前正中环状软骨下缘向下做长度约为3cm的切口；横切口则是位于胸骨上窝和环状软骨中部的横行切口。切口要求切开皮肤、皮下组织及颈浅筋膜，直至显露颈前带状肌。如果患者过于肥胖，则需要除去该部位的脂肪，以方便显露。

5. 分离气管前组织 用血管钳沿中线分离胸骨舌骨肌及胸骨甲状肌或其筋膜，暴露甲状腺峡部。若峡部过宽，可在其下缘稍加分离，用小钩将峡部向上牵引，必要时也可将峡部切断缝扎，以便暴露气管。在分离过程中，两个拉钩用力应均匀，向外上方牵拉，使手术野始终保持在中线，并经常以手指探查环状软骨及气管是否保持在正中位置。

6. 切开气管 确定气管后，一般于第2～4气管环处，用尖刀片（镰状刀片）自下向上挑开2个气管环（切开4～5环者为低位气管切开术），刀尖勿插入过深，以免刺伤气管后壁和食管前壁，引起气管食管瘘；也可呈倒U形切开气管前壁。

7. 插入、固定气管套管 以弯钳或气管切口扩张器撑开气管切口，插入大小适合、带有管芯的气管套管。插入外管后，立即取出管芯，放入内管，吸净分泌物，并检查有无出血。

8. 创口处理 切口一般不予缝合（切口过长可缝合一针），以免引起皮下气肿。皮下可填塞碘仿纱条一条以止血，最后用一块开口纱布垫于伤口与套管之间。

【并发症及异常情况处理】

1. 出血 常见，分为原发性和继发性。

2. 皮下气肿 常见，通常无须特殊处理。

3. 纵隔气肿及气胸 必要时抽气或闭式引流。

4. 气管套管脱出 需及时重新插管。

5. 呼吸骤停 急救、心肺复苏。

6. 气管食管瘘　术中切开气管时避免损伤。

7. 伤口感染　无菌操作；术后使用抗生素。

8. 拔管困难　查找原因及相应处理。

9. 套管脱出　①迅速取出套管，安上同号管芯，重新插入套管。②重新插管失败，应用止血钳直接插入气管撑开，再重新插入套管。③如上述方法失败，重新打开切口，寻找气管切开口，然后插管。

【 术后护理 】

1. 室内保温及保湿：室温应保持在 21℃，湿度应超过 50%。

2. 有专人护理，同时应教其家属学会简单的护理知识。

3. 床边设备：应备有氧气、吸引器、气管切开器械、导尿管及急救药品，以及另一副同号气管套管。

4. 保持气管套管通畅：应随时吸出气管内分泌物及痰液；根据分泌物多少定期冲洗消毒内管，一般 6 小时 1 次。

眼科篇

第二十三章 眼科临床常用检查及操作 ▷▷▷▷

第一节 视力检查

【目的】

发现眼部疾病，为眼科医生提供诊断依据。

【适应证】

需要了解视力情况时。

【禁忌证】

全身症状不允许检查者；因精神或智力状态不配合者。

【操作】

1. 物品准备：标准对数视力表、遮挡板 1 个、视标杆 1 支。

2. 患者取坐位或站位（检查距离为 5m，患者眼部与视力表 1.0 行等高）。

3. 用遮挡板遮盖左眼测右眼（图 23-1）：让患者先辨认最大一行视标，如能辨认，则自上而下用视标杆逐行将视标指给患者看。嘱咐患者说出或用手势表示视标开口方向，直至查出能清楚辨认的最小一行视标，该行视标旁边的数字则表示该眼的视力。患者读出每个视标的时间不得超过 5 秒。0.5 ～ 0.8 数字行，每行允许看错一个，1.0 ～ 1.2 数字行，每行允许看错 2 个。

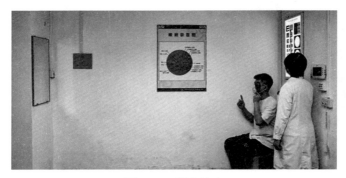

图 23-1 视力检查

4. 如 5m 不能辨认最大一行视标，则让患者逐步走向视力表直至能认出为止，此时视力 =0.1× 患者所在距离（m）/5（m）。

5. 如患者在 1m 处尚不能看清 0.1 行视标，则嘱其背光而立数医生手指，记录能看清的最远距离，如 30cm 指数或 CF/30cm。

6. 手指近到眼前 5cm 分不清者，则改为手在患者眼前左右摆动，记录其能辨认手动的最远距离，如手动 10cm 或 HM/10cm。

7. 不能看到眼前手动者，在暗室用烛光或手电筒放置在患者的眼睛前方，时亮时灭，让其辨认是否有光，无光感者记录为"无光感"，有光感者进一步查光定位。患者注视前方，灯光位于前方 1m 处，检查 9 个方位，嘱患者指出光的位置。

8. 同理遮盖右眼检查左眼。

【注意事项】

1. 照明充足，两眼分别检查，先测右眼后测左眼。
2. 戴眼镜者应查裸眼视力和戴眼镜视力。
3. 遮盖被检眼，勿压迫眼球。
4. 检查过程中，患者不眯眼、不歪头。

第二节　眼压检查

【目的】

协助青光眼的诊断，观察青光眼的治疗效果。

【适应证】

需要了解眼压时。

【禁忌证】

1. 角膜或结膜急性传染性或活动性炎症者慎用。

2.严重角膜上皮损伤者。

3.眼球开放性损伤者。

【操作】

1.物品准备：压陷眼压计（Schiotz 式眼压计），消毒棉签，75% 酒精，换算表（图23-2），以及表面麻醉药、抗生素滴眼液（图23-2）。

2.表面麻醉：用丙美卡因滴眼液滴眼，每隔 3～5 分钟滴 1 次，共滴 2～3 次（如对丙美卡因过敏者，可改用利多卡因）（图23-3）。

3.体位：患者取仰卧位，下颌稍抬高，防止面部倾斜，两眼向前方凝视（指示灯或手指作固视点）（图23-4）。

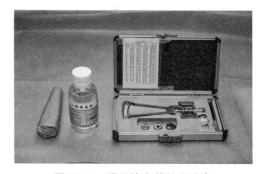

图 23-2　眼压检查前物品准备

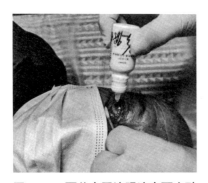

图 23-3　丙美卡因滴眼液表面麻醉

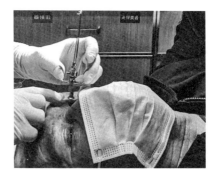

图 23-4　患者体位

4.用 75% 酒精消毒眼压计足板，然后用消毒棉签擦拭干净（避免残余酒精接触角膜）（图23-5）。

5.医生用左手拇指和食指分开被检眼的上、下眼睑，着力于上下眶缘（切勿加压于眼球），右手将眼压计足板垂直放在角膜面上（图23-6）。观察眼压计上的刻度，查对附表，即可得到眼压的毫米汞柱值。如用 5.5 克砝码，读数少于 3 者，则改用 7.5 克砝码；用 7.5 克砝码读数仍少于 3 者，则再改用 10 克砝码。测量后，给被检眼滴抗生素滴眼液，并记录眼压结果。

6.记录方法：砝码重量 / 刻度＝若干千帕（若干毫米汞柱），如 5.5/4=2.74kPa（20.6mmHg）。如果眼压很低，用 5.5 克砝码测量时，眼压计指针所指刻度大于 20，则记录方法为＞ 5.5/20 ＜ 0.53kPa（4mmHg）。

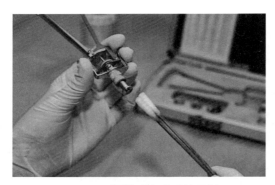

图 23-5　酒精消毒眼压计足板

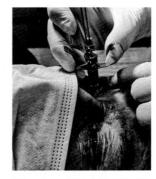

图 23-6　垂直于角膜面放
置眼压计足板

【注意事项】

1. 测量前应将注意事项告知患者，以取得配合。

2. 操作宜轻，暴露角膜时，手指切勿压迫眼球。测量前要解开患者较紧的领扣。

3. 先测右眼，后测左眼，测量眼压不宜连续反复多次，以免损伤角膜上皮及影响眼压的准确性。

4. 操作时注意勿遮挡另眼视线，以免影响患者双眼向前方固视。

第三节　电脑验光检查

【目的】

检测眼睛的屈光状态。

【操作】

1. 操作准备

（1）消毒下颌托和头靠。

（2）嘱咐患者摘掉眼镜或角膜接触镜。

（3）打开电源开关。

（4）调整椅子高度和仪器的高度，使患者和医生的位置舒适为止。

（5）指导患者将下巴放入下颌托，额头贴紧头靠，嘱咐测量过程中保持头位不动。

（6）升降颌托，直到医生的外眦角与支架上的高度标志对准。

2. 操作步骤

（1）选择测量的项目，通常包括屈光度、角膜曲率。

（2）指导患者正视前方，注视验光仪内的图像。

（3）通过仪器的监视器来观察右眼的位置，并使用操纵杆前后调焦使图像清晰；上下左右移动操纵杆使角膜反光点光标位于瞳孔中心（图23-7）。

（4）按操纵杆上面的按钮，测量屈光度或角膜曲率，如果选择自动模式，对焦和定中心完成后，仪器自动测量3次。

（5）重复测量3次左右。

（6）按上述步骤测量左眼的屈光度或角膜曲率。

（7）如果测量角膜直径，完成第三步后，通过控制按钮选择角膜鼻侧和颞侧边界，按操纵杆上面的按钮，测量角膜直径。

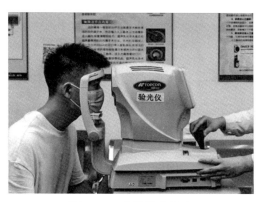

图23-7　电脑验光检查

（8）打印或记录测量结果，通常仪器自动选择两次最接近和可信度较高的数值作为最终结果。

【注意事项】

1. 电脑验光测量结果只能作为验光的初始数据，而不能作为最后的处方，最终需结合主觉验光和试戴。

2. 测量时保持头位直立和双眼在同一水平，并双眼睁开正视前方；任何向头位和眼位的倾斜，都有可能使结果偏差，尤其是散光的轴向和散光屈光度的偏差。

3. 散光轴向和屈光度误差较球镜误差少。

4. 在测量过程中，几次测量的结果相互偏差较大时，需重复测量5次以上，取两次测量接近的数值作为参考值。

5. 如果上睑下垂或睫毛较长遮盖角膜时，需助手协助上提上睑至合适的位置。

6. 泪膜不稳定、圆锥角膜、角膜炎、角膜屈光手术后、屈光媒质不清、瞳孔较小或形状不规则、调节痉挛、注视功能差的患者，都有可能影响测量结果或无法测量，需结合检影来获得。

7. 瞳孔较小无法测量时，于散瞳后测量。

8. 被检眼的屈光度超过 +/-20.000，通常提示超过测量上限而无法测量。

9. 如果测量白内障摘除联合人工晶体植入眼，在参数上选择人工晶体（IOL）选项。

10. 测量过程中，患者不要移动头部，否则影响瞳距（PD）。嘱患者不要眨眼，并保持放松。

第四节　裂隙灯显微镜检查

【目的】

检查眼前段及前部玻璃体。

【适应证】

1. 眼病患者。

2. 健康体检者。

【禁忌证】

因全身状况不允许坐位者。

【操作】

1. 医生根据自己的屈光度调节目镜，并调节目镜间距。

2. 检查应在暗室或半暗室内进行。

3. 嘱患者坐在裂隙灯前，调整座椅、检查台、颌架及裂隙灯显微镜的高度，使患者下颌舒适地置于下颌托上，前额紧贴于头架的额带横档上（图 23-8）。

4. 前后、左右及上下调节操纵杆，使裂隙灯光线聚焦于检查的部位。

5. 一般先用低倍镜进行检查。若需要观察某一部位的细微改变时，可换用高倍镜，并根据需要调节裂隙灯与显微镜之间的夹角、光线强弱和裂隙光的宽窄。

6. 光源一般从受检眼的颞侧射入，然后从颞侧到鼻侧逐一做光学切面，按照从前到后的顺序进行检查（图 23-9）。

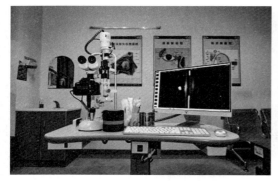
图 23-8　裂隙灯显微镜

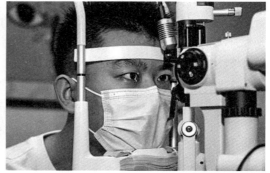
图 23-9　裂隙灯显微镜检查

7. 裂隙灯显微镜的检查方法有多种，包括弥散光照射法、直接焦点照射法、角膜缘分光照射法、后部反光照射法、间接照射法和镜面反光照射法等。可根据检查部位和病变情况，选择适当的检查方法。

（1）弥散光照射法：以裂隙灯弥散宽光为光源，通常在低倍镜下将光源以较大角度斜向投向眼前部组织，进行直接观察。该方法所得印象比较全面，且有立体感。

（2）直接焦点照射法：最常用。操作时应使裂隙灯光线的焦点与显微镜的焦点二者合一。根据光带形态可分为宽光照射法、窄光照射法和圆点光照射法。①宽光照射法：所用的裂隙灯光较宽，形成较宽的光学切面，可用于检查弥散光照射时所发现或未被发现的病变。②窄光照射法：将裂隙灯光带尽量调窄，尽管照入的光线较弱，但周围背景更暗，这样便于观察病变的位置和细微改变。③圆点光照射法：将入射光调节为圆点状，用于观察房水的改变。

（3）角膜缘分光照射法：将光线照射在一侧的角膜缘，除在角膜缘上形成一个光环和因巩膜突所致环形暗影外，角膜应呈黑色，此时能清晰地见到角膜薄翳、斑翳及穿孔等。

（4）后部反光照射法：将灯光照射到所要观察组织的后方，把显微镜聚焦到检查部位，借助后方组织反射回来的光线检查透明、半透明、正常或病变组织。本法适用于角膜和晶状体的检查。

（5）间接照射法：将裂隙灯光线聚焦到所要观察部位旁边的组织上，可以观察虹膜细小变化和角膜新生血管等。

（6）镜面反光照射法：将光线自颞侧透照，在角膜可出现两个光亮区，即鼻侧的光学切面和颞侧出现的反光区。这时嘱患者稍向受检眼的颞侧注视，再将裂隙灯向颞侧偏移，当光学切面与反光区重合时，医生就会感到有光线刺目，此时将显微镜焦点对好，即可进行观察。本法适于检查角膜和晶状体的前、后表面。

【注意事项】

1. 检查结膜、角膜、巩膜时，光源与显微镜的夹角一般为40°；检查前房、晶状体和前部玻璃体时，夹角应<30°；检查后部玻璃体和眼底时，除需加用前置镜或三面镜等辅助设备外，夹角应调为10°或更小。

2. 实际检查时，应综合使用裂隙灯显微镜的各种方法，以免遗漏病变的细微改变。

3. 注意裂隙灯显微镜的维护和保养。

第五节　直接检眼镜检查

【目的】

检查眼底。

【适应证】

1. 眼病患者，特别怀疑玻璃体或眼底有病变时。

2. 健康体检者。

【禁忌证】

1. 屈光间质明显浑浊者。

2. 瞳孔明显缩小者。

3. 急性结膜炎时不宜检查。

【操作】

1. 开始检查时，转动检眼镜转盘，先用 +8D ～ +10D 的镜片，检眼镜距离受检眼 10 ～ 20cm，以透照法检查眼屈光间质（图 23-10）。由前逐次向后，分别检查角膜、晶状体、玻璃体。正常情况下，瞳孔区呈现橘红色反光，如有屈光间质浑浊，红色反光中出现黑影。此时嘱患者转动眼球，根据黑影移动方向与眼球转动方向的关系，判断浑浊的屈光间质部位。

2. 检查眼底时，将检眼镜置于受检眼前方约 2cm 处。根据医生和受检眼的屈光状态，旋转检眼镜转盘，直至看清眼底（图 23-11）。

3. 检查时嘱患者先注视正前方，检眼镜光源经瞳孔偏鼻侧约 15° 可检查视盘，再沿血管走行观察视网膜后极部，最后嘱患者注视检眼镜的灯光，检查黄斑部。若要观察周边部视网膜，嘱患者转动眼球，以扩大观察范围。

4. 眼底检查的记录内容包括以眼底解剖结构为基础对视盘、视网膜血管、黄斑等部位进行描述。可以视盘和血管直径来描述病变大小，以屈光度描述病变隆起高度。

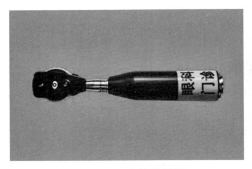

图 23-10　直接检眼镜

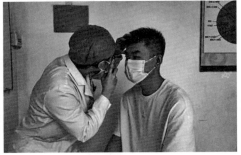

图 23-11　检眼镜置于眼前 2cm 处检查眼底
（暗室）

【注意事项】

1. 一般检查时可不散大瞳孔。若要详细检查眼底时，需要散瞳后检查。

2. 直接检眼镜观察范围小，屈光间质浑浊可影响眼底的观察。

3. 怀疑闭角型青光眼患者或前房浅者，散瞳时要格外谨慎，以免导致闭角型青光眼发作。

第六节 复视检查

一、眼球运动检查

眼球运动检查主要是判断眼外肌功能（表 23-1）。

表 23-1 眼外肌运动的作用

眼外肌	主要作用	次要作用
内直肌	内转	无
外直肌	外转	无
上直肌	上转	内转、内旋
下直肌	下转	内转、外旋
上斜肌	内旋	下转、外转
下斜肌	外旋	上转、外转

二、特殊检查

1. 目的 判断麻痹肌；判断疾病恢复的程度和治疗效果。

2. 操作方法 采用红玻璃试验。在半暗室内，医生在患者前方约 1m 处的 9 个方位（上、中、下、左上、左、左下、右上、右、右下）依次展示光源。患者视线与中央视标平齐，右眼前置红玻璃片，保持头部不动，医生询问患者所见情况，并加以记录（图 23-12）。

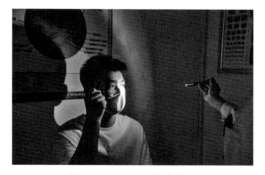

图 23-12 红绿玻璃试验

3. 结果分析 正常者见一淡红色灯光，复视者则见一红一白两个灯光。确有复视后，应识别复视像是水平、垂直还是旋转，是交叉或是同侧；复视像的最大分离方向；周边物像（向右注视时最右侧的像，向上注视时最高的像）属于何眼。此眼即为麻痹眼。根据记录结果，进一步分析确定麻痹肌（图 23-13）。

一般外转肌（外直肌，上、下斜肌）麻痹时，产生则侧复视；内转肌（内直肌，上、下直肌）麻痹时，产生交叉复视，即眼交叉，影不交叉，眼不交叉，影交叉。

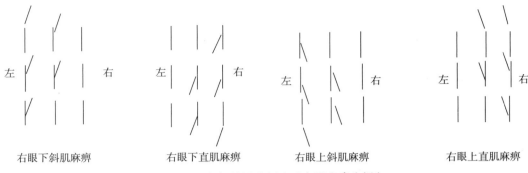

右眼下斜肌麻痹　　　　右眼下直肌麻痹　　　　右眼上斜肌麻痹　　　　右眼上直肌麻痹

图 23-13　复视结果分析（以右眼麻痹为例）

第七节　滴滴眼液

【目的】

用于眼病的诊断或治疗。

【适应证】

1. 一般用于手术后，以及眼外伤、结膜炎、角膜炎、巩膜炎、葡萄膜炎、结膜干燥、青光眼等眼部疾病的治疗。

2. 散瞳验光。

【禁忌证】

有明确药物过敏史者。

【操作】

1. 医生洗净双手，戴无菌手套，防止细菌引发的眼部感染。

2. 核对药品的标签、有效期、用法用量等，按照医嘱的用法用量用药，不可多用或少用。

3. 如果是混悬型的滴眼液，在使用前要先摇一摇瓶身。

4. 滴滴眼液时，患者仰卧或坐卧，头稍微向后仰，眼球向上看。医生用棉签向下压下眼睑边缘，或轻轻向下拉起下眼睑，露出下方结膜囊。

5. 将滴眼液瓶口高于眼睛约 2cm 的距离挤出滴眼液滴入下方结膜囊，每次 1 滴（图 23-14）。

6. 患者轻轻闭眼，并按住泪囊部位 3 ～ 5 分钟（图 23-15）。

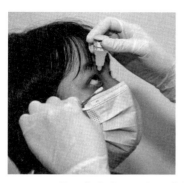

图 23-14 将眼药液滴入下方结膜囊

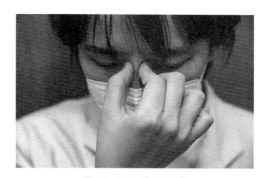

图 23-15 按压泪囊

【注意事项】

1. 滴滴眼液前需清洗双手，药物瓶盖应平放，瓶盖口不能直接接触桌面。

2. 滴眼液瓶口不可以直接接触患者的眼睛或睫毛，应该保持一定距离，以防止滴眼液受到污染。

3. 药液勿直接滴在角膜上，因角膜感觉灵敏，受到药液的刺激会引起反射性闭眼，将药液挤出眼外，达不到治疗目的。

4. 滴混悬液时，应摇匀后再用，如醋酸泼尼松龙滴眼液（百力特）、妥布霉素地塞米松滴眼液（典必殊）等。

5. 滴副作用强的滴眼液时，使用后应注意压迫泪囊部，防止药液进入鼻腔产生全身反应，如阿托品滴眼液、复方托吡卡胺滴眼液等。

6. 同时滴数种滴眼液时，两种药物应间隔 10 分钟左右。

第八节　涂眼药膏

【目的】

用于眼病的诊断或治疗，可使药物在眼内的停留时间较长，药物效果较持久。

【适应证】

1. 一般用于手术后，以及眼外伤、结膜炎、角膜炎、巩膜炎、眼球突出、眼睑闭合不全等。

2. 散瞳验光，晚上睡前涂药膏。

【禁忌证】

有明确药物过敏史者。

【操作】

1. 医生洗净双手，戴无菌手套。

2. 患者仰卧或坐位，头向后仰，双眼睁开向上注视。

3. 医生一手持棉签轻轻下拉下眼睑露出结膜囊。另一手持眼药膏边挤边沿睑缘平行移动，使药膏成条状涂于结膜囊内（图 23-16）。

5. 患者闭眼，转动眼球 1 ～ 2 分钟，让眼膏充分吸收。

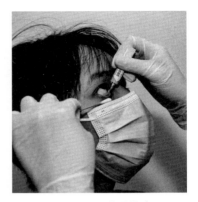

图 23-16　涂眼药膏

【注意事项】

1. 如眼部有分泌物，或眼睑及周围皮肤不清洁，应先用无菌棉签蘸生理盐水清洁干净再涂眼药膏。

2. 在使用前先挤出一点眼药膏抛弃不用，然后再挤出眼药膏涂于结膜囊内。

3. 挤眼药膏时要注意拉开睑缘，并检查睫毛情况，避免睫毛连同眼药膏夹在结膜囊内。

4. 注意眼药膏管口不要触及眼睑及眼球。

第九节　冲洗结膜囊

【目的】

1. 冲洗结膜囊内异物及分泌物，有清洁杀菌作用。
2. 眼部化学物质烧伤时，冲洗及中和化学物质。
3. 眼部手术前清洁消毒。

【适应证】

1. 眼科手术前准备。
2. 结膜囊内异物。
3. 眼化学伤急救。
4. 适用于眵泪较多的白睛疾患。

【禁忌证】

1. 眼球穿通伤。
2. 深层角膜溃疡。

【操作】

1. 物品准备：冲洗液、冲洗管、受水器、消毒棉签（图23-17）。

2. 体位：患者取坐位，头稍后仰，并倾向患侧，手持受水器紧贴患侧面颊部（图23-18）。

3. 取冲洗液，医生应先试一下冲洗液温度是否适宜。

4. 嘱患者轻闭双眼，冲洗时先冲洗眼睑及周围皮肤，询问患者冲洗液的温度是否适宜。

5. 嘱患者睁开双眼，暴露患眼结膜囊，冲洗结膜囊。医生左手拇指与食指轻轻分开上下眼睑，并嘱患者向各方向转动眼球，同时医生要不断牵动眼睑或翻转眼睑，以便冲洗结膜囊内各部，不宜直接冲洗角膜（图23-19）。

6. 冲洗完毕，医生用消毒棉签擦干眼周围皮肤（图23-20）。取下受水器，放入含氯消毒液浸泡桶内。

7. 在冲洗过程中，要不断地询问患者有无不适，不断与患者交流。

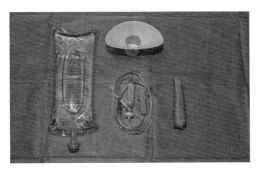

图23-17　物品准备

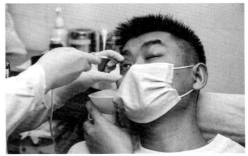

图23-18　冲洗结膜囊的体位

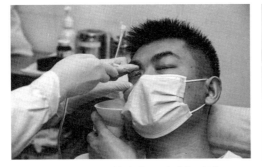

图23-19　翻转患者眼睑进行冲洗

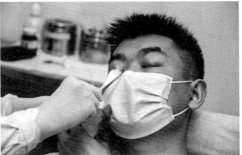

图23-20　消毒棉签擦干眼周皮肤

【注意事项】

1. 冲洗前应先擦净眼部药膏或分泌物。

2. 冲洗液温度以32～37℃为宜，一次冲洗液不少于150mL。

3. 冲洗液不可直接冲洗角膜。

4. 化学烧伤患者必须翻转眼睑。

5. 眼球穿通伤及接近穿孔的角膜溃疡不可冲洗，以免异物、细菌冲入眼内。

6. 小儿冲洗眼睛时应取仰卧位，头部放在医生两腿之间，固定头部并拉开眼睑后进行冲洗。

7. 如患者有传染性眼病，注意避免交叉感染，冲洗用具应严格消毒。

8. 冲洗动作要轻稳，不可压迫眼球。避免无目的地长时间冲洗。

9. 冲洗头不可接触睫毛、结膜等，以免被污染。

10. 冲洗时，冲洗液不可溅入患者健眼或医生的眼内。

第十节　电解倒睫

倒睫是指睫毛倒向眼球，刺激角膜，伴或不伴眼睑内翻，主要与沙眼、睑缘炎、外伤等有关。倒睫摩擦结膜和角膜，引起异物感、羞明、眼睑痉挛甚至角膜混浊、溃疡。相对于直接拔除睫毛而言，电解法可破坏毛囊，治疗效果彻底，倒睫将不再生长。

【适应证】

眼睑无内翻，仅有少数几根倒睫刺激眼球，有异物感、流泪者，或已做内翻矫正手术残留数根倒睫者。

【禁忌证】

不适用于婴幼儿。

【操作】

1. 术前准备

（1）物品准备：注射器、针头、睫毛镊、电解器、局麻药、消毒棉签、碘伏、纱布块（图 23-21）。

（2）术前应检查用于电解器的电源，通常用 3 ~ 6V 的电压（普通电池 2 ~ 4 节），电流强度应为 1 ~ 3mA。

（3）以碘伏对局部睑缘及周围的皮肤进行消毒（图 23-22）。

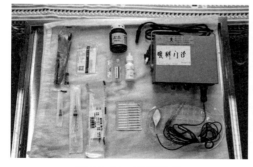

图 23-21　物品准备

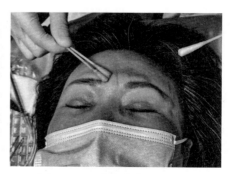

图 23-22　碘伏消毒眼周皮肤

（4）倒睫部位的皮下用 2% 利多卡因做很小的浸润麻醉（图 23-23）。

2. 操作步骤

（1）将电解器的正极锌片（或铜片）包以盐水湿纱布，紧贴于面颊部的皮肤（图 23-24）。

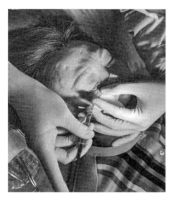 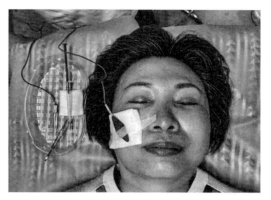

图 23-23　局部浸润麻醉　　　　图 23-24　盐水湿纱布紧贴面颊部皮肤

（2）将与电解器的阴极相连的电解针沿待电解的睫毛方向插入毛囊，深度约为 2mm（图 23-25）。

（3）接通电解器的电源，通电时间为 20 ～ 30 秒，见毛囊根部有细小白色气泡冒出，即可取出电解针。

（4）取出电解针后，用镊子轻轻取出睫毛（图 23-26）。

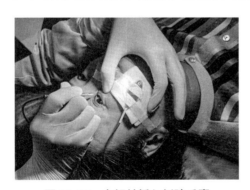 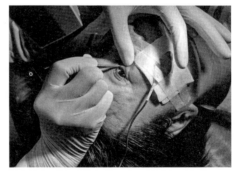

图 23-25　电解针插入倒睫毛囊　　　图 23-26　取出电解针后镊子轻轻取出睫毛

【注意事项】

1. 在电解后若睫毛仍不易拔出，说明电解的程度不够或位置有误，应再次电解。不可强行拔除。

2. 插入的电极应进入毛囊，否则不能破坏毛囊。

【术后护理】

术后可局部涂抗生素眼膏预防感染。

第十一节　睑板腺按摩

睑板腺功能障碍在油性皮肤及年老者中十分常见，是蒸发过强型干眼症的主要原因。它可以被广义地分为阻塞型和非阻塞型。症状无特异性，包括眼红、眼部烧灼感、异物感、干燥感、刺激感、痒、视疲劳、视力波动、流泪等，睑缘常增厚，可伴有红斑、过度角化等体征，睑缘后层出现自后向前的永久性血管扩张，睑板腺开口有白色角质蛋白堵塞而凸起变形，挤压后分泌物呈泡沫样、颗粒样或牙膏样。病变进展时睑板腺会有黄色的黏液样分泌物，睑板腺炎症持续多年后，睑板腺广泛萎缩。其他常见的伴随体征有霰粒肿、结膜结石、结膜充血、乳头增生、角膜点状着色等，严重者出现角膜血管翳、角膜溃疡与睑外翻。睑板腺按摩通常是治疗睑板腺功能障碍的有效方法之一。

【适应证】

干眼症、睑缘炎、角膜炎、睑板腺功能障碍者。

【禁忌证】

睑缘炎处于活动阶段的患者、角膜溃疡穿孔者、眼表炎症处于急性期者。

【操作】

1. 术前准备

（1）在行睑板腺按摩之前可以先用温毛巾温敷双眼，促进双眼睑板腺开口开放，软化睑板腺腺体内的脂质物质，易于排泄。

（2）滴丙美卡因滴眼液行表面麻醉（图23-27）。

（3）准备棉签、睑板腺镊等。

2. 手术步骤

（1）患者取坐位或卧位。

（2）嘱患者双眼向下看，医生捏起其上眼睑轻微外翻，暴露上睑缘，手执睑板腺镊推拿上睑缘，清除睑板腺内的脂质，使睑板腺张口顺畅。轻按后应用无菌生理盐水棉球拭去分泌物（图23-28）。

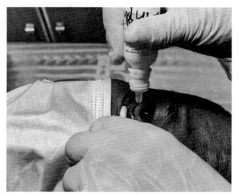

图23-27　滴丙美卡因滴眼液行表面麻醉

（3）随后用同样的方法清除下睑板腺内的脂质。

【注意事项】

1. 清洁睑缘时动作宜轻柔，可用棉签等进行清洁，切不可暴力刮除，以免加重局部损伤。眼部的清洁和热敷需长期坚持才有效果。

2. 部分患者在治疗后会出现急性结膜炎和结膜下出血等情况，需事先与患者沟通。

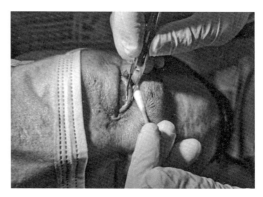

图 23-28　睑板腺镊清除睑板腺内脂质

【术后护理】

1. 4 小时内禁止揉眼，以免损伤角膜。

2. 治疗后的两天内眼睛的分泌物可能会增多，尤其是早上可能出现轻微水肿。

3. 24 小时内不可热敷，24 小时后可用 40℃左右的毛巾热敷 15 ～ 20 分钟，以促进分泌的脂质排出，但热敷的时间不宜太长，避免泪液蒸发。

4. 合理用药，持续用眼 50 分钟后应休息 10 分钟。减少化眼妆。

第十二节　泪道冲洗术

泪道冲洗术是通过将液体注入泪道疏通其不同部位阻塞的操作技术，既可作为诊断技术，又可作为治疗方法。

【解剖学基础】

泪道包括泪点、泪小管、泪囊和鼻泪管。泪点上下各一，位于睑缘内眦端的乳头状隆起上。上泪点较下泪点位置稍靠内。泪点变位常引起溢泪症。泪小管为连接泪点与泪囊之间的小管，分上泪小管和下泪小管。每一泪小管的外侧部先与睑缘成垂直方向，然后近乎直角转向内，两泪小管汇合成泪总管，而后开口于泪囊上部。泪囊为一膜性囊，位于眼眶内侧壁前下方的泪囊窝内。泪囊上端闭合成一盲端，在内眦上方 3 ～ 5mm 处，下端移行为鼻泪管。泪囊长约 1.2cm、宽 0.4 ～ 0.7cm。眼轮匝肌的肌纤维包绕泪囊和泪小管，可收缩和扩张泪囊，促使泪液排出。鼻泪管为连接泪囊下端的膜性管，上部包埋在骨性管腔中，下部逐渐变细进入鼻外侧壁黏膜内，开口于下鼻道的外侧壁。由于鼻黏膜与鼻泪管黏膜相延续，故鼻腔炎症可向上蔓延至鼻泪管。

【适应证】

患有泪道阻塞、泪囊炎、泪小管炎等泪道疾病患者，或眼科手术的术前准备。

【禁忌证】

1.存在眼部炎症，如急性泪囊炎引起局部红、肿、热、痛时，不适合行泪道冲洗，建议待炎症消退后再进行。

2.怀疑存在泪道部位肿瘤时，建议明确诊断后，再判断是否可以进行泪道冲洗。

【操作】

1.术前准备

（1）术前应行裂隙灯检查，观察泪小点形态，按压泪囊区后观察泪小点是否有脓性分泌物溢出。

（2）准备冲洗泪道用冲洗针头、泪点扩张器、棉签、注射器、丙美卡因滴眼液（或棉片）、生理盐水冲洗液、金霉素眼膏。

（3）滴丙美卡因滴眼液于泪点处，行局部麻醉，约需5分钟。

2.操作步骤

（1）医生洗手，戴口罩、手套。

（2）患者取坐位或卧位。

（3）泪点扩张器扩张泪点（图23-29）。

（4）医生右手持吸有生理盐水冲洗液的注射器，将针头垂直插入泪点（图23-30），深1.5～2mm，然后转动90°，使针尖朝向鼻侧，即针头的长轴平行于睑缘，以便针尖沿泪小管缓慢前进，如无阻力可推进5～6mm，向管内推注生理盐水冲洗液，用力均匀、适当（图23-31）。冲洗时如阻力较大，有逆流或从另一泪小管流出，表示泪道阻塞。泪道的不同部位阻塞，液体逆流的方向也不同。进针时注意深度，以免损伤黏膜。

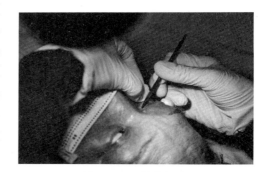

图23-29 扩张泪点

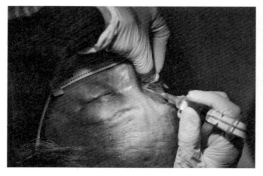

图23-30 于泪点垂直进针

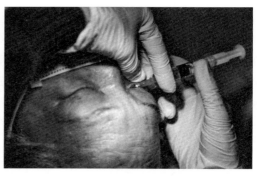

图23-31 针头平行于睑缘推注生理盐水

【注意事项】

1. 泪道冲洗注意是否有堵塞或者狭窄的现象，还要注意泪道冲洗时是否有急性炎症，否则会造成炎症扩散。

2. 泪道冲洗一定要动作轻缓，不要用力过度，也不要强行注入生理盐水，避免造假道等。

3. 泪道冲洗后要注意局部清洁卫生，吃一些清淡、易消化的食物。

第十三节　泪道探通

【目的】

1. 清除泪道分泌物，开放泪道。
2. 注入药液，治疗泪道疾病。
3. 内眼手术的术前准备。

【适应证】

1. 溢泪、经泪道冲洗不通畅者。
2. 新生儿泪囊炎，经泪囊按摩、泪道冲洗及滴用抗生素治疗无效者。

【禁忌证】

1. 急性结膜炎、急性泪囊炎。
2. 泪囊有大量脓性分泌物。
3. 泪道肿瘤。

【操作】

1. 物品准备：泪点扩张器、无菌棉签、表面麻醉滴眼剂、抗生素滴眼液，根据病情用无菌注射器抽取相应的冲洗液和选用不同型号的泪道探针备用。

2. 核对患者信息，向患者解释操作方法及注意事项。

3. 患者仰卧位，于结膜囊内滴入表面麻醉滴眼剂进行表面麻醉 2～3 次，每次间隔 2～3 分钟，用表面麻醉滴眼剂蘸湿无菌棉签并置其于上下泪点之间，嘱患者闭眼 3～5 分钟，以充分麻醉泪道黏膜。

4. 嘱患者向上注视，医生左手手指朝下外方轻拉患者下眼睑并将其固定于眶骨缘处，以充分暴露下泪点，必要时可用泪点扩张器扩张泪点。右手将泪道探针自下泪点垂直进针 1～2mm（图 23-32）；然后向鼻侧转 90° 呈水平位沿睑缘缓慢推进，当探针触及骨壁后向下旋转 90° 继续徐徐推进（进针方式同泪道冲洗术）。如进针时遇到抵抗则提示泪道有阻塞，可根据进针的长短判断阻塞的部位，此时可稍用力将探针下推，如能穿过这一阻碍，则探针继续下推，当感觉有明显落空感时停止进针，缓慢注入冲洗液，询问患者感觉鼻腔或咽部有无水流出，如有则说明探通成功。拔除注射器，留针观察半小时后缓慢退针，退针时边退针边继续推进冲洗液。如阻塞部位探通困难，切勿强行探通，以免造成泪道损伤。

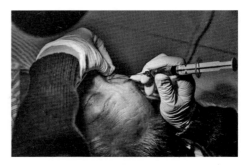

图 23-32　于下泪点垂直进针

5. 术后予抗生素滴眼液治疗，每日 3 ~ 4 次，使用 1 周。

【注意事项】

1. 进针时固定好下眼睑，要顺着睑缘方向进针，以免刺破泪小管壁，当出现眼睑皮肤肿胀，提示假道形成，以致冲洗液进入皮下组织，此时应立即停止探通。

2. 探针推进时，若遇到阻力，不可暴力强行推进，以免损伤泪道导致假道形成。

3. 泪道探通后滴用抗生素滴眼液，用药前先将泪囊区的分泌物挤压排净，连续滴用 1 周。

4. 如患者仍有分泌物增多或泪道冲洗不通畅，通常隔 5 ~ 7 天后再次行泪道探通，连续探通 3 次仍不通畅者视为无效，需改用其他治疗方法。

第十四节　结膜下注射

【目的】

通过结膜下注射给药，提高药物在眼内的浓度，增强药物作用并延长药物作用时间。

【适应证】

化学性烧伤、角膜炎、角膜溃疡、巩膜炎、虹膜睫状体炎或预防术后感染等。

【禁忌证】

1. 有明显出血倾向的患者。

2. 眼部有穿通伤口且尚未缝合的患者。

【操作】

1. 物品准备：无菌棉签、表面麻醉滴眼剂，根据病情用 1mL 无菌注射器抽取相应的药液及少许利多卡因注射液，抗生素滴眼液（图 23-33）。

2. 医生核对患者信息，向患者解释操作方法及注意事项。洗手，戴无菌手套。

3. 患者取仰卧位或坐位，于结膜囊滴表面麻醉剂进行表面麻醉 2～3 次，每次间隔 2～3 分钟（图 23-34）。

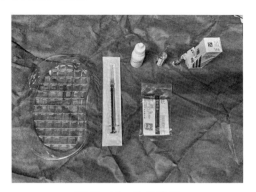

图 23-33　物品准备

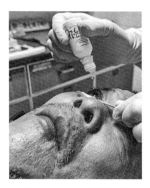

图 23-34　表面麻醉

4. 医生用左手手指下拉患者的下眼睑，嘱患者向注射部位的相反方向注视。

5. 常用注射部位是颞下方近穹隆部结膜。医生用右手横持注射器，注射针尖避开血管且斜面朝外，与角膜缘平行刺入结膜下，缓缓注入药液（图 23-35）。

6. 拔出针头，滴用抗生素滴眼液，嘱患者闭眼休息数分钟（图 23-36）。

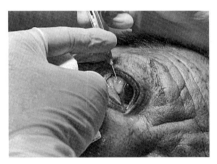

图 23-35　于颞下方近穹隆部结膜注射药液

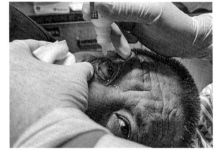

图 23-36　滴抗生素滴眼液

【注意事项】

1. 操作时注意针尖斜面朝外，应与角膜缘平行，距离角膜缘较远的部位进针，避免针头穿通眼球壁或刺伤角膜。

2. 当结膜下注射散瞳剂时，应选用靠近角膜缘处进针。

3. 操作时嘱患者切勿转动眼球，如有配合不佳的患者，可用开睑器固定眼球后再注射。

4. 进针时应尽量避开血管，注射后如引起结膜下出血，可用棉签压迫止血片刻，并与患者解释，以免患者恐慌。

5. 刺激性强或易引起局部坏死的药物不可用于结膜下注射。

6. 多次注射时，可变换注射部位，以免引起结膜下瘢痕形成。

第十五节　睑结膜结石剔除术

【目的】

剔除睑结膜结石（图 23-37），以防结石损伤角膜和改善患者眼部异物感。

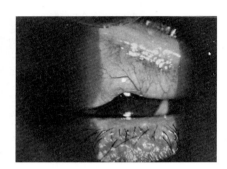

图 23-37　结膜结石

【适应证】

睑结膜结石突出结膜表面的患者。

【禁忌证】

1. 结膜有急性炎症的患者。
2. 晕针患者。

【操作】

1. 物品准备：无菌棉签、表面麻醉滴眼剂、4.5 号注射针头、抗生素滴眼液。
2. 医生核对患者信息，向患者解释操作方法及注意事项。洗手，戴无菌手套。
3. 患者取仰卧位或坐位（首选坐位，可在裂隙灯下操作），结膜囊内滴表面麻醉剂 2 ～ 3 次，每次间隔 3 分钟。
4. 医生一手持棉签翻转眼睑，暴露睑结膜面。
5. 嘱患者向手术眼睑相反的方向注视，医生另一手持针头，针尖斜面向上，用针尖纵向轻轻挑刺出突出于结膜面的结石，同时用棉签擦去结石和血迹（图 23-38、图 23-39）。
6. 术后滴抗生素滴眼液，嘱患者切勿揉眼。

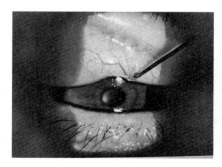

图 23-38　针头剔除睑结膜结石

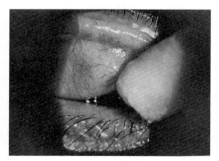

图 23-39　棉签擦去结石和血迹

【注意事项】

1. 针尖斜面向上，纵向剔出结膜面结石，以减少结膜出血。

2. 如结石较多，只取较大且突出结膜面的结石，不强求一次性剔除干净，尽量减少对结膜面的损伤。

3. 用棉签擦拭结石和血迹前，可用生理盐水或表面麻醉滴眼剂蘸湿棉签，以免棉絮残留在结膜囊内。

第十六节　睑腺炎切开排脓

【目的】

排除脓液，促进炎症消退。

【适应证】

睑腺炎（麦粒肿）已出现黄白色脓点，需切开排脓。

【禁忌证】

1. 未成脓者。
2. 脓肿充血及水肿情况严重且伴有明显疼痛者。
3. 女性应该避开月经期。

【操作】

1. 物品准备　无菌棉签、碘伏消毒液、尖刀片、有齿镊、托盘（图 23-40）。

2. 操作步骤

（1）外睑腺炎切开排脓：①睑腺炎切开排脓可不用麻醉。②局部消毒后，医生用手指固定病灶两侧的眼睑皮肤，用尖刀片垂直脓点、平行睑缘，迅速切开脓点处的皮肤，排出脓液（图 23-41）。

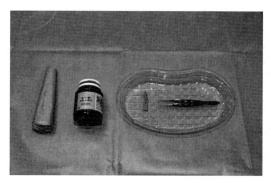

图 23-40　物品准备

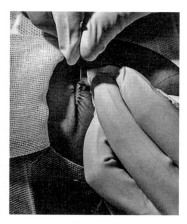

图 23-41　尖刀片平行睑缘切开脓点，排出脓液

（2）内睑腺炎切开排脓：①先滴表面麻醉剂于结膜囊中。②局部消毒后，医生翻转患病的眼睑，用左手拇指固定已翻转的眼睑睑缘，刀尖对准脓点，以垂直睑缘的方向切开脓点处睑结膜。

【注意事项】

1. 术中尽量少用捏、挤等动作。
2. 未成熟、未出现脓点时不应该切开。
3. 尖刀片操作方向：外睑腺炎平行睑缘、内睑腺炎垂直睑缘操作。

第十七节　结、角膜浅层异物取出

【目的】

取出结膜、角膜异物。

【适应证】

结膜、角膜进入异物。

【禁忌证】

1. 全身状况不配合者。
2. 晕针患者。

【操作】

1. 患者取坐位。
2. 检查结膜、角膜异物的位置、大小、数量和深浅（图 23-42）。
3. 如眼部分泌物多，可先用生理盐水进行结膜囊冲洗。
4. 用蘸有生理盐水的无菌棉签轻轻擦出异物。嵌入结膜、角膜浅层的异物，如用棉签轻擦不出时，可用 7 号针头轻挑一下（图 23-43），再以含生理盐水的无菌棉签擦出。

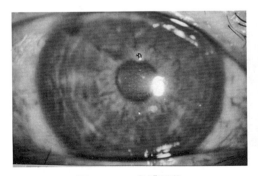

图 23-42　角膜异物

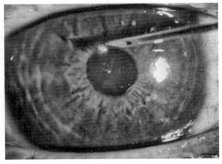

图 23-43　针头剔除嵌入结膜、角膜浅层的异物

5.操作完毕，用抗生素滴眼液滴眼。创口较深者涂抗生素眼膏，并用眼垫包扎术眼。

【注意事项】

取角膜异物时应注意勿穿通角膜，术后检查有无溪流征。

第二十四章　眼科临床常用小手术 ▷▷▷

第一节　睑板腺囊肿切除术

睑板腺囊肿是睑板腺非化脓性的慢性炎症，是因睑板腺排出受阻，分泌物潴留而形成的慢性肉芽肿，又称霰粒肿。患者常在闭睑时发现局部无痛性皮肤隆起，皮肤颜色正常，可单发或多发。局限于睑板腺内者仅能于皮肤表面摸到硬结；部分从结膜面穿破，破口处留有红色息肉；少数自睑缘或皮肤表面突出，被覆皮肤极薄、易破溃。

【目的】

切除囊肿，清除睑板腺肉芽肿，恢复睑板腺导管功能。

【适应证】

较小的睑板腺囊肿可自行吸收。对于从皮肤表面可明显触及的较大者，或已穿破皮肤者，或在结膜面已形成肉芽组织者，宜行手术切除。

【操作】

1. 明确囊肿的位置和数量，并与患者核对，以免发生遗漏。
2. 囊肿周围皮下及相应部位穹隆结膜下浸润麻醉（图 24-1）。
3. 用睑板腺夹夹紧固定囊肿。
4. 未穿破皮肤者：①在睑结膜面用尖刀做垂直于睑缘的切口，切穿囊肿中央（图 24-2），如见黄白色脓样物溢出，则可佐证切口准确。②结膜面已长有肉芽者，一并切除。③刮匙通过切口伸入囊肿内部，彻底清除囊肿内容物（图 24-3）。④有齿镊夹住囊肿壁剪除（图 24-4）。⑤结膜囊内涂抗生素眼膏，无菌纱布包封术眼。

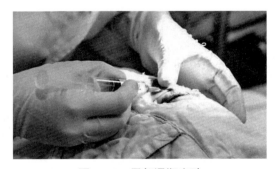

图 24-1　局部浸润麻醉

5. 如皮肤表面已有穿破，可从皮肤表面入路，切口平行于睑缘，去除破口周围病变的皮肤组织，清除炎性内容物，视切口大小确定是否缝合皮肤。

6. 术毕，嘱患者用手掌根部压迫术眼伤口处，直至无渗血（图 24-5）。

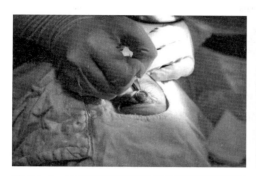

图 24-2　用尖刀在睑结膜面垂直睑缘切穿囊肿中央

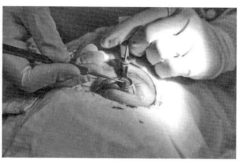

图 24-3　刮匙清除囊肿内容物

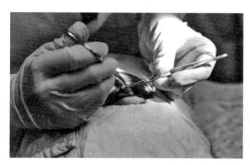

图 24-4　剪除囊壁

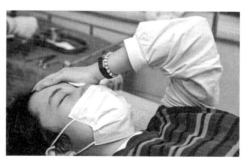

图 24-5　掌根部压迫止血

7. 未缝线者可于次日自行打开眼部敷料，继续滴用抗生素滴眼液数日；缝线者，保持切口清洁，如无异常，术后 7 日拆线。

【注意事项】

1. 老年人的睑板腺囊肿，若切开后发现与常见囊肿表现有异，应将切除物送病理检查。

2. 靠近内眦角的囊肿，术中谨防泪道损伤，必要时术中用泪道探针，或术后行泪道插管进行保护。

第二节　眼睑外伤缝合术

【目的】

止血；预防感染；减少瘢痕。

【适应证】

1. 非感染性眼睑皮肤、肌肉、睑板和睑缘组织失去解剖完整性的各种眼睑裂伤，包括眼睑割裂伤、穿孔伤和撕裂伤等。
2. 伤后近期（2周内）一期修复质量差的伤口。

【禁忌证】

1. 眼睑局部有明显化脓性感染者。
2. 深部损伤组织未经充分探查处理或存有异物未经术前评价的伤口。
3. 身体其他部位有危及生命的病变或外伤。

【操作】

1. 物品准备　缝合包、无菌手套、缝合线、注射器、生理盐水、棉签、纱布、2%盐酸利多卡因注射液。

2. 操作步骤

（1）2%盐酸利多卡因局部浸润麻醉。

（2）清创后进行缝合。缝合方式分为以下几种：①间断缝合：用于近皮肤边缘、张力较小伤口。注意较厚组织，缝针要达到或接近底部，避免形成死腔；进针不宜离边界过远，使伤口边缘轻度外翻，可减轻瘢痕。②连续缝合：用于顺皮纹、无张力的较长伤口。③皮下间断缝合：用于消除伤口死腔，减少张力。其优点为瘢痕小，避免拆线。④半包埋水平褥式缝合：用于较大伤口的皮下缝合及不规则形状伤口的缝合。⑤垂直褥式缝合：同时深层、浅层对合，用于外眦、睑缘、眉弓部位。

【注意事项】

对合创伤组织，若有肌肉裂伤，需分层缝合。

第三节　眼睑小肿物切除术

【目的】

眼睑的肿物影响外观，累及睑缘后产生畏光、异物感或遮挡视线等症状，以及可疑为恶性的肿物，均需手术切除。

【分类】

1. 眼睑良性上皮性肿瘤

（1）鳞状细胞乳头状瘤：眼睑最常见的良性肿瘤，常多发，易累及睑缘，表面常有角化蛋白痂，常有蒂，颜色和邻近眼睑皮肤颜色相同。

（2）角化棘皮瘤：假性癌性增殖的特殊型，可能为低度恶性的鳞状细胞癌，多发于中、老年皮肤暴露区，通常生长较快，表现为硬性结节，中央可有火山口样溃疡，充满角化物。基底部不向深部浸润，病变常可于数月或 1 年内自愈。

（3）皮角：皮肤上皮形成的角状增生物。病变呈浅黄或浅棕色，从皮肤面呈疣状突起，基底较大，多见于老年人，一般较为稳定，有时可自愈，偶有发生癌变者。

（4）皮样囊肿：属于先天发育异常的迷离瘤，多位于眼眶外上侧皮下，与眶骨膜粘连，表面光滑质软，可向眶内延伸。囊肿内容物为表皮及表皮附属器，可有毛发、皮脂腺、软骨或牙齿及脱落的上皮角化物等。一般出生后就存在，生长缓慢。

2. 色素痣　是眼睑先天性扁平或隆起病变，境界清楚，由痣细胞构成。通常出生时无色素，早期生长较快，渐减慢，并出现色素，至成年时多静止。通常根据色素的多少和形态分为 4 型：斑痣、毛痣、乳头状瘤和分裂痣。

3. 黄色瘤　常见于老年人，为类脂样物质在皮肤组织中沉积，多发于上睑内侧，质软，呈淡黄色斑块状。

【操作】

1. 浅层小肿物切除

（1）肿物周围皮下浸润麻醉（图 24-6），可在麻醉前于肿物外边缘 1mm 左右画线，呈梭形（图 24-7），或麻醉后梭形切除肿物。如可疑为恶性肿瘤者，则需行冷冻切片病理检查、控制性肿物切除。

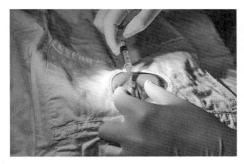　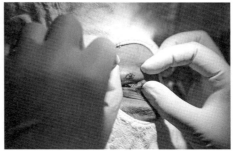

图 24-6　肿物周围局部浸润麻醉　　　　图 24-7　肿物边缘画线

（2）沿画线切除肿物，创缘两侧沿画线切开，分离皮下组织，清除肿物组织（图24-8）。

（3）7/0 或者 6/0 缝线缝合切口，重建睑缘形态（图 24-9）。

（4）术后加压包扎 24 小时，皮肤缝线 7 天后拆除。

2. 全层小肿物切除

（1）肿物周围皮下浸润麻醉。

（2）沿肿物外缘 1mm 处切除肿物，形成基底在睑缘的三角形创面。创面宽度小于5mm 则可直接拉拢缝合。

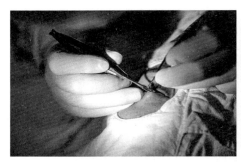
图 24-8　切除肿物

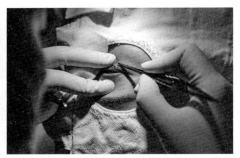
图 24-9　缝合切口，重建睑缘形态

（3）创缘两侧沿灰线切开，将眼睑劈为前后两层，切开长度视缺损范围而定。

（4）潜行分离两侧创缘的皮下和轮匝肌组织，首先缝合睑缘灰线后唇，睑板埋藏间断缝合、皮肤间断缝合。如果张力过大，可行外眦韧带下支切断。睑缘以外翻褥式法缝合。

（5）术后加压包扎 24 小时，皮肤缝线 7 天拆除，睑缘缝线 8 ～ 10 天拆除。

【注意事项】

睑缘的缝合必须采用外翻褥式缝合法，否则会在睑缘形成凹角畸形。

第二十五章 翼状胬肉切除术 ▷▷▷▷

【目的】

1. 完全切除胬肉。
2. 良好的光学效果。
3. 避免复发。

【适应证】

1. 翼状胬肉侵入角膜较多，且为进行性胬肉或接近瞳孔缘威胁患眼视功能。
2. 对白内障或角膜移植术切口有影响或手术后会刺激翼状胬肉发展者。
3. 胬肉有碍患者美观。

【禁忌证】

1. 急性眼部感染疾患。
2. 严重干眼症患者。
3. 全身基础性疾病不适合手术者。

【操作】

1. 物品准备　丙美卡因滴眼液、2% 利多卡因注射液、开睑器、显微持针钳、显微有齿镊、显微无齿镊、显微剪、10/0 尼龙线、尖刀片、典必殊（滴眼液、眼膏）。

2. 操作步骤

（1）常规清洁结膜囊，消毒眼睑及附近皮肤。开睑器开睑固定。

（2）用丙美卡因滴眼液做眼球表面麻醉后，于翼状胬肉颈部和体部结膜下适量注射 2% 利多卡因（图 25-1）。

（3）在显微镜下施行手术。用有齿镊夹持胬肉头部固定胬肉，用尖刀片或显微剪尖端沿胬肉头部约 0.5mm 划开一浅界，可深达角膜前弹力层，由此界开

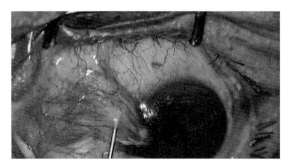

图 25-1　局部浸润麻醉

始做一极薄的角膜浅层剖开（图 25-2），连同胬肉头部分离至角膜缘，再把胬肉体部两侧球结膜剪开（图 25-3）。

（4）胬肉体部的球结膜分离，并把胬肉与巩膜上组织钝性分离，然后将胬肉头颈部与体部剪除（图 25-4）。

（5）将肌止前缘巩膜面残留的结膜下组织清除干净，上下方结膜伤口边缘直接用 10/0 尼龙线相对缝合 2 针，固定于距角膜缘 3～4mm 的浅层巩膜面上，暴露 3～4mm 宽度的巩膜裸露区（图 25-5）。

（6）结膜囊内涂典必殊滴眼液及眼膏，用眼垫包封术眼。

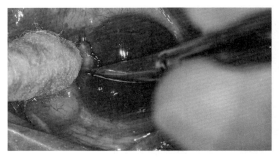

图 25-2　尖刀片于胬肉头部划开

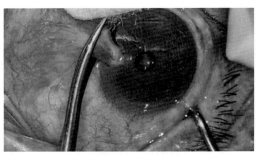

图 25-3　胬肉体部两侧球结膜剪开

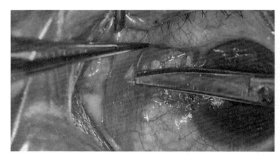

图 25-4　钝性分离并剪除胬肉组织

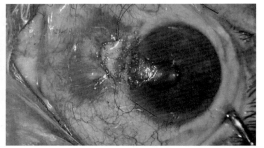

图 25-5　结膜缝合固定

【注意事项】

1. 胬肉要切除干净，尽量使角膜面平整而又避免损伤健康组织。

2. 手术时注意不伤及泪阜及肌腱，以免日后发生睑球粘连或眼球运动障碍。

3. 胬肉下的结膜下组织切除范围比胬肉大一些，减少术后迅速发生新生血管或组织增殖。

4. 定期复查，防止复发。

5. 术后药物治疗：局部皮质类固醇治疗、噻替哌等药物治疗，以防止复发。

第二十六章　后巩膜加固术 ▷▷▷▷

【目的】

近年来，随着病理性近视患病率增加，其相关眼底病变已成为不可逆致盲主要原因之一。主要表现为随眼轴增长出现的后巩膜葡萄肿、脉络膜视网膜萎缩、视网膜裂孔、视网膜脱离等眼底病变。后巩膜加固术（posterior scleral reinforcement，PSR）是目前唯一应用于临床的可以限制近视进展、减缓眼轴增长的手术方式。

【适应证】

患者需同时满足以下 3 项情况中的任意 2 项。

1. 眼轴 ≥ 26mm 或等效球镜屈光度 ≤ −9.00D。

2. 患者近视屈光度持续增长，其中 3 ～ 18 岁者，连续 3 年每年近视增长 1.00D 以上；19 ～ 24 岁者，连续 3 年每年近视增长 0.50D 以上；24 ～ 75 岁者，近 3 年近视屈光度仍在增长。

3. 合并下列眼底并发症至少 1 种，如黄斑裂孔、黄斑劈裂、中心凹脱离、脉络膜新生血管、漆裂样纹、局灶性脉络膜视网膜萎缩等。

针对 12 岁以下的近视患儿，手术适应证有待进一步探索，原则上手术指征应把控更严格。

【禁忌证】

1. 全身情况较差，合并严重系统性疾病，如结缔组织病、心血管病等，或精神疾病，无法耐受手术者。

2. 眼部手术史：巩膜扣带术、斜视手术或眼球破裂伤后多次眼科手术，造成眶内肌肉组织粘连较为严重者。

3. 因其他眼部疾病继发病理性近视，如先天性白内障、家族渗出性玻璃体视网膜病变、Stickler 综合征等。

4. 眼球结构异常引起屈光度异常，如球形晶状体、圆锥角膜。

5. 除外特殊情况，原则上不推荐年龄在 3 岁以下、75 岁以上者行后巩膜加固术。

【操作】

1. 物品准备　除眼科显微手术常用的开睑器、显微牙镊、显微剪、斜视钩、持针器等，后巩膜加固术还需要开创器、分离器、斜肌穿入器。术中采用 4-0 丝线悬吊眼外肌；7-0 可吸收缝线缝合植片和受体巩膜；8-0 可吸收缝线缝合结膜。

2. 手术步骤

（1）取出植片放入 30mL 生理盐水 +4mL 妥布霉素溶液中浸泡 10 分钟。

（2）常规消毒铺巾，开睑器开睑，聚维酮碘浸泡球结膜囊，消毒 30 秒，生理盐水充分冲洗球结膜囊。

（3）在 11 点位做垂直于角膜缘的放射状结膜切口，沿角膜缘逆时针剪开球结膜约 210°，至 4 点位行角膜缘放射状切口，以便暴露眼外肌、巩膜等（图 26-1）。

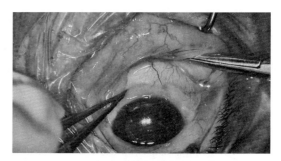

图 26-1　沿角膜缘行放射状结膜切口

（4）充分暴露并依次分离鼻下、颞下、颞上方象限内结缔组织，暴露外直肌和下直肌，4-0 缝线做下直肌和外直肌牵引悬吊线（图 26-2）。

（5）向鼻上方牵拉眼球，用开创器、分离器暴露并分离颞下方结缔组织至眼球后部，确定下斜肌后止端、涡静脉等重要解剖结构相对位置（局麻时，行球后滴灌局麻药，完成眼球后部麻醉）（图 26-3）。

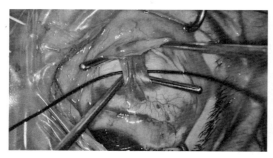

图 26-2　行直肌牵引悬吊线

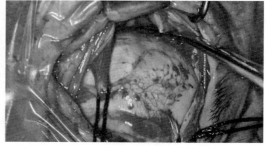

图 26-3　暴露和确定重要解剖结构

（6）依据术前植片估算长度修剪植片。

（7）用斜视钩分离并悬吊下斜肌，充分分离下斜肌后止端组织，将斜肌穿入器穿过下斜肌后止端后方。夹持植片，使其从下斜肌下方穿过。之后依次穿过涡静脉、下直肌、外直肌后方。若植片为同源异体巩膜，使植片脉络膜侧朝外，巩膜壁侧与受体眼球壁贴合。植入植片过程中，注意勿损伤、压迫视神经及涡静脉。下斜肌止端附着处呈扇形，走形细长，有两个分支附着点，植入植片时应使植片从下斜肌下方而非肌束间穿过（图 26-4）。将植片拉伸成 U 形，包裹住与黄斑区相对应的眼球后部（图 26-5）。

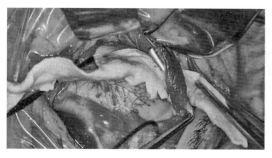

图 26-4　夹持巩膜植片穿过眼肌

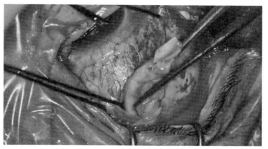

图 26-5　将巩膜植片包裹住与黄斑区相对应的眼球后部

（8）固定植片，7-0 缝线将植片与受体巩膜缝合。植片上端固定于上直肌颞后方 3 ～ 4mm 处，下端固定于内直肌下后方 3 ～ 4mm 处（图 26-6）。因眼球壁较薄，缝合时应注意缝合深度，避免造成巩膜穿通伤、视网膜裂孔等。

（9）再次检查植片位置，确定无视神经、涡静脉压迫，与受体巩膜贴合良好后，拆除眼外肌悬吊线，8-0 缝线缝合结膜（图 26-7）。

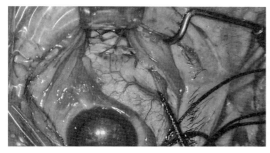

图 26-6　7-0 缝线将巩膜植片与受体巩膜缝合固定

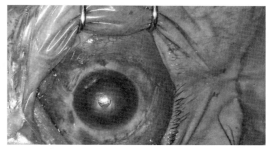

图 26-7　结膜缝合完毕

（10）针对手术时间较长、术中操作困难、组织损伤较重者，可术毕前行地塞米松 2.5mg 及适量利多卡因结膜下或半球后注射。

（11）妥布霉素地塞米松眼膏涂眼，眼垫覆盖。

【注意事项】

1. 因手术操作范围较大，涉及眼球后部广泛组织结构，术中应注意防止涡静脉断裂导致的出血、眼外肌损伤、巩膜穿通伤、视神经压迫造成的一过性黑蒙等并发症。

2. 同时应注意术后可能会出现的视神经水肿、视网膜水肿、眼内出血（包括玻璃体、视网膜、脉络膜出血）、视网膜脱离、脉络膜脱离、视网膜睫状动脉阻塞等并发症。

3. 术后需进行眼球运动训练，眼部疼痛较重者可术后 3 日开始眼球运动训练，原则上眼球运动训练越早进行越好：使眼球按"米"字形运动（包括垂直方向、水平方向及斜向运动），运动时尽量缓慢，幅度充分。每日 3 次，每次 5 ～ 10 分钟，持续训练 1 个月。

第二十七章　玻璃体腔注药术 ▷▷▷▷

【目的】

1. 促进各种原因引起的黄斑水肿减轻或消退。
2. 促进各种原因引起的视网膜新生血管萎缩和消退。
3. 促进各种原因引起的脉络膜新生血管萎缩和消退。

【适应证】

1. 湿性（新生血管性）年龄相关性黄斑变性。
2. 糖尿病性黄斑水肿引起的视力损害。
3. 用于治疗增殖性糖尿病视网膜病变、中重度或重度非增殖性糖尿病视网膜病变。
4. 视网膜静脉阻塞黄斑水肿引起的视力损害。
5. 脉络膜新生血管。
6. 其他原因引起的视网膜新生血管性疾病。

【禁忌证】

1. 急性眼部感染疾患。
2. 对术中任何一种辅料过敏者禁用。
3. 全身基础性疾病不适合手术者。

【操作】

1. 物品准备　丙美卡因滴眼液、玻璃体腔注射药物、一次性无菌穿刺注射器及针头、典必殊（滴眼液、眼膏）、开睑器、眼垫。

2. 手术步骤

（1）常规清洁结膜囊，消毒眼睑及附近皮肤。

（2）用丙美卡因滴眼液做眼球表面麻醉。

（3）开睑器开睑，经颞上象限于角巩膜缘后 3.5 ～ 4mm 处的睫状体平坦部进针，对准眼球中心，向玻璃体腔中央刺入深度为 10 ～ 12mm，然后缓慢注入 0.05mL 容积的规定剂量的药物（图 27-1）。

（4）将注射针头拔出，压迫止血（图 27-2）。

（5）结膜囊内涂典必殊滴眼液及眼膏，用眼垫包封术眼。

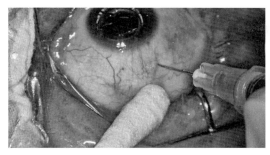
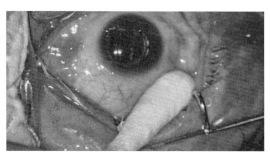

图 27-1　进针方向　　　　　　　　　　图 27-2　压迫止血

【注意事项】

1. 注意无菌及规范操作，防止术后发生眼内炎、眼内感染、孔源性视网膜脱离、视网膜撕裂和医源性外伤性白内障。

2. 术后 60 分钟可观察到短暂性的眼内压升高，也有持续性眼内压升高的报道。因此，须同时对眼内压进行监测和适当治疗。

3. 存在潜在的动脉血栓栓塞事件的风险，既往有卒中病史或短暂性脑缺血发作史的患者需谨慎使用。

第二十八章　超声乳化白内障吸除术 ▷▷▷▷

【目的】

白内障超声乳化吸除术是一种利用超声能量粉碎混浊晶体后再吸除的手术方式。因老化、遗传、代谢异常、外伤、辐射、中毒等因素引起晶状体混浊，出现视物模糊、散光、复视、畏光，严重影响视力时，需要进行晶状体置换手术。超声乳化是常用的一种摘除混浊晶状体的方法，属于一种改良的白内障囊外摘除术。

【适应证】

适合绝大多数白内障患者。

【禁忌证】

过熟期白内障、严重晶状体脱位的硬核白内障及角膜内皮失代偿者。

【操作】

1. 术前准备　术前医生应充分告知患者病情、治疗方案、超声乳化白内障吸除术的手术过程及常见并发症。患者签署手术知情同意书。术前 2 小时术眼滴复方托吡卡胺滴眼液充分散瞳。对于眼压升高的患者，术前应将眼压尽量控制在正常范围内，有利于减少手术并发症的发生。术前常规对术眼进行冲洗泪道、冲洗结膜囊、剪睫毛等处理后包眼进入手术室。

2. 手术步骤

（1）患者取仰卧位，术眼消毒、铺巾，置开睑器开睑，冲洗结膜囊及表面麻醉 3 次。

（2）用 15° 显微角膜刀在透明角膜缘约 2 点方位做侧切口（图 28-1）。

（3）前房内注入透明质酸钠，维持前房深度（图 28-2）。

（4）用 3mm 显微角膜刀在透明角膜缘约 10 点方位做透明角膜隧道主切口，

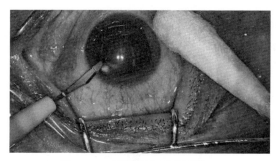

图 28-1　行透明角膜缘侧切口

切口宽约 3mm（图 28-3）。

（5）用撕囊镊在瞳孔中央区晶体前囊膜做环形撕囊，直径 5 ～ 6mm（图 28-4）。

（6）用冲洗针头注入平衡盐溶液行水分离及水分层，将晶体核、晶体皮质及囊膜分开（图 28-5）。

（7）用劈核器将晶体核劈成块，用超声乳化头吸除晶体核及皮质（图 28-6）。

（8）抽吸残留晶体皮质并进行后囊膜抛光（图 28-7）。

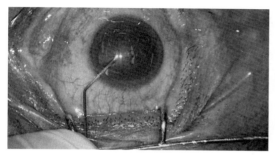

图 28-2 前房内注入透明质酸钠

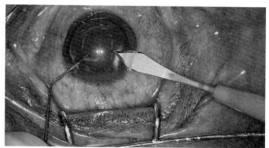

图 28-3 做透明角膜缘隧道主切口

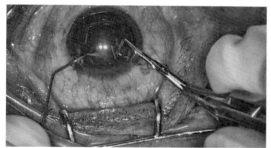

图 28-4 于晶体前囊行环形撕囊

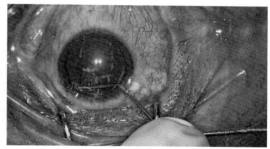

图 28-5 水分离、水分层

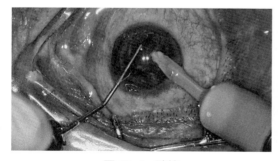

图 28-6 劈核

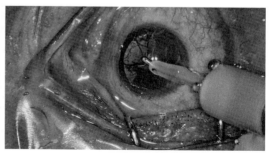

图 28-7 后囊膜抛光

（9）前房内再次注入透明质酸钠（图 28-8），植入人工晶体于囊袋内，晶体襻位于 3 点与 9 点（图 28-9）。

（10）吸除前房及囊袋内的透明质酸钠（图 28-10）。

（11）切口一般不用缝合，用冲洗针头水密角膜切口，形成前房（图 28-11）。

（12）术毕，结膜囊内用抗生素眼药水及眼膏，眼垫包眼。

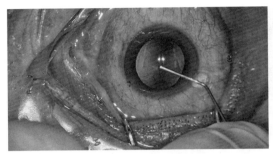

图 28-8　前房注入透明质酸钠

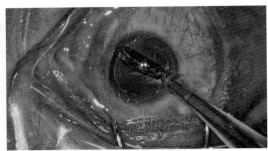

图 29-9　植入人工晶体

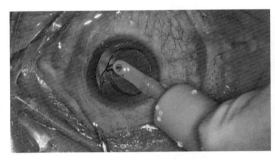

图 28-10　吸除透明质酸钠

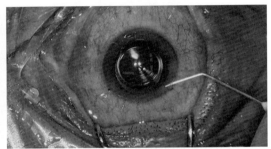

图 28-11　水密角膜切口，形成前房

【注意事项】

1. 注意术后术口愈合情况、前房深度、瞳孔位置及大小，有无角膜水肿、房水闪辉、前房出血、皮质残留等情况。

2. 关注术后视力、眼压及眼底情况，一旦出现术后并发症及时处理。

第二十九章　中医特色技术在眼科的应用 ▷▷▷▷

第一节　毫针刺法

毫针刺法是运用不同的毫针针具，通过一定的手法，刺激人体特定部位（腧穴），以防治疾病的方法。毫针刺法用于眼科，具有调和气血阴阳、疏通经络、明目的作用。

【适应证】

干眼症、流泪症、眼肌痉挛、角膜炎、青光眼、葡萄膜炎、眶上神经痛、麻痹性斜视、视神经病变等。

【禁忌证】

1. 精神高度紧张者，过度劳累、饥饿时不宜针刺。
2. 既往有晕针史者。
3. 有出血倾向患者。
4. 婴幼儿及孕妇。

【操作】

1. 物品准备　规格为 0.3mm×25mm、0.35mm×40mm 针灸针，碘伏消毒液，无菌棉签。

2. 常用穴位　睛明、攒竹、丝竹空、阳白、鱼腰、太阳、球后、合谷、养老、后溪、风池、太冲、太溪、足三里、光明等。

3. 操作步骤　根据疾病辨证取穴定位后，碘伏消毒针刺部位（图 29-1），选取相应规格针灸针快速刺入穴位（图 29-2），得气后留针 30 分钟（图 29-3），然后出针。出针后用无菌棉签按压穴位 20 秒至 1 分钟至无出血。

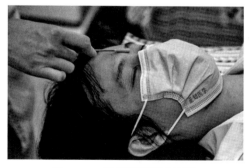

图 29-1　碘伏消毒针刺部位

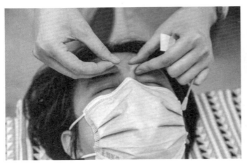

图 29-2 针刺选定穴位

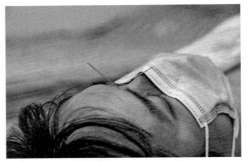

图 29-3 得气后留针 30 分钟

【注意事项】

1. 针刺前皮肤严格消毒，针刺眼周穴位时避免消毒液进入眼内。
2. 体质虚弱者刺激量不宜过强。
3. 应避开血管进行针刺，防止出血。
4. 有自发性出血倾向的患者不宜进行针刺。
5. 皮肤感染、溃疡、瘢痕部位不宜进行针刺。
6. 眼区穴位出针后增加按压时间，避免球后出血。

第二节 火 针

火针疗法是用火烧红的针尖迅速刺入穴内或局部病变部位，从而达到防病治病目的的一种治疗方法。火针用于眼科，具有清热解毒、温阳化气、温经通络的作用。

【适应证】

干眼症、睑腺炎、结膜囊肿、流泪症、麻痹性斜视等。

【禁忌证】

高热患者、孕妇、糖尿病患者慎用。

【操作】

1. 物品准备 碘伏消毒液、75% 酒精、万花油、0.3mm 细火针、酒精灯、打火机、棉签。

2. 常用穴位 大骨空、小骨空、少泽、上星、承泣、太阳、攒竹、百会、大椎、肺俞、至阴等。

3. 操作步骤 定位后用碘伏消毒，再涂上一层薄薄的万花油（图 29-4）。选择单头细火针，点燃酒精灯，将针尖及针身在酒精灯外焰烧至通红后消毒，然后再次将针尖在酒精灯上烧至通红、白亮后迅速将针准确地刺入穴位，并迅速地将针拔出（图 29-5，

图 29-6）。最后在针孔皮肤表面涂一层薄薄的万花油。嘱患者针刺部位 2 小时内勿沾水。

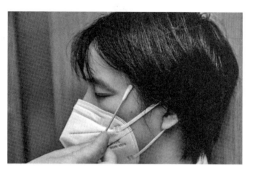

图 29-4　万花油涂选穴处的皮肤

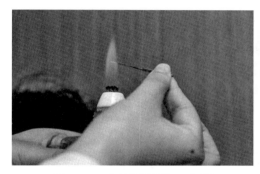

图 29-5　火针烧至通红、白亮

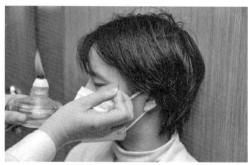

图 29-6　火针迅速刺入穴位

【注意事项】

1. 操作要点：红、快、准、护。
2. 操作时注意安全，防止烧伤及发生火灾。
3. 体质虚弱者采取卧位。
4. 针刺时忌刺入太深。在选择穴位进针时，一定要注意避开血管、筋腱、重要组织器官等。

第三节　揿　针

揿针是皮内针的一种，是皮部理论与腧穴理论相结合的具体运用，是将针具刺入并固定于腧穴部位的皮内或皮下，进行较长时间刺激以治疗疾病的方法。揿针疗法具有疏通经络气血、调节脏腑阴阳的作用。因其作用时间长、操作方便，容易被患者接受。

【适应证】

近视、弱视、视疲劳、眼睑痉挛、眶上神经痛等需要持续留针的慢性眼病，以及经常发作的功能性或疼痛性疾病，具有较好的效果。

【禁忌证】

局部皮肤破损、局部皮肤炎症。

【操作】

1. 物品准备　一次性揿针、镊子、碘伏消毒液、无菌棉签。

2. 常用穴位

（1）局部取穴：①耳部取穴：眼、目1、目2、肝、肾、脾等。②眼部取穴：太阳、四白、丝竹空、睛明、攒竹、鱼腰、阳白。

（2）全身取穴：选取风池、光明等穴位。此外，根据辨证，如脾气不足加足三里，肝肾亏虚加太冲，气滞血瘀加膈俞、血海等。

3. 操作步骤

（1）消毒：所取穴位皮肤用碘伏常规消毒（图29-7）。

（2）用镊子夹持一次性揿针的针柄（图29-8）。

（3）将针直接刺入所选穴位，除去剥离纸，将胶布粘贴固定（图29-9）。

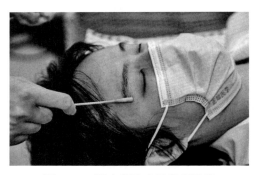
图 29-7　取穴部位皮肤常规消毒

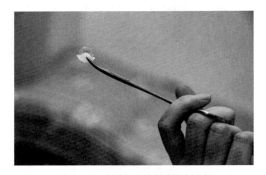
图 29-8　用镊子夹持揿针针柄

4. 留针时间　可根据病情和季节决定，一般1～2天，多者6～7天，暑热季节不宜超过2天。如需长期揿针治疗者，取针后休息1～2天可再次施针治疗。平时注意检查，防止感染。留针期间，可每天按压数次，以增加刺激量。

5. 取针　出针时一手固定留针部位两侧的皮肤，另一手揭开胶布，将针垂直取出。然后用无菌棉签按压针孔片刻，再用碘伏常规消毒针孔，避免感染。

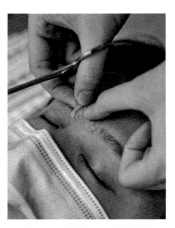
图 29-9　揿针刺入皮肤并固定

【不良反应及处理】

1. 过敏　立即停止操作，去除过敏材料并给予抗过敏等对应治疗。

2. 皮下出血、血肿　若微量的皮下出血而局部小块青紫时，一般不必处理，可以自行消退。若局部肿胀疼痛较剧，青紫面积大而且影响活动功能时，可先做冷敷止血后，再做热敷或在局部轻轻揉按，以促使局部瘀血消散吸收。

3. 感染　轻度感染者应休息少动，以减少疼痛及炎症扩散，抬高肢体，促进回流，减轻肿胀。不要挤压患部。适当应用消炎止痛、清热解毒的中药或西药。一旦脓肿成熟，立即切开引流排脓。

4. 晕针　迅速拔去所有的揿针，将患者扶至空气流通处躺下，双腿抬高，静卧片刻。患者清醒后，可饮用温开水。

第四节　穴位埋线

穴位埋线是将可吸收外科缝线置入穴位内，利用线对穴位产生的持续刺激作用以防治疾病的方法，具有激发经气、调和气血阴阳、疏通经络、扶助正气的作用。

【适应证】

慢性、顽固性、免疫低下等疾病，如视神经疾患、视网膜出血性疾病、视网膜色素变性、葡萄膜炎、眼肌麻痹等。

【禁忌证】

1. 全身发热或感染，各种严重性疾病、过敏性体质、肝肾功能不全及传染病患者。
2. 血友病、血小板减少及有出血倾向的患者。
3. 儿童一般不做埋线。
4. 孕妇、哺乳期妇女及女性月经期。
5. 剧烈运动后、酒后、过饱或过饥、精神紧张。
6. 皮肤局部感染或溃疡。

【操作】

1. 物品准备　一次性埋线针（是内有针芯的管型埋线针具，由针管、衬芯、针座、衬芯座、保护套组成），已消毒的3/0外科缝线，已消毒的眼科无齿镊，碘伏消毒液，无菌棉签，无菌剪刀，无菌弯盘。

2. 常用穴位

（1）局部取穴（平刺或透穴）：太阳、四白、丝竹空、攒竹、鱼腰、阳白。

（2）辨证取穴（直刺或斜刺）：可选取风池、光明等。心阳不足加心俞、膈俞、内关、神门等，肝肾亏虚加肝俞、肾俞、太冲、太溪等，气滞血瘀加膈俞、血海等。

4. 操作步骤

（1）消毒：所取穴位的皮肤用碘伏常规消毒，消毒范围直径大于2cm。

（2）准备线材：将 3/0 外科缝线剪为长度约为 1.5cm 的线段，用无齿镊夹持线段，将 1/3 线体插入注射器针头中，剩余 2/3 于针尖处对折（图 29-10）。

（3）持针手势：医生用右手拇、食、中三指夹持针柄，状如执笔式，拇指与食指、中指之间对捏，食指指腹后侧稍抵住埋线针针芯处（图 29-11）。

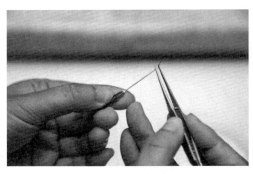 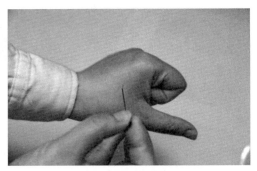

图 29-10　准备线材　　　　　　　　图 29-11　执笔式持针

（4）进针：医生用左手拇、食二指置于施术部位的两侧，将皮肤向两侧撑开，右手捏住埋线针针座两侧，按无菌操作要求刺入穴位。针刺时注意埋线针的刻度线，达到所需的深度，施以适当的提插捻转手法。当出现针感后，按下衬芯座将可吸收线注入穴位内。

（5）出针：确认线体注入后，将埋线针拔出。拔针后用无菌干棉球按压针孔片刻。

【不良反应及处理方法】

1. 晕针　立即停止治疗，使患者平卧，取头低脚高位，注意保暖，给予温开水或糖水。严重者配合针刺人中、内关、涌泉、足三里，或灸百会穴，或配合其他急救措施。

2. 出血　一般埋线处轻微出血属正常情况，用无菌棉签轻压即可止血。如果出血量较大，需明确是否损伤到大的血管，此时进行止血处理。

3. 感染　轻度感染者应休息少动，以减少疼痛及炎症扩散，抬高肢体，促进回流，减轻肿胀。不要挤压患部。适当应用消炎止痛、清热解毒的中药或西药。一旦脓肿成熟，立即切开引流排脓。

4. 过敏　轻微过敏可以不做处理，几天后会自行消除，不能自行消除者可以口服抗过敏药。

5. 疼痛　局部轻微疼痛属于正常现象，无须特殊处理，2～3 天会自行消失，如果疼痛剧烈，需排除是否损伤神经。

6. 硬结或包块　一般是埋线后的排异反应，无须处理，几天后可自行消退。

7. 发热　一般 2～4 天可自行消退，反应较重时，应对症处理。

8. 渗液　一般不需处理，若渗出液较多时，可将白色液体挤出，用消毒液擦去后，纱块覆盖。

9. 皮下出血　一般无须处理，严重者可用热毛巾局部热敷，加快瘀血消散。

10. 脓肿　轻微脓肿可以进行局部热敷以消肿，严重者需切开排脓或切除脓肿。

11. 溃疡　轻微溃疡需抗炎处理，严重者需将线体去除并抗感染。

12. 肌肉坏死　取出线体。

13. 线体溢出　取出线体并严格消毒，预防感染。

【注意事项】

1. 埋线前与患者充分沟通，尽量消除其紧张情绪。

2. 严格无菌操作，防止感染。

3. 线体露出皮肤外，必须拔出，防止感染。

4. 胸背部埋线不宜过深，以免造成气胸。

5. 同一部位重复治疗，尽量偏离上次的治疗位置。

6. 埋线后，患者休息 5 ～ 10 分钟再离开，且 24 小时之内不要洗澡。

第五节　离子导入

离子导入是通过皮肤、黏膜将带离子的中药药液导入人体局部，从而发挥药物疗效的一种疗法。离子导入在眼科应用广泛，因药物离子经皮吸收渗透入眼部，不经过血液循环，可加快中药有效成分作用于眼部，在眼内维持较高浓度，也使得药物作用时间相对持久，具有活血化瘀、通经活络、消肿止痛、调和气血等作用。

【适应证】

本法广泛应用于眼科，尤其适用于干眼症、结膜炎、角膜炎、虹膜睫状体炎、各种原因导致的眼底出血等。

【禁忌证】

局部皮肤破损、感染者及对药物过敏者禁用。

【操作】

1. 物品准备　中医辨证配制的中药药液、纱布块、离子导入机。

2. 操作步骤

（1）患者取仰卧位，充分暴露眼部，轻闭双眼。

（2）医生用中药药液浸湿整个纱块但不滴漏，并将纱布块分别放置于患者双侧眼睑上（图 29-12）。

（3）辅助患者佩戴好导入镜架电极，将

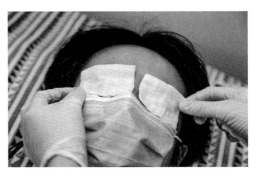

图 29-12　患者双眼放置含药液的纱布

另一电极置于患者虎口，用于调节电流（图 29-13，图 29-14）。

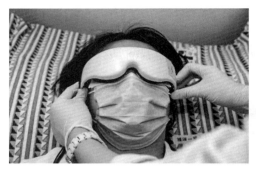

图 29-13　佩戴导入镜架电极

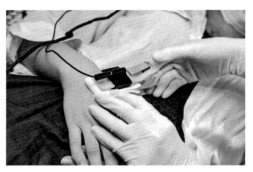

图 29-14　另一电极连接患者手部

（4）接通电源，根据治疗需要调节电流强度。一般电流强度为 0.5 ～ 2.0mA，具体应以患者是否耐受为度。

（5）一般每日治疗 1 次，每次 15 ～ 20 分钟，10 ～ 15 次为 1 个疗程。治疗结束后，除去纱布块，擦净局部皮肤。

【注意事项】

1. 治疗前后检查眼睛局部皮肤的情况，观察有无破损、感染、过敏、烫伤等，如有以上情况务必立即处理。同时要确认患者感觉是否正常。

2. 治疗前应向患者说明治疗的特点和可能出现的反应，避免患者出现恐惧、紧张、焦虑等不良情绪，且体质虚弱、精神紧张者电流强度不宜过大。

3. 注意药物的性能、药理作用、剂量、副作用及过敏反应，并检查药物的有效期、药液有无沉淀变质等情况。凡患者过敏的药物禁用，副作用较强的药物慎用。

4. 治疗前后应检查离子导入机性能是否正常，输出端电流是否调至"0"。

第六节　耳穴压豆

耳穴压豆是以耳穴为刺激部位，以丸状材料为刺激媒介，贴压耳部特定部位产生酸胀微痛感，从而持续刺激相应的脏腑、经络，最终起到扶正固本、祛除外邪、调和脏腑阴阳的功效。压丸材料多为王不留行籽、油菜籽、萝卜籽等。眼科患者采用本法具有提高视力、改善睡眠、缓解疼痛、减轻围手术期焦虑情绪、促进预后等作用。

【适应证】

耳穴压豆的适用范围十分广泛，大部分眼科疾病可用本法治疗。

【禁忌证】

1. 习惯性流产者、胶布过敏者慎用。

2.耳郭皮肤破损、感染、冻伤者禁用。

【操作】

1. 物品准备　碘伏消毒液、止血钳、耳豆贴片。

2. 操作步骤

（1）医生根据患者病情选取并探查耳穴，每次选取 5 ～ 7 个耳穴为宜。用碘伏常规消毒选穴部位皮肤（图 29-15）。

（2）医生一手固定患者的耳郭，另一手用止血钳夹取自带胶布的耳豆贴片，在耳穴相应的位置贴压，并适度按揉（图 29-16）。

（3）嘱患者自行定时适度按揉耳豆贴片，一般每天 2 ～ 3 次，留置 3 ～ 5 天后可自行取下耳豆贴片。

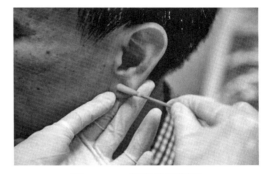

图 29-15　耳郭常规消毒

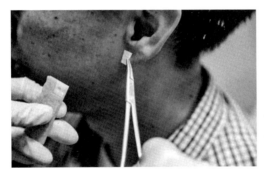
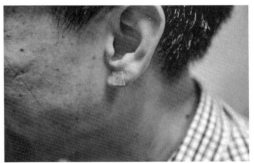

图 29-16　在耳穴部位贴压耳豆

【注意事项】

1. 刺激强度应根据患者的情况而定，一般年老体弱、孕产妇、儿童、精神紧张、过度饥饿者宜采取弱刺激；急性疼痛性病症、耐受度较高的患者可采取强刺激。

2. 夏天易出汗，贴压耳穴不宜过多，时间不宜过长，以防胶布潮湿或皮肤感染。

3. 若出现皮肤瘙痒、发红、肿胀、疼痛难忍等不适，应立即摘除耳穴贴片。

第七节　耳针放血

耳针放血是用三棱针、毫针、皮肤针、火针等刺破人体耳部浅表脉络，放出适量血液以泻内毒，达到治疗目的的一种疗法，是砭法的具体应用。火为阳邪，其性炎上，耳尖穴独居耳部最高位，故眼科耳针放血多选取耳尖穴。耳尖放血具有良好的泄热解毒、消肿止痛、活血化瘀、祛风止痒等功效。

【适应证】

本法适用于阳证、热证、血瘀证等实证患者，常用于急性结膜炎、急性葡萄膜炎、睑腺炎、干眼症等眼科疾病。

【禁忌证】

1. 有血液系统疾病、出血倾向、不明原因的肿块、恶病质者及精神病患者禁用。
2. 体质极度虚弱、大汗、大失血者禁用。
3. 孕妇胎前产后，尤其是有习惯性流产病史的孕妇在孕期禁用。
4. 有严重心、肝、肾功能损害者禁用。

【操作】

1. 物品准备　碘伏消毒液、棉签、医用棉球、止血钳、三棱针。

2. 操作步骤

（1）定位耳尖穴（于耳郭向前对折的上部尖端处），轻轻按摩局部，使得局部充血（图29-17）。碘伏消毒耳尖处皮肤（图29-18）。

（2）医生一手固定耳郭，另一手用三棱针轻轻点刺耳尖穴2～3次，轻微挤压针刺口，放出适量血液（图29-19）。

（3）用医用棉球按压止血，然后再次消毒耳尖（图29-20）。

耳针放血一般每周进行1次。

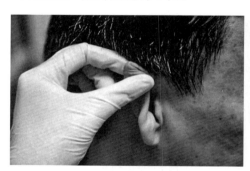

图 29-17　定位耳尖穴

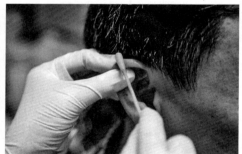

图 29-18　耳尖常规消毒

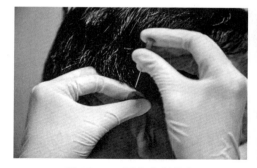

图 29-19　耳尖点刺放血

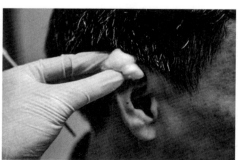

图 29-20　耳尖按压止血

【注意事项】

1. 医生注意避免与患者的血液接触。

2. 应提前向患者说明本法的操作流程、可能出现的反应，如有轻微疼痛等。

3. 嘱患者治疗后注意观察放血部位，并保持干燥清洁，避免接触汗液、摩擦、出血、感染等。

第八节　核桃灸

【作用】

活血化瘀，清肝明目。

【适应证】

干眼症、视疲劳、眼肌痉挛、玻璃体混浊等。

【禁忌证】

急性结膜炎、泪囊炎、急性青光眼禁用。

【操作】

1. 物品准备

（1）准备核桃壳：干核桃1个，于中线剖开，去掉核桃仁，取壳备用（壳不可有裂缝）。取相应药物用水煮开后，将备好的核桃壳放入浸泡30分钟，以药液渗入核桃壳为准（核桃壳可重复使用）。

（2）核桃壳内填充药物：黄芪、菊花、山药、当归、决明子、丹参、珍珠母、冰片等份，研磨成粉末备用。

（3）其他：核桃壳眼镜架、无烟艾炷等。

2. 操作步骤

（1）患者取仰卧位，闭眼。

（2）取3g填充药粉与5mL黄酒均匀混合后调成糊状，涂抹于核桃壳内侧（图29-21）。

（3）选用改良版核桃壳眼镜架，将核桃壳套在眼镜架上。将两个直径2cm、长1.5cm的艾段点燃后，分别置入眼镜架上的铁丝网中，盖紧盖子，以防止掉落烫伤患者。

（4）给患者戴上眼镜架施灸，以灸后眼眶潮红、湿润为佳（图29-22）。

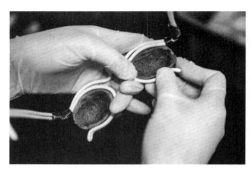

图 29-21　核桃壳内填充药糊

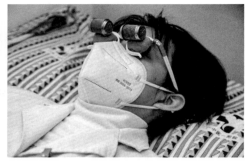

图 29-22　戴上眼镜架施灸

【注意事项】

1. 操作时注意取下患者眼镜或角膜接触镜。
2. 注意核桃壳眼镜架的温度调节，避免烫伤患者。

第九节　中药熏蒸

中药熏蒸是利用药物煎液，趁热在皮肤或患处进行熏洗，借助药力和热力，通过皮肤作用于机体而达到治疗目的。中药熏眼疗法用于眼科，是集中中医传统外治法中的"雾""熏""熨"三法之优点，通过中药熏蒸仪数字智能化控制恒温，将辨证配制的中药药液加热形成中药蒸汽，对眼部皮肤或患部进行直接熏蒸及局部熏洗，以起到活血化瘀、通调经脉、改善血液循环、加速眼部新陈代谢的作用。

【适应证】

结膜炎、角膜炎、干眼症，以及其他表现为红肿、赤烂、疼痛、畏光流泪等症的眼表疾病，尚可用于治疗近视等。

【操作】

1. 物品准备　中药药液、中药熏蒸仪、清洁的眼罩等。

2. 操作步骤

（1）将中药熏蒸仪调整合适参数，然后将中药药液置于中药熏蒸仪中，加热至80℃，产生蒸汽（图 29-23）。

（2）患者取正坐位。连接中药熏蒸仪与眼罩，嘱患者戴好眼罩后自主眨眼，利用中药蒸汽对眼部皮肤或患部进行熏蒸（图 29-24）。

【注意事项】

中药熏蒸必须严格掌握温度，不可过热，温度一般不超过 42℃，熏蒸时间不超过20 分钟，避免烫伤皮肤、黏膜。

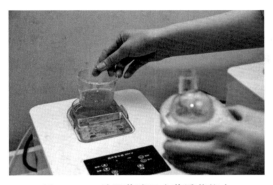

图 29-23　放置药液于中药熏蒸仪中

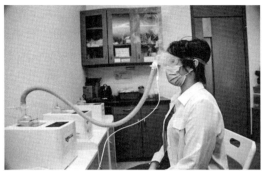

图 29-24　连接仪器并佩戴眼罩进行熏蒸

第十节　穴位注射

穴位注射是以中西医理论为指导，依据穴位作用和药物性能，在穴位内注入相应药物以防治疾病的方法。本法将针刺和药物的双重刺激作用有机结合起来，具有操作简便、用药量小、适应证广、作用迅速等特点。本法用于眼科，有通络止痛、营养神经的作用。

【适应证】

麻痹性斜视、视神经萎缩、糖尿病性视网膜病变等。

【禁忌证】

体质虚弱者、孕妇禁用本法。

【操作】

1. 物品准备　注射药物（如甲钴胺注射液、丹参注射液、复方樟柳碱注射液等）、2mL/5mL注射器、碘伏消毒液、棉签。

2. 常用穴位　足三里、背俞穴、太阳穴等。

3. 操作步骤　患者取舒适体位，穴位定位后，选择适宜的注射器和针头，抽取适量的药液，在穴位局部消毒后，右手持注射器对准穴位，快速刺入皮下，然后将针缓慢推进，达一定深度后产生得气感应，如无回血，便可将药液注入（图 29-25）。

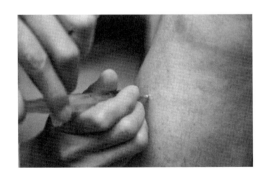

图 29-25　选定穴位注射药液

【注意事项】

1. 治疗时应对患者说明治疗特点和注射后的正常反应。

2.严格消毒，防止感染，如注射后局部红肿、发热等，应及时处理。

3.注意药物的性能、药理作用、剂量、配伍禁忌、副作用、过敏反应，以及药物的有效期、药液有无沉淀变质等情况。副作用较强的药物，使用亦当谨慎。

4.年老者选穴宜少，药液剂量应酌减。

5.凡急性病、体强者可用较强刺激，推液可快速；慢性病、体弱者，宜用较轻刺激，推液速度可缓慢；一般性疾病则用中等刺激，推液也宜中等速度。如所用药液较多时，可由深至浅，边推药液边退针，或将注射针向几个方向注射药液。

第十一节　穴位贴敷

穴位敷贴是在穴位上敷贴药物，通过药物和腧穴的共同作用以防治疾病的方法。本法用于眼科，具有激发经气、调和气血、调理脏腑的作用。

【适应证】

过敏性结膜炎、老年性黄斑变性、视神经病变、糖尿病性视网膜病变、视网膜色素变性等。

【禁忌证】

皮肤破损、开放性伤口处禁用，孕妇禁用，过敏体质者慎用或禁用。

【操作】

1.物品准备　一次性敷贴胶布，敷贴药物。

2.常用穴位　肺俞、肝俞、肾俞、大肠俞、足三里、涌泉等。

3.操作步骤

（1）根据疾病辨证选取穴位和敷贴药物粉剂。

（2）将药物粉剂用蜂蜜调和成糊状，取合适大小放置于敷贴胶布上。

（3）清洁穴位体表的皮肤，将带有药物的敷贴胶布直接贴敷于相关穴位（图29–26）。

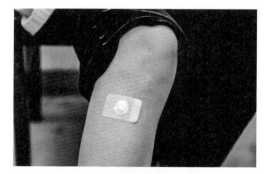

图 29–26　将药贴贴敷于选定穴位

【注意事项】

1.叮嘱患者注意敷贴时间，每贴贴敷时间以 4～6 小时为宜。

2.皮肤敏感者可减少敷贴时间。